Die „Monographien aus dem Gesamtgebiete der Neurologie und Psychiatrie" stellen eine Sammlung solcher Arbeiten dar, die einen Einzelgegenstand dieses Gebietes in wissenschaftlich-methodischer Weise behandeln. Jede Arbeit soll ein in sich abgeschlossenes Ganzes bilden. Diese Vorbedingung läßt die Aufnahme von Originalarbeiten, auch solchen größeren Umfanges, nicht zu.

Die Sammlung möchte damit die Zeitschriften „Archiv für Psychiatrie und Nervenkrankheiten, vereinigt mit Zeitschrift für die gesamte Neurologie und Psychiatrie", und „Deutsche Zeitschrift für Nervenheilkunde" ergänzen. Sie wird deshalb Abonnenten zu einem Vorzugspreis geliefert.

Manuskripte nehmen entgegen

aus dem Gebiete der Psychiatrie:	Prof. Dr. M. Müller, CH 3075 Rüfenacht (Bern), Hinterhausstraße 28
aus dem Gebiete der Anatomie:	Prof. Dr. H. Spatz, 6 Frankfurt (Main)-Niederrad, Deutschordenstraße 46
aus dem Gebiete der Neurologie:	Prof. Dr. P. Vogel, 69 Heidelberg, Voßstraße 2

Monographien aus dem Gesamtgebiete der Neurologie und Psychiatrie

Heft 125

Herausgegeben von

M. Müller-Rüfenacht (Bern) · H. Spatz-Frankfurt

P. Vogel-Heidelberg

Klaus Ernst · Hans Kind · Margrit Rotach-Fuchs

Ergebnisse der Verlaufsforschung bei Neurosen

Mit einem Vorwort von M. Bleuler

Springer-Verlag Berlin · Heidelberg · New York 1968

Priv.-Doz. Dr. med. KLAUS ERNST, Chefarzt am Nervensanatorium Hohenegg, CH-8706 Meilen

Priv.-Doz. Dr. med. HANS KIND, Leitender Arzt der Psychiatrischen Universitäts-Poliklinik, Kantonsspital, CH-8006 Zürich

Dr. med. MARGRIT ROTACH-FUCHS, Wissenschaftliche Mitarbeiterin der Psychiatrischen Universitäts-Poliklinik, Kantonsspital, CH-8006 Zürich

ISBN-13: 978-3-540-04281-5 e-ISBN-13: 978-3-642-86625-8
DOI: 10.1007/978-3-642-86625-8

Library of Congress Catalog Card Number 68-21988

Titel-Nr. 6457

Vorwort

Im Laufe der letzten hundert Jahre sind immer höhere Ansprüche an die Psychotherapie von Neurotikern gestellt worden. Früher begnügte man sich damit, Beschwerden und Symptome zu beseitigen oder „die Krankheit“ Neurose zu heilen. Damit sind wir nicht mehr zufrieden. Wir möchten mehr: wir möchten die ganze Persönlichkeit des Kranken reifen und sich entwickeln lassen. Wir möchten den früheren Kranken mit der Gewißheit aus der Psychotherapie entlassen, daß er seine Kräfte nunmehr frei entfalten kann und daß er — innerhalb der Grenzen, die ihm durch die Natur gesetzt sind — ein lebensfroher und lebenstüchtiger Mensch wird. Sind die Beschwerden des Kranken nicht quälend und schwer behindernd, so rechtfertigt es sich ohne eine solche hohe Zielsetzung kaum, dem Kranken die großen Opfer an Geld, Zeit, innerer Spannung und Arbeit an sich selbst zuzumuten, wie sie eine eingehende vieljährige Psychotherapie mit sich bringt.

Sind wir aber wirklich imstande, mehr zu tun als Symptome zu heilen? Können wir tiefer und dauerhafter in die menschliche Entwicklung eingreifen? Wir sind dessen nicht sicher. Wir sind versucht, auf Grund unserer Lebensbejahung und unseres therapeutischen Selbstvertrauens ja zu sagen oder umgekehrt aus Kleingläubigkeit und Mißmut bedenklich den Kopf zu schütteln. Gerne wollten wir auf die Erfahrung abstellen, dann stoßen wir aber auf Hindernisse, die wir nur zum kleinsten Teil überwinden können: Die Erfahrung eines jeden kann sich nur auf wenige Kranke beziehen, denn niemand kann jahrelange und eingehende Psychotherapie an so vielen Kranken ausüben, daß daran zuverlässige Statistik betrieben werden könnte. Und wie dürfen wir ein ganzes Menschenschicksal beurteilen, wenn wir selbst höchstens ein halbes Menschenleben lang einen Kranken persönlich begleiten können? Notwendigerweise müssen wir einen Teil seines Schicksals unberücksichtigt lassen und andere Teile können wir nur mühsam konstruieren, indem wir wie ein Geschichtsforscher die Erinnerung vieler zusammenstellen, alte Dokumente sammeln — und schließlich doch papierenes Wissen vor uns haben. Hinter diesen Schwierigkeiten steckt ein noch größeres Rätsel: Wie frei, wie lebensfroh und lebenstüchtig können Menschen werden? Ganz zufrieden sein mit dem Schicksal unserer Kranken werden wir niemals. Gehört aber das, was sie nach Beendigung der Therapie weiter drückt und quält, zum Leid, das uns Menschen unwiderruflich auferlegt ist? Oder wie viel davon ist der Rest einer neurotischen Entwicklung, die sich verbessern läßt, wenn wir die Behandlung nur immer fortsetzen und immer verbessern?

Man könnte ob der Schwierigkeit solcher Fragen resignieren. Verzichten wir aber darauf, uns redlich mit solchen Fragen auseinanderzusetzen, so hieße das wohl beinahe, wir fänden uns damit ab, ohne Ziel und ohne begründete Hoffnung, gewissermaßen im Dunkeln zu behandeln, oder es hieße, die Psychotherapie mit großer Zielsetzung kleinlaut aufzugeben. Beides dürfen wir nicht. Übernehmen wir die Verantwortung, Psychotherapie zu empfehlen, Psychotherapie auszuüben und junge Ärzte dazu auszubilden, dann ist uns auch die Verantwortung aufgebürdet, das möglichste zu versuchen, ihren Wert und ihre Bedeutung sachlich zu klären. Eine solche Aufgabe bleibt uns nicht erspart, weil wir wissen, daß die größten Fragen um Sinn und Zweck des Lebens von der ärztlichen Forschung aus unbeantwortet sind und daß wir uns mit bescheidenen Beiträgen zur Erhellung einzelner Probleme begnügen müssen.

Um mehr über die Erfolge der Behandlung auf lange Sicht zu erfahren, gilt es, möglichst viele, möglichst genaue und möglichst lange *Katamnesen* von Kranken zu erheben, die in verschiedener Art behandelt worden sind. Dafür waren bisher in Zürich die Voraussetzungen günstig. Unsere Bevölkerung war bis vor kurzem mehr an ihren Wohn- und Heimatort gebunden als die Bevölkerung der meisten anderen Länder, in denen Psychotherapie häufig durchgeführt und wissenschaftlich verarbeitet wird. Aller Voraussicht nach wird sich dies in Zukunft ändern, da die Seßhaftigkeit auch unserer Bevölkerung rasch abnimmt. In den vorliegenden katamnestischen Untersuchungen sind Forschungsmöglichkeiten ausgewertet, die nicht so leicht wiederkehren werden.

Die Autoren haben den Mut gefunden, einen wesentlichen Teil ihrer ärztlichen und wissenschaftlichen Arbeit einer Problematik zu widmen, von der sie immer wußten, daß sie höchstens zu einem Teil lösbar ist und daß sie selbst zu Teillösungen nur Beiträge und noch nichts Endgültiges leisten könnten. KLAUS ERNST, HANS KIND und Frau MARGRIT ROTACH-FUCHS haben seit dem Beginn ihrer ärztlichen Tätigkeit psychotherapeutisch gearbeitet und sich immer und immer wieder die Mühe genommen, ihre Erfolge und Mißerfolge kritisch zu sichten. Die erstgenannten beiden Autoren haben auch schon wichtige Teile ihrer Erfahrung wissenschaftlich verwertet.

KLAUS ERNST hatte, nachdem er persönlich 190 Katamnesen von Neurotikern bearbeitet hatte, nun das Bedürfnis, die Erfahrungen anderer Psychotherapeuten zu übersehen und mit den seinen zu vergleichen. Er legt eine Literaturübersicht vor, wie sie in dieser Art, mit dieser Fragestellung und in diesem Umfang noch nie veröffentlicht worden ist. HANS KIND und MARGRIT ROTACH-FUCHS ergänzen ihre eigenen katamnestischen Forschungen, diejenigen von KLAUS ERNST und diejenigen anderer Autoren mit sorgfältig durchgeführten Katamnesen von 100 Neurotikern, die unter ganz besonderen Verhältnissen klinisch behandelt worden waren.

Die Autoren konnten wenigstens wichtige Beiträge zu einzelnen bescheideneren und konkreteren Fragen erarbeiten: Welche Therapie bei welchen Patienten hat am häufigsten Erfolg auf welche Symptome oder welche Verkümmerungen der Entwicklung? In wichtigen Einzelheiten ist ihnen eine wohl endgültige Klärung gelungen, zum Beispiel: Viel seltener, als man lange Zeit anzunehmen geneigt war, gehen chronische neurotische Entwicklungen in Schizophrenien über; das Familienbild von Neurotikern unterscheidet sich eindeutig von demjenigen Schizophrener; die prognostischen Grundregeln für Neurosen und Schizophrenien hingegen sind grundsätzlich dieselben; bei vielen Neurosen tritt ein Symptomwandel „von der Gebärde zur Beschwerde", von auffälligen Erscheinungen zu verborgenerem Leiden an den Tag; die „adynamischen" Endzustände von Neurosen sind wesensähnlich den leichten „adynamischen" Endzuständen von Schizophrenien; bei sorgfältiger ärztlicher Untersuchung und Beobachtung kommt es nicht vor, daß ein Kranker langdauernd psychotherapeutisch behandelt wird, der statt dessen einer lebenswichtigen körperlichen Behandlung unterzogen werden sollte; Herzneurosen gehen selten in organische Herzkrankheiten über, Magenneurosen häufig in die Ulcus-Krankheit.

Lösen diese Beiträge die gewaltigen, eingangs gestellten Fragen auch in keiner Weise, so klären sie doch Einzelheiten und machen uns die Problematik vertrauter. Sie helfen, den Vorwand zu entkräften, die Psychotherapeuten behaupteten nur ihre Bedeutung und versuchten nicht ehrlich, sie sachlich zu erforschen.

Zürich im März 1968 M. Bleuler

Inhalt

Ergebnisse der Verlaufsforschung bei Neurosen. Eine vergleichende Literaturübersicht

Von K. Ernst, unter Mitarbeit von Cécile Ernst

Hundert zehnjährige Katamnesen von stationär behandelten Neurosekranken

Von Margrit Rotach-Fuchs

Die Bedeutung der psychotherapeutischen und medikamentösen stationären Behandlung im langen Verlauf neurotischer Syndrome

Von H. Kind und Margrit Rotach-Fuchs

Ergebnisse der Verlaufsforschung bei Neurosen. Eine vergleichende Literaturübersicht*

Von K. Ernst unter Mitarbeit von Cécile Ernst

Einleitung

Die Fragestellung dieses Referates lautet: *Was ist über das spätere Schicksal der Neurosekranken bekannt?* — Diese Hauptfrage kann etwa folgendermaßen aufgegliedert werden: Welche Beziehungen bestehen zwischen dem Familienbild und der Prognose bei den verschiedenen neurotischen Syndromen? — welches sind die Folgen der Krankheit für die soziale Lebensbewährung? — wie häufig bricht später eine endogene Psychose aus? — kann sich aus andauernden funktionellen Körperbeschwerden schließlich eine eigentliche körperliche Krankheit entwickeln? — haben verschiedene neurotische Syndrome verschiedene Verlaufstendenzen? — lassen sich allgemeine prognostische Regeln formulieren? — wie unterscheiden sich die Verläufe von behandelten und unbehandelten Kranken?

Der Anlaß der vorliegenden Literatursammlung ergab sich aus dem Bedürfnis des Referenten, die eigenen Ergebnisse mit denjenigen anderer Autoren zu vergleichen. Das hatte zur Folge, daß nicht alle Gesichtspunkte der besprochenen Arbeiten im gleichen Maße Berücksichtigung finden, sondern daß die Untertitel, nach denen referiert wird, sich an die eigene Arbeitsweise anlehnen.

Kurzer Überblick über das referierte Gebiet: Die hier verarbeitete Literatur beschreibt die Verlaufstendenzen behandelter und unbehandelter Syndrome, die dem hysterischen, nicht-psychotisch depressiven, neurasthenischen, organneurotischen, hypochondrischen, angsneurotisch-phobischen und zwangsneurotischen Typus angehören. Arbeiten über ähnliche Störungen bei Kindern und Jugendlichen wurden ebenfalls berücksichtigt. Hingegen wurden Studien über Charakter- und Verhaltensstörungen ohne Vorwiegen eines der erwähnten Syndrome sowie über Sexualperversionen, Suchtkrankheiten und psychosomatische Körperkrankheiten nicht systematisch gesammelt und deshalb nur am Rande einbezogen.

Der Frage der katamnestischen Erfolgsprüfung der Psychotherapie ist das Schlußkapitel gewidmet. In den vorangehenden Kapiteln wundert sich der Leser vielleicht über die fehlende *Differenzierung nach behandelten und unbehandelten Verläufen* und fragt sich, wie es möglich sei, einen so grundlegenden Unterschied über weite Strecken

* Diese Arbeit wurde mit Unterstützung des Schweizerischen Nationalfonds zur Förderung der wissenschaftlichen Forschung und mit Hilfe eines Beitrags der Privatdozentenstiftung der Universität Zürich durchgeführt. Diesen Institutionen sei hier mein aufrichtiger Dank ausgesprochen, ebenso wie der Direktionskommission des Sanatoriums Hohenegg, die mir durch die Gewährung eines Urlaubs die Fertigstellung der Arbeit ermöglichte.

zu vernachlässigen. Es sei deshalb hier schon bemerkt, daß sich zahlreiche soziologische, psychopathologische und psychosomatische Verlaufsregeln unabhängig von der Behandlungsfrage darstellen lassen. Warum dies so ist und inwiefern sich andererseits die psychotherapeutischen Behandlungsfälle doch wesentlich von „Spontanverläufen" unterscheiden können, wird im erwähnten Schlußkapitel gezeigt.

In methodischer Hinsicht liegt das Gewicht des Referates bei denjenigen Verlaufsuntersuchungen, die eindeutige Daten über die Auswahl ihres Krankengutes mitteilen, die langjährige Katamnesen erhoben haben und die dabei ihre Probanden persönlich (nicht bloß durch Fragebogen) und soweit möglich unter Beizug von Auskünften Dritter untersucht haben. Beobachtungen an Reihen von länger behandelten Psychotherapiefällen, bei denen keine eigentlichen Katamnesen erhoben worden sind, werden ergänzend verwertet.

Eine untere Grenze für das *Publikationsjahr* der referierten Untersuchungen wurde nicht gesetzt. Wir fanden allerdings keine Arbeiten aus der Zeit vor dem ersten Weltkrieg, die den erwähnten methodischen Kriterien genügt hätten: Die „Anfänge" — bis auf dieselben soll ja das Referat zurückgehen — liegen auf unserem Gebiet in nicht sehr entfernter Vergangenheit.

Diese kurze Gebietsumschreibung soll lediglich eine erste Orientierung vermitteln. Sie genügt aber keineswegs für die Zwecke eines Sammelreferates. Ohne zusätzliche Erläuterungen würden sich auf Schritt und Tritt störende sachliche Mißverständnisse und Unklarheiten ergeben. Sind doch die nosologischen Begriffe, die Methoden der Verlaufsforschung und die Ansprüche an die Fundiertheit der gewonnenen Ergebnisse innerhalb der Literatur äußerst vielgestaltig. Deshalb hat der Referent hier viel genauer, als es soeben geschehen ist, zu sagen, welche Begriffe er verwendet, was er systematisch gesammelt hat, was er ergänzend berücksichtigt und nach welchen Gesichtspunkten er das Gelesene bewertet.

Technische Hinweise: Jeder der beiden Abschnitte des Literaturverzeichnisses (über deren Inhalt vgl. Kapitel 2 und das Inhaltsverzeichnis) umfaßt das ganze Alphabet, während die Numerierung des zweiten Teils an diejenige des ersten anschließt. Dementsprechend bezeichnen alle Literatur-Nummern von [403] an Arbeiten des zweiten Abschnittes. — Die Literaturnummern werden im Text nur dort verwendet, wo die betreffende Arbeit nicht durch den Namen des Autors und das Erscheinungsjahr eindeutig gekennzeichnet ist. Im Interesse der Lesbarkeit des Textes wird in der Regel nur der erstunterzeichnete Autor genannt. — Der Vermerk (J) hinter der Literaturnummer im Verzeichnis bedeutet, daß sich die betreffende Arbeit auf Kinder und Jugendliche bezieht. Der Vermerk (N) im Text weist auf den Nachtrag des Literaturverzeichnisses hin.

I. Grundlagen

1. Was heißt „Neurose?"

a) Die Unterteilung der Neurosen nach Syndromen

Im Rahmen dieses Sammelreferates werden als „neurotisch" die hysterischen, nichtpsychotisch-depressiven, neurasthenischen, organneurotischen, hypochondrischen, angstneurotisch-phobischen und zwangsneurotischen Störungen betrachtet.

Natürlich kombinieren und folgen sich oft mehrere dieser Syndrome beim selben Patienten. Aber man kann doch während der meisten Krankheitsphasen der meisten Kranken mit einiger Annäherung feststellen, welche von diesen Störungen gerade vorwiegen.

Verschiedene Autoren verstehen unter denselben Bezeichnungen oft sehr verschiedene Dinge. Es ist deshalb unerläßlich, daß ein Sammelreferat seine eigenen Begriffe (in welche es anders gefaßte Begriffe zu übersetzen gedenkt) definiert. Um dem Leser ein Hin- und Herblättern zu ersparen, häufen wir diese Definitionen nicht hier an, sondern stellen sie jeweils an den Anfang der Kapitel, die die betreffenden Syndrome behandeln. Dort finden sich dann auch die Angaben über abweichende Begriffsfassungen einzelner Autoren. Selbstverständlich schlossen wir uns mit den eigenen Definitionen so gut wie möglich der Mehrzahl der Autoren und dem allgemeinen wissenschaftlichen Sprachgebrauch an.

b) Das Problem der Abgrenzbarkeit der Neurosen im engeren Sinne von andersartigen psychoreaktiven Störungen

Begrifflich läßt sich eine solche Abgrenzung durchaus postulieren. Mit der Bereinigung eines Neurosebegriffes, der vor allem auf dem Merkmal der *Konfliktverdrängung* beruht und der die *einfachen psychogenen Entwicklungen* (mit bewußtem Konflikt) und die *direkten psychogenen Reaktionen* ausscheidet, befassen sich vor allem [412, 450—454, 455, 472, 487, 536, 574, 577, 658, 731, 752, 803, 828, 850, 921, 982, 1015, 1027]. Die historische Entwicklung des Neurosenbegriffes wird dabei besonders von Binder (1947), de Boor (1954), Bräutigam (1965), Maier (1950), Kranz (1953) und Wiesenhütter (1960) berücksichtigt (vgl. auch [602, 754, 778, 1030]). Es geht also letzten Endes um den Versuch, die psychoanalytische Neurosenlehre in die psychiatrische Nosologie einzubauen — oder sie im Gegenteil wieder daraus zu entfernen [722, 759, 796] und durch neue Theorien zu ersetzen [z. B. durch die Lerntheorie der behavioristischen Schule, wie sie Eysenck (1960 a, b, 1963, 1964) zusammenfaßt].

Außer den individuell-biographischen und psychologischen Faktoren haben aber auch die kollektiven und *soziologischen* Aspekte der Neurose immer wieder führende Forscher bestätigt, wodurch sich die ätiologische Frage noch weiter kompliziert. Schon der Psychoanalytiker Ernest Jones (1921) hielt die Neurosen nicht nur für Krankheiten im ärztlichen Sinn, sondern auch für soziale, zwischenmenschlich zu verstehende Störungen. Diese Auffassung wurde u. a. gestützt durch den historischen Symptomwandel der abnormen Erlebnisreaktionen und anderer psychischer Krankheiten [413, 423, 466, 653, 663, 697, 728, 757, 770, 837, 849, 905, 934, N 1041, N 1046], wie er namentlich für die Zeit seit dem Ersten Weltkrieg Beachtung gefunden hat, aber auch schon früher bemerkt worden ist [646, 754, 905, 1030]. So wird die Neurose immer mehr soziologisch verstanden [443, 486, 655, 656, 915, 924, 952, 1014]. Jedenfalls läßt sich eine eigentliche „Soziologie der Neurosen“ schreiben [vgl. z. B. Hofstätter (1959) und Wiesenhüter (1959) mit ihren reichhaltigen Literaturzusammenstellungen sowie das Sammelreferat von Pflanz (1960)]. Freilich finden sich auch Autoren, die die relative Umweltstabilität chronischer Neurosen betonen und dieselben für endogene oder für vererbte Störungen halten [249, 649, 650].

In dieser wissenschaftlich unbefriedigenden Situation neigen manche Autoren dazu, das Wort „neurotisch“ überhaupt zu verlassen (z. B. Kleinsorge und Klumbies, 1959) und durch „funktionell" [471] zu ersetzen. Die Mehrzahl dagegen läßt der unvermeidlich erscheinenden Begriffsinflation ihren Lauf, so daß nun fast alles „neurotisch" wird, was nicht endogen psychotisch, hirnorganisch, oligophren oder antisozial ist. Dieser weite Neurosenbegriff gilt für den größten Teil der angelsächsischen und der französischen Literatur (vgl. z. B. Hofstätter 1959 und Stengel 1960a zum amerikanischen Neurosenbegriff). Wie Staehelin (1961) gezeigt hat, besteht auch bei uns von seiten der nicht-psychiatrischen Ärzteschaft ein instinktiver Trend zur Auflösung des Neurosenbegriffs. Das kommt nicht bloß von dem allgemeinen Schicksal der „Verwässerung" her, das jedem Begriff droht, den man nicht unaufhörlich pflegt. Auch M. Bleuler (1966) kommt in seinem Lehrbuch zum Schluß, daß auf diesem Gebiet sachlich treffende und allgemein gebräuchliche Begriffe fehlen (s. S. 432 und 444 f.).

Diese Lage der Dinge hat nun keineswegs bloß theoretische und historische Gründe. Vielmehr wird auch die *praktische* Möglichkeit, Neurosen im psychogenetisch definierten Sinne von andersartigen psychoreaktiven Störungen in kontrollierbarer Weise zu unterscheiden, von verschiedenen Autoren in Frage gestellt [460, 471, 545, 962]. Wir selber waren außerstande, die Mehrzahl einer Gruppe von „neurotischen" Probanden den Unterformen von Psychogenien (etwa den Verdrängungsneurosen, den einfachen Entwicklungen und den direkten Reaktionen) zuzuordnen [545]. Dasselbe betonen Clow und Allen (1951) für ihre Altersneurosen. Das Problem ist aber u. E. unabhängig von der Altersstufe. Und zwar verringert sich diese Unterscheidungsschwierigkeit weder mit steigender Untersuchungsgründlichkeit noch im Falle intensiver Psychotherapie.

Die Differentialdiagnose in *Verdrängungsneurose, einfache Entwicklung* und *unmittelbare krankhafte Reaktion* hängt nämlich außer vom persönlichen Ermessen des Untersuchers, von seiner Untersuchungsgründlichkeit und von der Auskunftswilligkeit des Kranken auch noch in hohem Maße von der aktuellen therapeutischen oder wissenschaftlichen Problemstellung ab, unter der der Kranke betrachtet wird. So dürfte z. B. die akute suicidale Erregung einer Patientin nach der Einreichung der Scheidungsklage durch ihren Gatten mit guten Gründen als „unmittelbare Reaktion" im Vordergrund der Diagnose stehen, solange therapeutisch die Hospitalisierungsbedürftigkeit in Frage steht. Vorher und nachher ist die „einfache depressive Entwicklung" wegen der zerrütteten Ehe für die Patientin wie für den Arzt das Wichtigste. Bekommt die Patientin Vertrauen zum Psychiater, so wird sie ihm vielleicht so viel über die unglückliche Entwicklung ihres Sexuallebens berichten, daß nicht nur ihre durch einen infantilen Wiederholungszwang bedingte Gattenwahl nachträglich deutlich wird, sondern daß auch die der Patientin unbewußte masochistische Lebenshaltung als typische „Neurose" diagnostisch das Feld beherrscht und das psychotherapeutische Vorgehen bestimmt. Erweist sich in der Folge eine Übertragungs- und Widerstandsanalyse als hilfreich, so sieht sich der Therapeut in seiner Neurosen-Diagnose mit Recht bestärkt. Bleibt nach dem Abklingen der Depressivität die abnorme Charakterhaltung der Patientin trotz großer Bemühungen therapierefraktär, so liegt ihm vielleicht die Annahme einer „Psychotherapie" näher. Der Nachuntersucher endlich wird nach 20 Jahren seinerseits nicht imstande sein, sich auch nur einigermaßen verbindlich zu diesen differentialdiagnostischen Fragen zu äußern, weil seine Meinungsbildung wiederum von der Introspektionsfähigkeit und der Aufrichtigkeit der Probandin abhängt, sowie auch davon, ob ihm die letztere das Einholen von Drittauskünften erlaubt oder nicht. Vor allem aber hat er nicht eine prognostisch-therapeutische Situation, sondern einen bereits zurückliegenden Lebenslauf zu beschreiben.

Dies ist die Begründung dafür, warum der in diesem Sammelreferat verwendete Neurosenbegriff einfache psychogene Fehlentwicklungen und unmittelbare krankhafte Reaktionen nicht ausschließen kann. Es liegt uns aber daran, zu betonen, daß wir die verschiedenen psychogenetischen Begriffsbildungen keineswegs für an sich wertlos oder überholt halten. Vielmehr sind sie unseres Erachtens für das differenzierte Verständnis des einzelnen zu behandelnden Kranken von größter Bedeutung, gerade weil sie aus der konkreten ärztlichen Situation herauswachsen. Sie beziehen sich aber mehr auf die psychotherapeutischen Erwägungen des Arztes und auf seine Einstellung zum Kranken als auf eine diagnostische Erkenntnis (Ernst, 1962 b). Deshalb sind sie für vergleichende Gruppierungen ungeeignet.

c) Die Abgrenzung des Neurosenbegriffes nach außen

Wir begegnen hier der soeben vorgetragenen differentialdiagnostischen Schwierigkeit auf höherer Ebene von neuem. Eine wissenschaftlich befriedigende Umschreibung des Neurosenbegriffs bestünde eigentlich in einer ätiologischen Definition. Ein Überblick über die hier zu referierende Literatur zeigt aber, daß ein ätiologisch definierter Neurosenbegriff bis heute praktisch nicht als Auswahlkriterium auf Reihenuntersuchungen angewendet werden kann. Diese Behauptung mag zunächst stoßend wirken, da es sonst in der Medizin gerade die ätiologischen Faktoren sind, nach welchen sich die verschiedenen Krankheiten am wesentlichsten unterscheiden. Gegen den vorliegenden Versuch eines Sammelreferates könnte deshalb eingewendet werden, daß er durch den Verzicht auf klare ätiologische Begriffe Unvergleichbares zusammenstelle und damit Verwirrung stifte. Indessen glauben wir im Gegenteil, die ätiologischen Kriterien für unsere Zwecke durch andersartige, deskriptivere und in gewissem Sinne „äußerlichere" Abgrenzungen ersetzen zu müssen, um möglichst wenig Verwirrung aufkommen zu lassen.

Die hier verwendete *Definition* lautet: *Eine Neurose ist eine psychische Störung, 1. die nicht so ausschließlich den Charakter betrifft wie eine „Psychopathie", 2. die nicht so schwer, so befremdlich oder so wahnhaft ist wie eine „endogene Psychose", 3. die nicht mit ebenso eindeutig faßbaren körperlichen Befunden einhergeht wie ein „psychosomatisches" Leiden oder eine Körperkrankheit und 4. die sich dadurch von ubiquitären Normvarianten unterscheidet, daß sie zur ärztlichen Untersuchung gelangt.* Die vier Punkte dieser Definition bedürfen der folgenden Erklärungen:

1. Zur Abgrenzung von den Charakterstörungen („Psychopathien"). Die oben schon erwähnte ätiologische Unterscheidungsschwierigkeit (Ernst [545]) erwies sich beim selben Krankengut des Referenten auch als unüberwindlich, wenn es darum ging, Anlage und Erlebnisreaktion zu trennen. Zwar pflegen wir Störungen, die kurz nach psychotraumatischen Ereignissen akut aufgetreten und stark „inhaltlich" geprägt sind, als besonders psychogen, andere Störungen, die eng mit seit je vorhandenen Charaktereigenschaften verbunden geblieben und vorwiegend „formaler" Art sind, als stärker anlagebedingt aufzufassen. Aber gerade die Erfahrungen der intensiven Psychotherapie haben dazu geführt, die Bedeutung solch simpler Denkschemen nicht zu überschätzen.

Es fehlt zwar in der unter (b) zitierten Literatur nicht an begrifflichen Definitionen der „Psychopathie". (Vgl. auch [409, 527, 529, 533]; zusätzlich sei noch an die klassische Studie von K. Schneider (1934) und an die sorgfältige Herausarbeitung der psychopathischen Reaktionen, Episoden, Entwicklungen und Dauerzustände durch E. Kahn (1928) sowie an den neueren Handbuchartikel von Kranz (1959) erinnert.) Aber alle diese Definitionen lassen die Frage offen, ob die geschilderten Störungen im konkreten Einzelfall nicht ebenso gut als „Charakterneurosen" oder „Kernneurosen" aufgefaßt werden könnten. Nur die Zwillingsforschung, insbesondere die vergleichende Untersuchung von getrennt aufgewachsenen eineiigen Zwillingen (Juel-Nielsen, 1965; Shields, 1962; Literaturübersicht bei Essen-Möller, 1965), bis zu einem gewissen Grade auch Nachuntersuchungen von früh fremdplazierten oder adoptierten Kindern (Heston, 1966 a, b; Newkirk, 1957) vermögen hier weiter zu führen und das ätiologische Problem wirklich anzugehen. Es würde aber viel zu weit führen, dieses genetische Forschungsgebiet hier würdigen zu wollen.

Wir sehen uns deshalb genötigt, für die Zwecke eines vergleichenden Sammelreferates das ätiologische Kriterium der „Veranlagung" oder „Vererbung" zu vernachlässigen. Mit „Charakter" meinen wir rein deskriptiv die seit der Jugend ziemlich konstanten oder allmählich hervorgetretenen Persönlichkeitseigenschaften und Verhaltensgewohnheiten. Sie gehören in unserem Sinne nicht zu den „Neurosen", obwohl sie im Persönlichkeitshintergrund sozusagen eines jeden neurotischen Syndroms zu finden sind.

2. *Zur Abgrenzung von den endogenen Psychosen.* Auch hier sei nochmals auf den Handbuchartikel von Kranz (1959) verwiesen (vgl. auch [553]). Begriffliche Gesichtspunkte treten hier in der Literatur gegenüber der klinischen Beurteilung des Zustandsbildes in den Hintergrund. Unterscheidungsschwierigkeiten kommen bei hospitalisierten Kranken vermutlich häufiger als bei ambulanten vor. Für solche Grenz- oder Übergangsfälle werden von einzelnen Autoren besondere nosologische Begriffe vorgeschlagen, so z. B. „reaktive Psychosen" [7, 8, 9].

In der deutschsprachigen Psychiatrie wurden die hier auftretenden Abgrenzungsprobleme vor allem gegenüber den endogenen Depressionen stark bearbeitet und oft durch Aufstellung von Zwischenformen zu lösen versucht. Die letzteren sollen unten bei der Definition der neurotischen Depression erwähnt werden. Im Vergleich dazu scheint die Abgrenzung der Neurosen von den Schizophrenien etwas weniger Anlaß zu Kontroversen gegeben zu haben — wahrscheinlich vor allem deshalb, weil das Vorliegen oder Fehlen des schizophrenen Wahns in den meisten konkreten Fällen die differentialdiagnostische Entscheidung erleichtert, während bei den endogenen Depressionen ein ebenso häufiges und eindrückliches Leitsymptom fehlt (K. Schneider, 1955).

Die *Paranoia* haben wir aus unserem Neurosen-Begriff ausgeklammert. Wir gehen aber mit Berner (1966) darin einig, daß diese Abgrenzung ziemlich willkürlich ist: auch viele Hypochondrien haben paranoiaähnliche unerschütterliche „fixe Ideen". Schizophrenieähnliche und schizophrenienahe Krankheitsbilder wie den sensitiven Beziehungswahn (Kretschmer), die schizophrene Reaktion (Rohr, 1961; Heimann, 1964; Rattner, 1965) oder das phobische Beziehungssyndrom (Walter, 1962, 1965) rechnen wir ebenfalls nicht zu den Neurosen.

3. *Zur Abgrenzung von den „psychosomatischen" Leiden und Körperkrankheiten* sei lediglich bemerkt, daß wir uns hier an den Sprachgebrauch halten, wie er sich bei der Mehrzahl der Autoren durchgesetzt hat. Danach werden körperliche Begleit-

erscheinungen psychischer Störungen dann nicht mehr als „neurotisch“ oder bloß „funktionell“, sondern als „psychosomatisch“ bezeichnet, wenn sie mit anatomisch-physiologisch eindeutig faßbaren Befunden einhergehen. Dies ist z. B. der Fall bei Magenulcus, Colitis ulcerosa, Hautallergosen, Bronchialasthma, Adipositas, Anorexia mentalis und essentieller Hypertonie. Daß es hier auch unklare Grenzbereiche gibt, zeigt u. a. das Beispiel der Migräne. Das genannte Kriterium bildete aber die einzige Möglichkeit der Abgrenzung unseres Gebietes gegen das Gebiet der inneren Krankheiten.

Diese Art der Grenzziehung hat natürlich wiederum keinerlei ätiologische Bedeutung. Zwar taucht schon seit FREUDS [589] biochemischen Erwartungen und ADLERS (1909; 1927) Lehre von den Organminderwertigkeiten immer wieder der Verdacht einer maßgebenden somatischen Mitverursachung der Neurosen auf — und zwar bezeichnenderweise um so mehr, je stärker der Autor von der Chronizität neurotischen Geschehens beeindruckt ist. In diesem Zusammenhang bezweifelt z. B. RUEMKE (1948), daß der Begriff der Neurose etwas klinisch Einheitliches bezeichnen könne und daß „Neurosen“ ohne weiteres untereinander vergleichbar seien. BERNER (1965) äußert neuerdings den Verdacht, daß manche chronische Hypochondrien, die andere Untersucher unbedenklich zu den Neurosen zählen, hirnorganisch bedingt sein könnten. Trotzdem also immer wieder auf körperliche oder somatisch-konstitutionelle Grundlagen und Bedingtheiten der Neurosen hingewiesen wird (vgl. auch 407, 464, 470, 734, 735]) — zwar z. T. aufgrund von sorgfältigen klinischen Untersuchungen — diagnostiziert bis heute niemand die Neurosen mit Hilfe von eindeutigen Körperbefunden, so daß unser provisorisches Abgrenzungskriterium einstweilen brauchbar bleibt.

4. Zur Abgrenzung der Neurosen von den Normvarianten des Gesunden. Mit diesem Problem befassen sich u. a. [155, 316 (J), 429, 668] sowie zahlreiche demographische Studien[43, 549, 551, 601, 628, 635, 637, 657, 737, 749, 750, 751, 755, 852, 928]. Aufgrund krankheitseigener objektiver Kriterien ist eine solche Grenzziehung u. E. unmöglich, weil für die Zuerkennung des Krankheitscharakters wie für die Einschätzung des Schweregrades einer psychischen Störung deren subjektive Beurteilung durch den Leidenden und durch seine Mitmenschen maßgebend ist. Die klassischen Geisteskrankenzählungen basierten zur Hauptsache auf hospitalisierungsbedürftigen Psychosen. Wo das Merkmal der Hospitalisierung als Grundlage für die Zählung wegfällt wie bei der Mehrzahl der Neurosen, wird die Grenze fließend.

Die statistischen Häufigkeitsziffern über das Vorkommen von „Neurosen“ in der Gesamtbevölkerung beeindrucken fast durchwegs durch ihre Höhe (vgl. hierzu auch die bei CREMERIUS, 1968, p. 1 zitierte Literatur). Sie bedürfen aber der Interpretation. Wenn z. B. MICHAEL (1961) im Rahmen der Midtown Manhattan Study [749] findet, daß über 60% der Einwohner von New York an erheblichen neurotischen oder psychosomatischen Symptomen leiden und daß 23% deswegen in ihrer sozialen Lebensbewährung beeinträchtigt sind, so heißt das nicht in erster Linie, daß die betreffende Bevölkerung psychisch krankheitsverseucht ist, sondern daß unser gängiger Normbegriff zu eng ist, weil er häufige Normvarianten als „neurotisch“ ausschließt. Solche Befunde bestätigen eine psychiatrische Ahnung, die vielleicht schon lange vorher in der Luft lag: daß nämlich unverhältnismäßige Depressionen, irrationale Ängste und funktionelle Körperbeschwerden in einem viel höheren Maße zum Leben gehören, als wir gemeinhin akzeptieren. Wie verschiedenartig (kriterien- oder kulturabhängig?) übrigens solche Zählungsresultate sind, zeigt die demographische Erhebung von BREMER

(1951), der in einem abgelegenen nordnorwegischen Fischerdorf unter den 1080 über zehnjährigen Personen nur 2,3% Neurosen, daneben aber eine von der üblichen Erwartung kaum abweichende Psychoseninzidenz fand (vgl. auch Strömgren, 1948).

Sogar innerhalb des Krankengutes ärztlicher Institutionen ergeben die Neurosenzählungen nur ungefähre Werte. Für psychiatrische Polikliniken scheinen sie um 1/3 zu liegen [55, 112] und für Medizinische Kliniken und Polikliniken wird ähnliches behauptet [411, 525]. Wenn dieses selbe Drittel dann auch aus Erhebungen über die allgemeinärztliche Praxis gemeldet wird [876], muß man sich bewußt bleiben, daß hier zunächst nur grobe Schätzungen vorliegen, die zudem ganz von der Praxisführung und der Einstellung des schätzenden Kollegen abhängen [136, 716, 772]. Präzisere Daten liefert die in ihrer Art bisher einzigartige, großangelegte demographisch-epidemiologische Untersuchung von Shepherd, Cooper und Brown (1966) über die eingeschriebene Klientel der Allgemeinpraktiker Londons. Diese Arbeit hat den erwähnten Schätzungen in der Größenordnung recht gegeben und darüber hinaus zahlreiche soziologisch und therapeutisch bedeutsame Befunde erhoben.

Ähnlich wie das Zustandekommen der Hospitalisierung für die endogenen Psychosen, so wird das Zustandekommen einer ärztlichen Behandlung überhaupt schließlich zu einem der Kriterien der „Neurosen-Definition", wie sie oben angegeben worden ist. Streng genommen würde damit die Klientel nicht-ärztlicher Betreuungsinstanzen (wie z. B. von Eheberatungsstellen oder von Beratungsstellen für Studenten mit psychischen Schwierigkeiten) außer Betracht fallen. Wir haben aber Arbeiten aus solchen Institutionen vereinzelt dennoch beigezogen (z. B. [54, 376]).

Zusammenfassend läßt sich festhalten: Diejenigen Autoren, die sich nicht in erster Linie mit begrifflichen Auseinandersetzungen und mit Einzelfällen, sondern mit der Bearbeitung von größeren Reihen von Kranken befassen, pflegen auf einen ätiologisch scharf fundierten Neurosenbegriff zu verzichten. Und zwar tun sie dies nicht bloß infolge begrifflicher Indolenz und auch nicht deshalb, weil sie ihre Kranken in psychischer Hinsicht zu wenig gut kennten (sie berichten ja z. T. über Reihen von intensiven Psychotherapien), sondern sie sind gezwungen, diesen Verzicht auf ätiologische Differenzierung wegen der grundsätzlichen, in der Natur der Sache selber liegenden Hindernisse, zu leisten. Es ist dem Referenten keine Arbeit bekannt geworden, die durch Verlaufsuntersuchungen verschiedene Arten von Psychogenese verifiziert hätte. An die Stelle *positiver ätiologischer* Kriterien sind deshalb in der empirisch ausgerichteten Neurosen-Literatur teils unvermerkt, teils bewußt *negative deskriptive Kriterien* getreten, wie sie die eingangs dieses Abschnittes formulierte Definition bringt. Praktisch nähert sich dieselbe dem „amerikanischen" Neurosenbegriff.

Wem systematisches Denken wichtig ist, wird es bedauern, daß für einen solchen „Sammeltopf" kein treffenderer Ausdruck zur Verfügung steht als der in wörtlicher Hinsicht offensichtlich falsche Name „Neurosen". Wir sind indessen der Meinung, daß ein sachlich eindeutig falsches Wort, das man aus historischen Gründen nicht mehr abschaffen kann, besser ist als ein etwas weniger falsches, das aber dann den gefährlichen Anspruch erhebt, richtig zu sein.

2. Was für Arbeiten werden referiert?

Dieses Kapitel gibt darüber Auskunft, welche Kategorien von Arbeiten systematisch gesammelt und welche nur ergänzend berücksichtigt wurden.

a) Der erste Abschnitt des Literaturverzeichnisses

Er umfaßt diejenigen Arbeiten, welche gezielt gesammelt worden sind. Dazu gehören *alle Verlaufsuntersuchungen an Serien von Kranken, die im oben definierten Sinn neurotisch waren*, insbesondere aber folgende Kategorien von Publikationen:

1. Langfristige Katamnesen von Krankengruppen, deren Auswahlfaktoren deutlich mitgeteilt sind. Sie bilden das Zentrum dieses Sammelreferates. In bezug auf solche Arbeiten wurde *Vollständigkeit* angestrebt. Dem Leser, der uns auf Lücken aufmerksam macht, werden wir zu großem Dank verbunden sein.

2. Beobachtungen über Reihen von längerdauernden Psychotherapien. Ihre Einbeziehung war deshalb angezeigt, weil es hier alle Übergänge zu katamnestischen Untersuchungen gibt und weil andererseits ein großer Teil der letzteren, zentralen Arbeiten unter der Fragestellung des psychotherapeutischen Erfolges durchgeführt worden ist.

3. Verlaufsuntersuchungen bei Kindern und Jugendlichen (J) wurden soweit gesammelt, als sie nicht vorwiegend asoziale Verhaltensstörungen betrafen. Die Grenzziehung war aber hier naturgemäß noch bedeutend fragwürdiger als bei den Erwachsenen (Näheres s. 14. Kapitel).

4. Kriegspsychiatrische Erfahrungen wurden gelegentlich ebenfalls in den Hauptabschnitt des Literaturverzeichnisses aufgenommen, wenn es sich um eigene Reihenuntersuchungen handelte [vgl. vor allem die umfangreichen Erhebungen von BRILL und BEEBE (1951, 1952, 1955)], ferner z. B. [6, 157 a, 217, 301 a, N 1037, 1039]. Dabei war natürlich zu berücksichtigen, daß es sich bei den „Kampfneurosen" teilweise um etwas ganz anderes handelt als bei den „zivilen" neurotischen Reaktionen vergleichbarer Symptomatologie.

5. Aus psychologischen Beratungsstellen wurden reihenkatamnestische Erhebungen ebenfalls im Hauptabschnitt registriert, obwohl sie sich meistens auf äußerlich leichte, „subklinische" Störungen beziehen [vgl. besonders die Monographien von CAMPELL (1965) und VOLSKY (1965) über ratsuchende Studenten sowie von KOGAN (1953) über fürsorgerisch betreute Familien].

6. Erfahrungen aus der Privatpraxis bzw. der ambulanten Einzelpraxis selbständiger Nervenärzte, Psychotherapeuten, Allgemeinpraktiker und Spezialisten für Körperkrankheiten zu sammeln, wäre von besonderem Interesse gewesen. Solche Berichte finden sich denn auch bei CAPPON, 1963; CATTELL, 1964; DENKER, 1937, 1939, 1947; ELLIS, 1957; FRIEDMANN, 1950; FRY, 1960; HEILBRUNN, 1963; HEYER, 1927; KEDWARD, 1966; KOLLE, 1953; MALAN, 1965; PAULETT, 1956; POLLITT, 1960; SCHIELDERUP, 1955; SOMMERFELD (J), 1964; STOKVIS, 1958; STROTZKA, 1964; STRUPP, 1963; WHEELER, 1950. (Ergänzend seien schon hier die ebenfalls auf Privatpraxen bezogenen Nummern des zweiten Literaturabschnittes genannt: [414, 444, 480, 512, 524, 711, 787, 838, 928, 1004]. Aber nur die folgenden fünf Arbeiten entsprechen den erwähnten methodischen Kriterien: DENKER (1937, 1939, 1947) katamnestizierte nach durchschnittlich 7½ Jahren 1000 durch Allgemeinpraktiker behandelte „neurotisch" arbeitsunfähige Versicherte und gelangte zu sozialpsychiatrisch sehr interessanten Ergebnissen, auf die wir noch zurückkommen werden. WHEELER u. Mitarb. (1950) vermochten fast alle von ihren 173 neurasthenischen und angstneurotischen Patienten, die sie in ihrer kardiologischen Privatpraxis vor durchschnittlich 22 Jahren behandelt hatten, wieder zu identifizieren und publizierten über ihre katamnestischen Ergebnisse eine der grundlegenden Arbeiten auf diesem Gebiet. POLLITT (1950) untersuchte die Mehrzahl von 81 zwangsneurotischen Privatpatienten nach durchschnittlich 3½ Jahren. KEDWARD und COOPER (1966) katamnestizierten nach 3 Jahren 275 neurotische Patienten aus 13 Allgemeinpraxen in London. Wir werden auf diese bedeutenden Pionierarbeiten noch an verschiedenen Stellen zurückzukommen haben. — Leider gelangte die Arbeit von SCHIELDERUP (1955) über 8—20jährige Katamnesen von 28 Patienten seiner psychotherapeutischen Praxis zu spät zu unserer Kenntnis, als daß wir sie im vorliegenden Text ausführlicher referieren könnten.

Die meisten übrigen Mitteilungen geben entweder keine Auskunft über Zusammensetzung und Auswahl des ursprünglichen und des nachuntersuchten Krankengutes oder über die Art der persönlichen Abschluß- bzw. Nachuntersuchungen oder sie beziehen sich nicht auf eigentliche Reihen. Dennoch finden sich unter ihnen sehr instruktive Mitteilungen, wie z. B. das Buch von MALAN (1965) über die psychotherapeutische Arbeitsweise einer BALINT-Gruppe.

b) Der zweite Abschnitt des Literaturverzeichnisses

Er führt die verschiedensten Arbeiten an, die zur Ergänzung, zum Vergleich und zur Diskussion der Ergebnisse verwendet, aber nicht systematisch gesammelt worden sind. Es handelt sich in erster Linie um Verlaufsuntersuchungen an anderen als neurotischen Störungen (folgende Untertitel 1.—5.) und mit anderen als reihenkatamnestischen Methoden (6.—10.). Dazu kommen referierende Publikationen über die Ergebnisse anderer Autoren (11.) und Studien von grundsätzlicher Bedeutung (12.). Demnach finden sich die folgenden Sachgebiete im zweiten Literaturabschnitt:

1. Verläufe von Charakter- bzw. Verhaltensstörungen ohne Vorwiegen eines umschriebenen neurotischen Syndroms. Solche Lebensgeschichten werden von den Autoren meistens nicht als Neurosen, sondern als Psychopathien aufgefaßt, besonders wenn die betreffenden Charaktereigenschaften sozial stark stören [422, 442, 490, 495, 612, 631, 633, 798, 871, 874, 969, 1020, 1025, 1026]. Dabei wird nicht immer die Nachuntersuchung lückenloser Reihen angestrebt. Eine Sammlung aller Längsschnittuntersuchungen an asozialen, verwahrlosten und kriminellen Charaktergestörten einschließlich der jugendlichen Versorgungsfälle (über letztere z. B. [596 (J), 621 (J), 863 (J)]) hätte so weit in die außenpsychiatrische fürsorgerische, soziologische und kriminologische Literatur hineingeführt, daß darauf verzichtet werden mußte, solche Arbeiten ausführlich zu referieren. Es sei in diesem Zusammenhang wenigstens an die klassische Studie K. SCHNEIDERs (1926) an Prostituierten und die dort referierten früheren Untersuchungen sowie an die neuere Studie von RINGEL (1963) über „Soldatenbräute" und die von ihm erwähnte Literatur erinnert. In bezug auf die sexuelle Verwahrlosung geht der Gesamteindruck dieser Arbeiten dahin, daß die soziale Prognose im Durchschnitt eher besser ist als jeweils erwartet worden war, sofern nicht komplizierend die besonders ungünstige Kombination von asozialen Neigungen und Schwachsinn vorgelegen hatte.

Zahlreiche Publikationen über die prognostische Bedeutung von Persönlichkeitsstörungen hat GLAUS (1962) besonders im Hinblick auf die Indikation zur Sterilisation und zur Schwangerschaftsunterbrechung gesammelt, wobei die große Studie von BINDER (1941) über die uneheliche Mutterschaft besonders hervorzuheben ist.

An dieser Stelle seien auch noch die katamnestischen Untersuchungen über *Suicidversuche* [433, 690, 810, 855, 891, 911, 912, 945, 946, 1014] erwähnt, obwohl sie sich natürlich nicht nur auf vorwiegend charakterabnorme Kranke beziehen.

2. Sexualperversionen werden in ihrem Verlauf beschrieben bei [445, 473, 502, 512, 524, 590, 591, 651, 669, 719, 745, 765, N 1047]. Obwohl man diese Störungen auch im hier verwendeten Sinne als neurotisch betrachten könnte, da sie nicht vorwiegend „charakterbezogen" zu sein brauchen, wurden die entsprechenden Arbeiten nicht ins Haupt-Literaturverzeichnis aufgenommen. Die manifeste Abnormität dieser Kranken geht meistens, wie diejenige der Charaktergestörten, mindestens bis auf die Pubertät zurück. Und wie bei den letzteren, so gelangen auch hier viele Patienten nicht aus eigenem Antrieb, sondern infolge sozial störender Handlungen zum Arzt, so daß sie sich auch in dieser Hinsicht vom Gros der Neurosekranken abheben. Sie gelten denn auch im allgemeinen als psychotherapeutisch besonders schwer beeinflußbar [34] — aber auch über ausgesprochen gegenteilige Erfahrungen wird berichtet [473, 512]. Über die hohe Rückfallgefährdung von Sittlichkeitsverbrechern und den günstigen Einfluß der Kastration auf nichtschwachsinnige Sexualdelinquenten ohne andere kriminelle Neigungen hat LANGELÜDDEKE (1963) eigene und fremde Erfahrungen umfassend zusammengetragen.

3. Der Verlauf von Suchtkrankheiten wird studiert bei [427, 431, 432, 457, 503, 506, 569, 611, 666, 690, 793, 807, 826, 834, 846, 851, 861, 868, 872, 873, 926, 973, 977—980, 981, 1016, 1032]. Sie werden aber kaum je in das Ausgangskrankengut von Neurosen-Verlaufsuntersuchungen einbezogen. Dies einmal deshalb, weil sie sich, ähnlich den asozialen Charaktergestörten und den Perversen, meistens nicht ebenso freiwillig in ärztliche Behandlung begeben wie die „eigentlichen" Neurosen und weil dementsprechend auch ihre Therapie, die Entziehungskur, einen ganz speziellen Akzent trägt; sodann aber auch deshalb, weil verlaufsmäßig weniger Querverbindungen zu den eingangs genannten neurotischen Syndromen zu bestehen scheinen als man meinen würde: nicht-süchtige Neurosekranke scheinen katamnestisch kaum häufiger süchtig zu werden als „Gesunde". Wenigstens ergibt sich dieser Eindruck überall dort, wo die Autoren dieser Frage überhaupt Beachtung schenken — wobei freilich die „Dunkelziffer" jeglicher Sucht besonders groß sein dürfte. Auch sind quantitativ und qualitativ vergleichbare Zahlen aus der Gesamtbevölkerung schwer beizubringen. Die umgekehrte Frage, wie oft nämlich geheilte und ungeheilte Süchtige später neurotische Syndrome im hier verwendeten Sinne und in behandlungsbedürftigem Ausmaß entwickeln, wurde unseres Wissens bisher nicht gezielt geprüft. — In der vorliegenden Übersicht mußten die Suchtkrankheiten, ähnlich den Psychopathien und Perversionen, von dem systematischen Teil des Referates ausgeschlossen werden, um den Rahmen des Ganzen nicht zu sprengen.

4. Psychosomatische Krankheiten werden bearbeitet bei [204, 441, 447, 496, 517, 518, 520—522, 528, 566, 630, 742, 769 (J), 802, 804, 827, 833, 838, 853, 940, 941, 966, 1029, 1035, N 1044]. CHALKE (1965) referiert einige Literatur über die psychotherapeutische Ansprechbarkeit verschiedener psychosomatischer Leiden. Langstreckenuntersuchungen über die Anorexia nervosa finden sich bei [435, 509, 518, 520, 521, 528, 566, 707—709, 797, 802, 804, 966]. Diese Autoren stellen auch die gesamte einschlägige Literatur zusammen und gelangen zu einem eher ungünstigen Urteil in bezug auf die Genesungschancen des Leidens bzw. die Persönlichkeitsentwicklung der Kranken. Einzelne optimistische Befunde [566] lassen sich wahrscheinlich wegen ihren unbestimmteren Auswahl- und Nachuntersuchungsmethoden nicht ohne weiteres mit diesen Resultaten vergleichen.

5. *Psychische Spätschäden durch Terrorwirkung* (siehe besonders die großen Sammelwerke von von Baeyer, Häfner und Kisker, 1964, und von Paul und Herberg, 1965) sind selbstverständlich nicht einfach als chronifizierte Neurosen zu betrachten. Sie können aber neurotischen Residualzuständen (Ernst, 1962, [113]) gegenübergestellt werden. Die einschlägige Literatur wird im betreffenden Kapitel erwähnt.

6. *Katamnestische Studien an Einzelfällen.* Ihre Ergebnisse können untereinander und mit denjenigen von Reihenuntersuchungen nicht verglichen werden, weil die einzelnen Kranken nicht repräsentativ ausgewählt werden können. Mitgeteilt werden diese Einzelkatamnesen meistens, um das Verhältnis einer Psychotherapie zum Lebensschicksal zu beleuchten. Für die Darstellung solcher Zusammenhänge sind sie durch keine noch so umfangreichen Reihenuntersuchungen zu ersetzen. Hier seien lediglich einige bekanntgewordene katamnestische Erfahrungen von Freud [581, 582, 583, 585, 586, 588], McBrunswick (1929), Gordon (1951), Jensen (1951) und von L. Binswanger (1957) erwähnt.

In diese Kategorie von Arbeiten gehören auch *Sammlungen von Einzelfällen,* insofern dieselben nicht einer kontinuierlichen Reihe von behandelten Probanden entstammen, sondern sich durch gelegentliche spätere Kontakte mit einzelnen Patienten ergeben haben [403, 706, 957, 951]. Auch solche Studien erheben keinen Anspruch darauf, das Häufige oder das Durchschnittliche darzustellen. Sie werden aber doch zitiert, weil sie bestimmte zu erwähnende psychologische, psychopathologische, psychotherapeutische und methodische Phänomene eindrucksvoll zu exemplifizieren vermögen.

7. *Anamnestische Reihenuntersuchungen von Neurosen* fragen nicht nach dem späteren, sondern nach dem bisherigen Verlauf der Störung (z. B. [408, 434, 483, 534, 606, 623, 691, 705, 858, 888, 902, 923, 931]) und können insofern ergänzende Daten zur Verlaufsforschung liefern.

8. *Anamnestische Reihenuntersuchungen nicht-neurotischer Kranker auf neurotische Prodrome* (z. B. [594, 938, 959, 963]) vermögen ebenfalls manche der hier auftretenden Fragen zu bearbeiten.

9. *Demographische und epidemiologische Erhebungen* untersuchen u. a., wie häufig das Vorkommen (Prävalenz) und das Neuauftreten (Inzidenz) von Neurosen und verwandten Störungen in der Gesamtbevölkerung ist (z. B. [476, 549, 551, 657, 749, 805, 843, 928, 986]).

10. *Untersuchungen von Kindheitsmilieu und Familienbild,* wozu genetische und broken-home-Statistiken gehören, werden im 4. Kapitel zitiert.

11. *Referate* bringen z. B. [416, 417, 558, 559, 563, 595, 743, 762 (J), 767, 809, 817, 870, 954 (J)]. Mit Ausnahme der letzteren Übersicht handelt es sich hier um vergleichende Zusammenstellungen von psychotherapeutischen Erfolgsstatistiken. Ein umfassendes Sammelreferat über das ganze Gebiet der Verlaufsforschung bei Neurosen haben wir nicht gefunden.

12. *Mitteilungen von grundsätzlicher Bedeutung* wurden dann berücksichtigt, wenn sie Fragen der Neurosendiagnostik, der katamnestischen Untersuchungsmethode und der Ergebnisbewertung behandelten. Diese Arbeiten sollen im folgenden Kapitel erwähnt werden, soweit dies noch nicht im ersten Kapitel geschehen ist.

3. Die Methoden der referierten Autoren

Ein Sammelreferat über „Ergebnisse" auf dem vorliegenden Gebiet ohne Berücksichtigung der Arbeitsmethoden, mit denen diese Resultate gewonnen worden sind, würde seinen Zweck verfehlen: es würde verschieden Gewichtiges gleich bewerten und unvergleichbare Befunde nebeneinanderstellen.

a) Zur Liste der methodisch untereinander vergleichbaren Reihenkatamnesen

Bereits im letzten Kapitel wurde darauf hingewiesen, daß nur solche Arbeiten einen hohen Grad an Vergleichbarkeit erreichen, die eingehende Angaben über die verschiedenen Auswahlfaktoren des primären und des nachuntersuchten Krankengutes und über die Art der Nachuntersuchung enthalten. Die folgende Liste gibt eine Übersicht über die dem Referenten bekannten Publikationen dieser Kategorie, die über mindestens fünfjährige Reihenkatamnesen berichten. Diese Tabelle hat einen doppelten Zweck: Einmal soll sie dem Leser eine grobe Einschätzung von Umfang und Untersuchungsweise der betreffenden, im Text wiederholt zitierten, Arbeiten erlauben; und zweitens soll sie belegen, daß es heute möglich ist, gewisse Befunde verschiedener Untersucher aneinander zu messen — was auf unserem Gebiet nicht von vornherein selbstverständlich ist. Die Liste widerlegt auch die in der Literatur bis in die neueste Zeit immer wieder geäußerte Meinung, es existierten bisher „noch fast keine" langfristigen Reihenkatamnesen. Die einschlägigen Arbeiten sind lediglich wegen ihrer weit verstreuten Erscheinungsorte schwer zu überblicken.

Beiläufig sei darauf hingewiesen, daß nur eine einzige von diesen Arbeiten aus den dreißiger Jahren und keine aus den vierziger Jahren stammt und daß dem Referenten jetzt schon weit mehr Publikationen aus den sechziger als aus den fünfziger Jahren bekanntgeworden sind. Falls nicht mehrere ältere Arbeiten übersehen worden sind, zeigt dies, wie jung das Gebiet ist, mit dem wir es zu tun haben, und wie stark auch hier die allgemeine Publikationsproduktion anwächst.

Nur 32 von den 402 im ersten Abschnitt des Literaturverzeichnisses angeführten Verlaufsstudien gehören demnach dieser Kategorie der untereinander gut vergleichbaren Arbeiten an. Dies heißt aber nicht, daß allen anderen Publikationen global eine geringere Bedeutung zukomme. Vielmehr werden zahlreiche wichtige Einzelbefunde von Arbeiten zu zitieren sein, die nicht in der Liste angeführt sind. — Damit klarwird, welche Art von Daten die Voraussetzung für umfassende Vergleichbarkeit ergeben, resümieren die beiden folgenden Abschnitte stichwortartig solche Informationskategorien, die in reihenkatamnestischen Mitteilungen wenn möglich nicht fehlen sollten.

b) Zur gewollten und ungewollten Auswahl des primären und des nachuntersuchten Krankengutes

1. Gesamtplan der Untersuchung: Handelt es sich um eine *prospektiv* oder um eine *retrospektiv* geplante Arbeit, d. h.: wurden die Kranken schon bei der Erstuntersuchung für eine Verlaufsstudie ausersehen und wurden damals im Hinblick auf katamnestische Kontrollen Prognosen niedergeschrieben oder wurden die Krankenblätter damals routinemäßig geführt?

Tabelle. *Einige methodisch untereinander vergleichbare reihenkatamnestische Untersuchungen an Neurosekranken*

a) Ausschließlich oder vorwiegend ambulante Fälle

(a) Publ.-jahr	(b) Autor (erstgenannter)	(c) Ausgangs-Krankenblätter:		(d) von (c) identifiziert u. Nachunters. erbeten	(e) von (d) hinreichend nachuntersucht: Anzahl = % von (d)	(f) nachuntersucht in % von (e)		(g) mittl. Katamnesendauer (Jahre)
		diagnost. Auswahl	Anzahl			persönlich	mit zusätzlichen objektiven Auskünften	
1957	Canestrini	Neurosen	500	?	50 = ?	100%	meiste	28
1962	Cremerius	Organneurosen und psychosom. Krankheiten	605	545	523* = 97%	98%	meiste	9
1968	Cremerius	chron. funkt. Syndrome	2330	642	371 = 58%	100%	?	10
1959	Ernst	Neurosen	335	126	120* = 95%	98%	93%	24
1963	Errera	Phobien	47	24	19 = 79%	100%	?	23
1963	Fleischhauer	funkt. Magenbeschwerden	574	270	97 = 36%	100%	teils	10
1965	Fleischhauer	funkt. Herzbeschwerden	491	173	40 = 23%	100%	?	10
1964	Giel	Neurosen	100	100	93 = 93%	79%	meiste	5
1961	Götz	funkt. Herzbeschwerden	273	226	203 = 90%	79%	meiste	10
1965	Grimshaw	Zwangsneurosen	107	100	77 = 77%	~90%	meiste	5
1962	Jäger	vegetative Dystonie	434	248	62 = 25%	100%	teils	10
1953	Müller	Zwangsneurosen	84	65	57 = 88%	82%	meiste	25
1961	Perley	charakterhysterische Krankheitssüchtige	46	40	39 = 98%	100%	meiste	7
1950	Wheeler	Herz- und Angstneurosen, Neurasthenien	173	171	153 = 90%	40%	meiste	22

b) Ausschließlich oder vorwiegend hospitalisierte Fälle

(a) Publ.-jahr	(b) Autor (erstgenannter)	(c) Ausgangs-Krankenblätter: diagnost. Auswahl	(c) Anzahl	(d) von (c) identifiziert u. Nachunters. erbeten	(e) von (d) hinreichend nachuntersucht: Anzahl = % von (d)	(f) nachuntersucht in % von (e): persönlich	(f) mit zusätzlichen objektiven Auskünften	(g) mittl. Katamnesendauer (Jahre)
1959	ASTRUP	neuroseähnliche	255	fast alle	206 = 81%	67%	meiste	12
1962		„reactive psychoses“						
1966	CIOMPI	Hysterien	159	39	38 = 97%	100%	71%	34
1967	DEGLER	vorw. Organneurosen	122	109	107* = 98%	90%	?	5
1966	DELKESKAMP	Zwangsneurosen	120	87	41 = 47%	meiste	meiste	16
1959	ERNST/ERNST	Neurotische Frauen	193	73	70* = 96%	98%	99%	23
1962	GATFIELD	Hysterien	37	28	24 = 86%	100%	?	6
1966	GREER/CAWLEY	Psychoneurosen	181	164	160* = 98%	91%	meiste	5
1938	HARRIS	Angstneurosen	259	129	123 = 95%	meiste	meiste	11
1955	HOLT	schwere Neurosen	199	124	113 = 91%	100%	meiste	9
1961	INGRAM	Zwangsneurosen	89	77	64 = 83%	meiste	meiste	6
1965	KRINGLEN	Zwangsneurosen	122	100	91 = 91%	meiste	meiste	17
1957	LJUNGBERG	Hysterien	381	340	312 = 92%	100%	meiste	>10
1951	MILES	Angstneurosen	76	72	62 = 86%	79%	meiste	7
1962	POST	Affektive Altersstörungen	100	99	98* = 99%	fast alle	fast alle	8
1964	ROBERTS	agoraphobe Frauen	41	39	37 = 95%	97%	meiste	meist >5
1967	ROTACH/KIND	Neurosen	105	105	100 = 95%	93%	meiste	10
1953	RÜDIN	Zwangsneurosen	218	150	143 = 95%	meiste	meiste	meist >5
1954	ZIEGLER	hysteriforme Psychosen	66	62	56* = 90%	89%	meiste	20

* Verstorbene mit gut bekannter Katamnese eingerechnet.

Werden bei der Nachuntersuchung Kontroll- bzw. *Vergleichsgruppen* oder -paare aufgestellt und in bezug auf welche Variablen stimmen dieselben mit den Probanden überein bzw. kontrastieren sie mit ihnen (Geschlecht, Alter, sozialer Status, Anamnesedauer, Diagnose, Behandlung etc.)?

2. Gewollte und ungewollte Auswahlfaktoren der primären Probandengruppe: handelt es sich um eine lückenlose *„Reihe"*, d. h. um eine umschriebene Anzahl Neurosekranker, die zwischen zwei gegebenen Zeitpunkten an einer bestimmten Behandlungsstelle untersucht worden sind, oder ist nur eine Anzahl von einzelnen katamnestizierbaren Patienten aus einem nicht näher definierten Krankengut herausgegriffen worden?

Art der *Institution,* der das Krankengut entstammt: z. B. freie Praxis, vertrauensärztliche Tätigkeit, öffentliche Ambulanz, private oder staatliche Klinik; überweisende Instanzen; Kosten für die Patienten.

Auswahlgewohnheiten dieser Institution („Annahmepolitik").

Diagnostische Selektion.

Gewollte *Altersgrenzen* und sich ergebender *Altersaufbau.*

„Situative" Auswahlfaktoren (z. B. Freiwilligkeitsgrad bzw. Motiv, mit dem die Behandlungsstelle seinerzeit aufgesucht worden war).

Inwiefern sind diese Auswahlkriterien lediglich aufgrund der *Diagnosenkartei* und inwiefern sind sie aufgrund der Lektüre der *Gesamtkrankenblätter* mit nachträglicher Diagnosen-Korrektur zur Anwendung gelangt?

Wurden etwa auch solche neurotische Probanden in die Primärgruppe einbezogen, die *vorher* einmal anderswie psychisch krank, z. B. *endogen psychotisch,* gewesen waren?

3. Gewollte und ungewollte Auswahlfaktoren der nachuntersuchten Probandengruppe. — Innerhalb welchen geographischen *Wohngebietes* wurden die Probanden zur Nachuntersuchung vorgesehen?

Wie groß ist der Prozentsatz der Verzogenen, Verschollenen und vor allem der *Verweigerer* (evtl. Korrelation mit Heilungsgrad und Behandlungserfolg)?

Werden die Katamnesen der *Verstorbenen* aufgrund von Drittauskünften mitverwertet oder nicht? Sind die Verstorbenen hinreichend vollständig erfaßt, daß Mortalitätsschätzungen angestellt werden können?

Werden etwa gewisse neurotische Probanden der Primärgruppe deshalb aus der katamnestizierten Gruppe *weggelassen,* weil sie später psychotisch geworden sind (was zu grotesken Fehlschlüssen betreffend Erkrankungswahrscheinlichkeit an Psychosen führen kann)? — Oder wurden andere Kranke deswegen weggelassen, weil man damals vermutet hatte, daß sie psychotherapeutisch refraktär sein würden, oder weil sie die Behandlung in der Tat vorzeitig abgebrochen hatten? (Dies könnte zu ähnlichen Fehlschlüssen betreffend Psychotherapieerfolg führen.)

Die in der Tabelle angeführten Arbeiten zeichnen sich dadurch aus, daß sie diese Auswahlfragen in der Hauptsache beantworten.

c) Die Nachuntersuchungsmethode

1. Das persönliche Gespräch ist ungleich aufwendiger, aber auch ungleich aufschlußreicher als der ausgefüllte Fragebogen. Hierin stimmen so ziemlich alle Autoren überein. (Vergleiche hierzu auch [498, 636, 899, 914, 953].) Psychodiagnostische Testuntersuchungen können lediglich ergänzende, nicht aber grundlegende Informationen über die psychopathologische Symptomatik und die sozialen Lebensverhältnises liefern. Deshalb fehlen in der Liste solche Arbeiten, die nicht in erster Linie persönliche Nachuntersuchungen betreffen.

2. *Auskünfte von dritter Seite* über Krankheitserscheinungen und Lebensverhältnisse der Probanden verwenden ebenfalls die meisten der in der Liste erwähnten Autoren. Schon bei Gesunden ist ja das Gedächtnis in bezug auf Ereignisse der eigenen Lebensgeschichte auffallend unzuverlässig und ergänzungsbedürftig [430] und bei Neurotikern erscheint die katamnestische Auskunftsbereitschaft (auch z. B. im Vergleich mit ehemals endogen Depressiven [415]) zusätzlich vermindert. Deshalb ist der Beizug von Arztberichten, Krankengeschichten und behördlichen Akten erwünscht. Während man hier in der Regel nicht auf technische Schwierigkeiten stößt, ist es hingegen im allgemeinen nicht einmal den tabellarisch zitierten Autoren gelungen, von der Mehrzahl ihrer Kranken die Erlaubnis zum Einholen von Auskünften bei Angehörigen und Bekannten zu erhalten. Schon eine solche Bitte an den Probanden ist dem Untersucher oft so peinlich, daß sie unterbleibt. Wird die Bitte vorgebracht, aber abgeschlagen, stößt die Forschung an die Schranke der Diskretion, gelegentlich auch des therapeutisch Gebotenen [706].

Vom Standpunkt der Wirklichkeitserkenntnis aus ist dies jeweils zu bedauern. Denn bewußtes und unbewußtes Verschweigen, Bagatellisieren oder Dramatisieren von wesentlichen Verhaltensstörungen spielt bei psychisch Kranken allgemein die denkbar größte Rolle. In besonders hohem Maße gilt dies für ambulant nachuntersuchte Patienten, mit deren Angehörigen man ja nicht von selber in Kontakt gelangt wie bei den hospitalisierten Kranken [12, 112, 367]. Natürlich können die Angaben Angehöriger oft auch grob gefälscht sein, z. B. durch Familienstolz oder Schuldgefühle [543, 544, 706, 1018, 1019]. Andererseits kann aber die familiäre und soziale Wirklichkeit eines Probanden oft nur durch Berücksichtigung des Berichtes der nächsten Angehörigen eingehend erfaßt werden. Ein Patient, den man zwar eingehend körperlich untersucht, psychiatrisch exploriert und vielleicht sogar psychotherapeutisch behandelt hat, von dem man aber sonst nichts weiß, kann nicht schlechtweg als „vollständig untersucht“ gelten. Der Informationsausfall durch die notwendige Beachtung der Diskretionsschranke bewirkt deshalb die bei weitem folgenschwerste Einbuße an Untersuchungsgründlichkeit, auf die hier hingewiesen werden muß.

Zu diesen objektiven methodischen Schwierigkeiten kommen nun noch subjektive emotionelle Hindernisse im Nachuntersucher hinzu, besonders wenn er der ehemalige letztverantwortliche Psychotherapeut seiner Probanden ist. Bemerkenswert sind in dieser Hinsicht die Berichte über die Einstellung der Erhebungen des Central Factfinding Committe der American Psychoanalytic Association [480, 787, 1004]. Es geht aus ihnen hervor, daß es für den frei praktizierenden Psychotherapeuten begreiflicherweise noch unangenehmer als für den angestellten Institutsarzt ist, sich ehemaligen Patienten und Auskunftspersonen mit unerbetenen Nachfragen aufzudrängen und dann erst noch einem letzten Endes anonymen Leser über Art und Erfolg seiner Tätigkeit Rechenschaft abzulegen. — Dies ist ein weiterer Grund dafür, warum das Krankengut, über das hier referiert wird, ganz überwiegend solchen Institutionen entstammt, die ihre ambulanten und hospitalisierten Patienten durch einen Ärztestab und nicht durch unabhängig praktizierende, persönlich Rechnung stellende Einzelärzte behandeln.

II. Spezielle Ergebnisse

4. Das Familienbild und seine prognostische Bedeutung

a) Endogene Psychosen bei den Verwandten der Neurosekranken

Die von den Autoren angegebenen Belastungsziffern beschränken sich meist auf Eltern und Geschwister. Über Kinder und über entferntere Verwandtschaftsgrade sind dem Referenten keine hinreichend eingehenden Erhebungen bekannt geworden.

Für poliklinisches neurotisches Krankengut finden alle Autoren, die einschlägige Befunde mitteilen, bei den erwähnten Verwandtenkategorien gegenüber der Gesamtbevölkerung keine erhöhte Morbidität an endogenen Psychosen. Dies gilt auch dann, wenn die Familien der (wenigen! vgl. Kapitel 5) katamnestisch endogen psychotisch erkrankten Probanden eingerechnet werden (Canestrini u. Moreno, 1957; Cremerius, 1962; Ernst, 1959).

Für hospitalisierte Kranke wird z. T. dasselbe berichtet (Kraulis 1931 und Ljungberg 1957 bei Hysterien, Vartio 1959 bei Organneurosen, Roberts 1964 bei schweren Agoraphobien, Berner 1965 bei chronischen Hypochondrien und Delkeskamp 1966, Kringlen 1965 und Lewis 1936 bei Zwangskranken). Die Ergebnisse sind aber hier nicht so einheitlich wie bei den ambulanten Primärfällen. Es werden nämlich von manchen Autoren auch erhöhte Psychosen-Morbiditätsziffern für die Verwandten angegeben, wenigstens bei gewissen neurotischen Syndromen der hospitalisierten Primärfälle. Dies fand z. B. Mitsuda (1956) in bezug auf schizophrene Sekundärfälle von hospitalisierten Zwangs-, Angst- und Depersonalisationsneurotikern (nicht aber von Hysterikern, Neurasthenikern und Hypochondern). (Vgl. auch N 1048.) Edith Rüdin (1953/54) errechnete eine erhöhte Morbidität für manisch-depressives Kranksein bei den Eltern ihrer Zwangskranken.

Geht man nicht von solchen diagnostischen bzw. syndromatischen Untergruppen aus, sondern von einem hospitalisierten neurotischen Gesamtkrankengut (in dem sich naturgemäß Depressionen und Charakterstörungen häufen), so findet sich wahrscheinlich ebenfalls eine erhöhte Schizophreniemorbidität der Eltern und Geschwister (Ernst, 1965), die — ähnlich wie bei den „Emotionspsychosen" (Labhardt, 1963) und den „schizophrenen Reaktionen" (Rohr, 1961, 1964) — etwa zwischen den Verhältnissen in der Gesamtbevölkerung und denjenigen bei schizophrenen Primärfällen liegt. Dabei scheint diese Morbiditätserhöhung manchmal vor allem auf die Familien der katamnestisch selber schizophren erkrankten Probanden zurückzugehen (Ernst, 1965, nicht aber Rotach-Fuchs, 1968). Insofern dürfte ein psychotisches Familienbild erwartungsgemäß die Psychosegefährdung neurotischer Probanden erhöhen. Doch bedarf dieser Befund einer einzelnen Arbeit noch der Bestätigung.

b) Neurosen bei den Verwandten der Neurosekranken

Neurosen und Psychopathien kann man nur dann zählen, wenn man vorher den Schweregrad festlegt, oberhalb dessen die Störung als Krankheit und unterhalb dessen sie als bloße Normvariante betrachtet wird. Die meisten einschlägigen Publikationen unterlassen den Versuch, einen solchen Schweregrad zu definieren, offenbar wegen der beträchtlichen Schwierigkeiten, die sich einem solchen Unterfangen auf dem Gebiet der Neurosen entgegenstellen. Im allgemeinen werden solche Sekundärfälle gezählt, die ungefähr den Schweregrad des Primärfalles erreichen. Bei ambulanten Probanden bedeutet dies also ärztliche Behandlungsbedürftigkeit — was aber ein äußerst vages, von vielen psychologischen und sozialen Imponderabilien abhängiges Merkmal ist.

Klarer wird das Ergebnis, wenn nur Hospitalisierte gezählt werden. Man kann dann auf eine vergleichbare Weise Belastungsstatistik treiben wie bei den endogenen Psychosen. Doch verwendet nur ein Teil der Autoren (z. B. KRAULIS, 1931; LJUNGBERG, 1957) dieses Kriterium. Insgesamt ergibt sich immerhin der Eindruck, daß die Erkrankungswahrscheinlichkeit bei den Verwandten ersten Grades für solche Neuroseformen, die denjenigen der Probanden ähnlich sind, erhöht sind [155, 556], während dies für andersartige Neuroseformen nirgends deutlich herausgearbeitet wird. Das könnte natürlich an einer „optischen Täuschung" des für Ähnlichkeiten sensibilisierten Zählenden liegen. Trotz dieses Bedenkens scheint eine reale Häufung des Ähnlichen dem Referenten gut belegt für Hysterien [218, 249, 485], charakterhysterische Krankheitssüchtige [418], nicht-psychotische Depressionen [784, 350, 947, 947 a, 1022], Zwangsneurosen [485, 219, 607, 608, 246, 777, 1003, nicht aber 882, 883] und chronische Angstneurosen [485, 508] sowie für chronische Neurosen überhaupt [535], für Psychoinfantilismus [76, 598] und für Psychopathien [422, 442, 795, 798, 847, 874, 969]. Für den Vergleich genauerer Belastungsziffern eignen sich diese Angaben aber noch nicht.

Daß nicht nur die Neurosen der Verwandten den Neurosen der Probanden oft ähnlich sind, sondern auch die endogenen Psychosen der Verwandten den katamnestisch aufgetretenen Psychosen der betreffenden Probanden (ASTRUP, 1962; ERNST, 1965), erstaunt nicht weiter. Von Interesse sind in diesem Zusammenhang noch die Befunde von POST (1962) und ANGST (1966), wonach bei schweren Depressionen die entsprechende familiäre Belastung bei Früherkrankten größer ist als bei Späterkrankten.

Die allgemeine Regel der familiären Ähnlichkeit erstreckt sich aber nicht ohne weiteres auf die soziale Bewährung. Jedenfalls hat ULLMANN (1951) in den Familien sozial gescheiterter Armenhausinsassen kein gehäuftes soziales Versagen finden können.

c) Häufigkeit der Trennung von den Eltern in der Kindheit (sog. „broken home" im engeren Sinne)

Es existieren in der Literatur sehr viel mehr Broken-home-Zählungen an verschiedenartigstem Krankengut als wir überblicken können. [Unberücksichtigt mußten hier auch die neueren Arbeiten von ALANEN (1966), F. BROWN (1966), DENNEHY (1966), GAY (1967) und GREGORY (1965, 1966 a, b) bleiben.] Die große Zahl dieser Statistiken rührt vielleicht daher, daß uneheliche Geburt, Verwaisung, Trennung und Scheidung der Eltern sowie Fremdplazierung des Kindes Faktoren sind, die verhältnismäßig leicht und zuverlässig festgestellt werden können, während die Zählung psychologisch gestörter Eltern-Kind-Beziehungen fast unmöglich ist. Je zahlreicher, größer und sorgfältiger nun die Broken-home-Statistiken werden, desto uniformer wird, unerwarteterweise, ihr Resultat: Sowohl bei endogenen Psychosen wie bei Neurosen und vor allem auch bei der Gesamtbevölkerung erleben rund 30—35% der Kinder vor dem 16. Altersjahr ein broken home [112, 116, 327, 415, 667, 749, 782, 818, 825, 835, 836, 886, 990, 991]. Der Referent hat hier also seine frühere Vermutung, daß die Broken-home-Ziffern seiner eigenen neurotischen Probanden mit 39% [112] bzw. 33%

[116] gegenüber der Gesamtbevölkerung signifikant erhöht seien, in Frage zu stellen, ebenso wie die Vermutungen, die PFLANZ noch 1960 in seinem soziopsychiatrischen Sammelreferat äußerte.

Schon die übereinstimmende Häufigkeit des äußeren broken home bei psychisch Gesunden und Kranken spricht dafür, daß wir es hier, entgegen mancher Erwartung, nicht mit einem statistisch wesentlichen pathogenen Faktor zu tun haben. In dieselbe Richtung deuten die Befunde, daß Neurosekranke aus einem broke home keine ungünstigere Prognose haben als andere (BRILL, 1951; ERNST, 1959, 1965; HEUYER, 1953/54; LJUNGBERG, 1957). Meistens erscheint auch das Alter, in dem das broken home erlitten wird, massenstatistisch bedeutungslos für die Prognose (NIELSEN, 1954; OLTMAN, 1952). Lediglich die Manhattan Study (LANGNER u. MICHAEL, 1963) findet ein broken home vor dem siebenten Altersjahr mit einer erhöhten psychischen Erkrankungswahrscheinlichkeit korreliert. Diese Erhebung ergibt auch eine erhöhte Verwaisungsziffer für die untersten sozialen Schichten, während die Scheidungswaisen sich in den obersten sozialen Schichten häufen — ein Beispiel für die vielfältigen soziologischen Wechselbeziehungen, die bei solchen Statistiken zu berücksichtigen sind (vgl. hierzu auch die New Haven Study von HOLLINGSHEAD und REDLICH, 1958).

Die Stellung in der Geschwisterreihe wird fast überall, wo darauf geachtet wurde, als gleichgültig bezeichnet. Nur vereinzelt werden unter Neurosekranken überdurchschnittlich viel [54] oder wenig [370] Erst- und Einzelkinder gefunden. Neuerdings teilen BECK u. LEMPP (1965) interessante statistische Befunde zu diesem Problem mit.

Deutlicher als die räumliche Trennung von den Eltern scheint eine psychische Abnormität der letzteren die Prognose einer kindlichen Persönlichkeitsstörung zu beeinträchtigen (BRILL, 1951, 1966; BUCK, 1959; EITINGER, 1955, 1966; HARE, 1965; HARRIS, 1938, 1954; HEGG, 1966). Wie weit dies auf genetischem Wege geschieht, wofür sich bei den Hysterien vor allem LJUNGBERG ausspricht, oder inwiefern der direkte Milieuschaden das Wesentliche dabei ist, wie die Mehrzahl der Autoren annahmen, kann wohl in erster Linie durch Zwillingsforschung und durch vergleichende Untersuchung an früh fremdplazierten Probanden weiter abgeklärt werden (vgl. hierzu z. B. JUEL-NIELSEN, 1965; SHIELDS, 1962; NEWKIRK, 1957). Interessant ist aber, daß massiv gestörte Elternbeziehungen auch dann enorm häufig gefunden werden können, wenn von überdurchschnittlich tüchtigen Gesunden ausgegangen wird (RENAUD, 1961). Solche Untersuchungen warnen davor, voreilig vom gestörten Milieu auf den Milieuschaden zu schließen.

5. Übergang von Neurosen in endogene Psychosen

a) Die Erkrankungswahrscheinlichkeit an Schizophrenie und manisch-depressivem Kranksein bei ambulanten Neurosen

Die Morbidität eines neurotischen Krankengutes an endogenen Psychosen kann nur dann genau bestimmt und mit der Gesamtbevölkerung verglichen werden, wenn der Altersaufbau und die Katamnesendauer deutlich angegeben sind und wenn das Ausgangskrankengut hinreichend groß und annähernd vollständig nachuntersucht worden ist. Dieser Idealforderung kommen für ambulantes Krankengut die Arbeiten von CREMERIUS (1962) über Organneurosen und psychosomatische Störungen, von WHEELER u. Mitarb. (1950) über Angstneurosen und Neurasthenien, von GÖTZ (1961) über funktionelle Herzbeschwerden, von GIEL (1964) über neurotisches Gesamtkrankengut und (an kleinerem Material) auch die Untersuchung von PERLEY u. GUZE (1961) an charakterhysterischen Krankheitssüchtigen bei weitem am nächsten (Selektionszahlen vgl. die Tabelle des Kapitels 3). Keiner dieser Autoren findet eine erhöhte Morbidität an endogenen Psychosen. Dasselbe gilt von den Befunden von ERNST (1959) an neurotischem Gesamtmaterial, von ERRERA (1963) an Phobien, von FLEISCHHAUER-HARDT (1963) an funktionellen Magenbeschwerden und von JÄGER (1962) an vegetativen Dystonien. Die letzteren Autoren haben freilich nur einen geringeren Teil ihres Ausgangskrankengutes nachuntersuchen können. Sie weisen aber z. T. darauf hin, daß unter ihren katamnestizierten Kranken die wegen Schizophrenie Hospitalisierten eigentlich eher über- als untervertreten sein müßten, weil solche Kranke bei entsprechenden Nachforschungen leichter als andere wieder aufgefunden zu werden pflegen. Diese Überlegung dürfte mit guten Gründen auch auf das Resultat von CANESTRINI u. MORENO (1957) anzuwenden sein, so daß ihre leicht erhöhte Schizophreniemorbidität wahrscheinlich ein Ausleseeffekt ist — abgesehen davon, daß der Zählung hier ein besonders weiter Schizophreniebegriff zugrunde liegt.

Lediglich DENKER (1937, 1939, 1947) berichtet bei seinen ambulanten Neurotikern über eine deutlich erhöhte katamnestische Psychosemorbidität, die nicht als sekundärer Auswahleffekt zu erklären ist. Seine Befunde stammen aber nicht aus einer Poliklinik, sondern aus der Krankenversicherungsstatistik über Patienten von Allgemeinpraktikern. Es ist wahrscheinlich, daß hier die Neurosendiagnose nach verschiedenen Richtungen besonders weit gefaßt worden war und daß auch in anderer Hinsicht spezielle primäre Selektionsverhältnisse vorgelegen haben. Sein Befund soll unten noch diskutiert werden. — Vgl. auch N [1043].

Unter den verschiedenen neurotischen Syndromen ambulanter Kranker wird nur für die Zwangsneurosen (die als verhältnismäßig seltene Neurosenform nur wenige Prozent eines neurotischen Gesamtkrankengutes ausmachen) über eine erhöhte Schizophreniemorbidität berichtet, so vor allem von MÜLLER (1953) bei seinen vorwiegend poliklinischen Patienten. GRIMSHAW (1965) erwähnt dagegen keine psychotisch gewordenen Probanden. Weitere Autoren, die neben hospitalisierten Zwangsneurosen auch ambulante katamnestizierten, trennen die beiden Kategorien nicht, so daß ihre Ergebnisse mit denjenigen anderer Untersucher nicht direkt verglichen werden können.

Zusammenfassend läßt sich, abgesehen von den Zwangsneurosen, heute mit großer Wahrscheinlichkeit vermuten, daß *poliklinische* Neurosen keine deutlich höhere Erkrankungswahrscheinlichkeit an Schizophrenie aufweisen als die Gesamtbevölkerung. Deshalb (und auch wegen ihrer fehlenden familiären Psychosenhäufung, vgl. das vorausgegangene Kapitel) erscheinen die ambulanten Neurosen keineswegs global als Vorstufen (ROSEN, 1953) oder als Übergänge zu den endogenen Psychosen, sondern als eigenständige Dispositionen.

b) Die Erkrankungswahrscheinlichkeit an endogenen Psychosen bei hospitalisierten Neurosen

Hier sind die Befunde bedeutend uneinheitlicher. Bei *neurotischem Gesamtkrankengut* wird mehrfach eine *erhöhte* Schizophreniemorbidität gefunden, nämlich von ASTRUP (1962), ERNST (1965), HOLT (1955), JENKINS (1953), RENNIE (1953), ROTACH-FUCHS (1968), FARR (1961) (besonders bei Zwangskranken) und HOCH (1962) (bei besonders schweren, als „pseudoneurotic schizophrenia" bezeichneten

Neurosen). Ein Bericht über *normale*, d. h. der Gesamtbevölkerung entsprechende Schizophreniemorbidität eines hospitalisierten neurotischen Gesamtkrankengutes wurde dagegen dem Referenten nur bei Greer u. Cawley (1966) bekannt.

Hospitalisierte Hysterien erkranken nach der umfangreichen Studie von Ljungberg (1957) und nach den Befunden von Carter (1949) und von Gatfield (1962) nicht vermehrt an endogenen Psychosen (der erstere Autor bezieht allerdings auch ambulante Fälle mit ein). Das Ergebnis von Ciompi (1965) (zwei von 35 Probanden) widerspricht dem nicht, besonders, wenn der zu erwartende oben erwähnte Auswahleffekt in bezug auf die leichtere Wiederauffindbarkeit rehospitalisierter Probanden auch hier wirksam gewesen sein sollte. Auch die deutlich erhöhte Psychosenmorbidität, die Ziegler und Paul (1954) bei den von ihnen als „Hysteriker" bezeichneten Kranken fanden, bildet hiermit keinen echten Widerspruch, weil aus den psychopathologischen Beschreibungen der Autoren hervorgeht, daß bereits ihr Ausgangskrankengut endogen psychotische Probanden einschloß. Lediglich Slater (1965) findet in seinen Katamnesen gehäufte cyclische Verstimmungen. Leider läßt sich das Fehlen katamnestischer Psychosen bei Kraulis (1931) nicht sicher verwerten, weil nicht ganz klar wird, ob der Autor solche Fälle sekundär ausgeschieden hat, um für seine genetisch orientierte Studie ein „rein hysterisches" Krankengut zu erhalten.

Für *hospitalisierte Angstneurosen* fanden Miles 1951 (Anxiety states) und Roberts 1964 (agoraphobe Frauen) keine katamnestischen Psychosen, wohl aber Harris 1938, und zwar im Sinne einer erhöhten Schizophreniemorbidität. Letzteres hält Kenyon 1964 auch bei seinen *Hypochondrien* für wahrscheinlich. Auch für die *Zwangsneurosen* divergieren die Befunde. Healani Delkeskamp (1966), die in ihrem Ausgangskrankengut fraglich endogen-psychotisch mitbedingte Zwangssyndrome besonders sorgfältig auszuschließen suchte, findet, wie auch Schindler 1930, keine, Ingram 1961 und Kringlen 1965 eine nur leicht erhöhte Morbidität insbesondere für Schizophrenie, während die allgemeine Psychosenmorbidität bei Edith Rüdin (1953/54) erheblich erhöht ist.

In bezug auf das *manisch-depressive Kranksein* drücken sich die Autoren oft unklarer aus als in bezug auf die Schizophrenie. Das dürfte davon herkommen, daß die Abgrenzung der endogenen von den neurotischen Depressionen noch schwieriger ist als diejenige der Schizophrenien von den Neurosen (vgl. 1. Kapitel). Auch vom Verlauf her gesehen ist die Unterscheidung nicht einfach, weil nicht nur „endogene", sondern auch psychogene Faktoren im Patienten wie in seiner Umgebung zur periodischen Hospitalisation wegen Depression führen können und weil der letzteren Störung wahrscheinlich an sich schon ein gewisser „Bahnungseffekt" in bezug auf Wiederholung innewohnt (Ernst, 1965; vgl. hierüber auch das soziologische Kapitel). Dazu kommt, daß sich unter den katamnestisch auftretenden Psychosen der Neurotiker allgemein gutartige, wellenförmig verlaufende, atypische und Mischformen häufen [116, 175, 197, 219, 942, 943], deren Zugehörigkeit zum manisch-depressiven bzw. endogen-depressiven Formenkreis fraglich bleibt, soweit nicht typisch schizophrenes Wahnerleben doch für eine Zuordnung zur Schizophrenie oder zur schizophrenen Reaktion sprechen. Trotz dieser Schwierigkeiten glaubte der Referent [116] bei seinen hospitalisierten weiblichen Neurosekranken eine erhöhte Morbidität an manisch-depressivem Kranksein zu erkennen, fand sich aber von Astrup (1962) nicht und von Stenstedt (1966) (der auch keine erhöhte Schizophreniemorbidität feststellte) nicht sicher bestätigt.

c) Auslösung endogener Psychosen durch intensive Psychotherapie

Eine solch ungünstige Entwicklung bei „psychosenahen Grenzfällen“ wird seit der Pionierzeit der großen Psychotherapie immer wieder befürchtet (BINDER, 1947; EISENSTEIN, 1951; C. G. JUNG, 1943, 1962). In der Tat wird immer wieder über entsprechende Einzelfälle berichtet (MÜLLER-ECKEHARD, 1950; LUFT, 1961; SHENKEN, 1956). FREUD (z. B. [584]) scheint bei drohenden Schizophrenien weniger die Auslösung der Psychose durch die Analyse als die Nutzlosigkeit dieser Therapie befürchtet zu haben. Aus Reihenuntersuchungen kennen wir solche Beobachtungen nur aus den anamnestischen Angaben über bereits psychotisches Ausgangskrankengut, z. B. bei „funktionellen“ (ASTRUP, 1962) und „schizophrenieähnlichen Emotionspsychosen“ (LABHARDT, 1963), übrigens ohne Zahlenangaben. Die Reihenkatamnesen aus großen psychotherapeutischen Instituten wie z. B. diejenigen von CREMERIUS (1962) und ANNEMARIE DÜHRSSEN (1957, 1962, 1964 a, 1964 b, 1965 a, 1965 b) finden, wie oben gesagt, keine erhöhte Schizophreniemorbidität. Es entsteht deshalb der Eindruck, daß es sich bei solchen Fällen statistisch gesehen um Seltenheiten handelt.

Psychotherapeuten, die ihre Ausführungen auf ein Gesamtkrankengut beziehen wie RÜMKE (1948) oder ZILOORG (1957), halten solche Ausgänge selbst bei schweren Fällen und „borderlines“ ebenfalls für so selten, daß sie praktisch keine psychotherapeutische Kontraindikation abgeben. Implizite wenden sich diese Autoren gegen die verbreitete Tendenz, psychotherapeutisch unzugängliche Patienten eben wegen dieser Schwierigkeit als psychosegefährdet zu bezeichnen. KÜNZLER (1964) bringt diese Tendenz in Zusammenhang mit dem Chronifizierungsgrad des überwiesenen Krankengutes. Interessant ist hier die Mitteilung von MASSERMANN (1963), daß bei einem Viertel aller ambulant privat durchgeführten längerdauernden Psychoanalysen, über die vom Therapeuten Auskunft zu erhalten war, im Verlauf der Behandlung das Vorliegen einer latenten Psychose angenommen wurde. Es fragt sich deshalb, ob bei solchen Prognosen und Diagnosen nicht Probleme der Gegenübertragung mitspielen (ERNST [114]). Analoges ist auch außerhalb intensiver Psychotherapien möglich. Jedenfalls fällt die Beobachtung verschiedener Nachuntersucher auf, wonach sich bei ihren Kranken die seinerzeitigen Prognosen auf Schizophrenie rückblickend in der Regel nicht bewahrheiteten (z. B. [179, 327]). Die eigenen Untersuchungen ergaben hierfür eine höchstens zufallsentsprechende Trefferwahrscheinlichkeit [112, 114, 116].

d) Diskussion der Ergebnisse: Zusammenhänge zwischen Behandlungsstätte, Chronifizierungsgrad und Psychosenerwartung

Die Niedrigkeit der Erkrankungswahrscheinlichkeit für endogene Psychosen bei poliklinischen und z. T. auch bei klinischen Neurosen überraschte viele Nachuntersucher. Denn daß in der Anamnese Schizophrener neurotische oder von Neurosen nicht zu unterscheidende Störungen gehäuft auftreten, glaubte man seit den Anfängen der Schizophrenieforschung als gesichert annehmen zu dürfen. Das „neurasthenische Vorstadium“ der Schizophrenie gilt sogar als charakteristisch und zwei neuere Dissertationen (SPRING, 1967; STREIFF, 1967) haben seine Häufigkeit an einem weiblichen klinischen Krankengut erneut bestätigt (vgl. auch [856, 963]).

Das Erstuntersuchungsalter der meisten poliklinischen und klinischen Neurosen liegt zwar in der oberen Hälfte des Ersterkrankungsalters der Schizophrenie. Eine einigermaßen kräftige Schizophrenie-Morbiditätserhöhung dieser Neurotiker müßte sich aber trotzdem noch manifestieren können. Besonders, da mehrere Autoren darin übereinstimmen, *daß die Schizophrenie, wenn sie eintritt, meist innerhalb weniger Jahre nach der psychiatrischen Erstuntersuchung des Neurotikers ausbricht* [8, 9, 88, 89, 112, 116, 179, 219, 280, 281, 329]. Deshalb können auch kürzere als 10jährige Katamnesen in dieser Hinsicht nicht zum vornherein als „zu kurz" vernachlässigt werden. Eine verhältnismäßig kurze neurotische Schizophrenieanamnese fanden auch die erwähnten beiden Dissertationen — kurz wenigstens, wenn man sie mit den ausgesprochen langen Anamnesen z. B. bei Cremerius (1962) vergleicht.

Dies könnte nun, mindestens für ambulante Neurosen, auf eine mögliche Erklärung des soeben dargestellten Widerspruchs hinweisen: Falls sich nämlich in den Polikliniken aus soziologischen und überweisungstechnischen Gründen die chronifizierteren, sozusagen „konsolidierten" Neurosen häufen sollten, würde bei ihnen die Wahrscheinlichkeit eines späteren Umschlagens in endogene Psychosen naturgemäß sinken. Die genannten anamnestischen Studien haben denn auch praktisch keine poliklinisch behandelten neurotischen Prodrome bei ihren schizophrenen Klinikprobanden gefunden, sondern fast ausschließlich nicht oder dann allgemeinärztlich behandelte Störungen. Es erscheint also möglich, daß die endogen-psychotische Morbidität allgemeinärztlich und vielleicht auch privat-nervenärztlich untersuchter frischer Neurosekranker doch deutlich größer ist als diejenige poliklinisch untersuchter — wodurch dann die von solchen Ärzten ausgesprochenen Schizophrenieprognosen evtl. *doch* wieder eine größere Trefferwahrscheinlichkeit erhalten könnten. Damit würde auch die erhöhte Psychosemorbidität der allgemeinärztlich behandelten „Neurotiker" Denkers zwanglos ihre Erklärung finden. Zu dieser Interpretation würde es jedenfalls gut passen, daß Shepherd u. Mitarb. (1966) bei den funktionell kranken Patienten ihrer Londoner Allgemeinpraktiker bedeutend mehr unter-einjährige Anamnesen gefunden haben als die mehrfach erwähnten Untersucher poliklinischer Neurosen. Die 3jährigen Katamnesen von Kedward u. Cooper (1966) an einer Stichprobe dieses Krankengutes haben zwar nur in 1% Übergang in Psychosen ergeben — aber die Stichprobe enthält eine Häufung chronischer Fälle gegenüber dem Gesamtmaterial.

Das Problem kann noch bei weitem nicht als gelöst gelten. Vorläufig zeigt sich jedenfalls, daß man nicht von einer so und so beschaffenen Psychosegefährdung „der" Neurosen sprechen darf, sondern daß man der soziologischen Auswahl des Krankengutes bzw. der jeweiligen Untersuchungs- und Behandlungsinstanz Rechnung zu tragen hat — fast noch mehr als dem besonderen neurotischen Syndrom. Tut man dies, so zeichnen sich immerhin umschreibbare und relativ allgemeingültige Ergebnisse ab. Dies ist eines unter den vielen sich mehrenden Beispielen, wieweit soziologische Faktoren (von solchen hängt u. a. die Wahl einer Behandlungsstätte ab) in die psychiatrische Statistik hineinwirken.

6. Sozialer Hintergrund und soziale Prognose

a) Geschlechtsunterschiede

In quantitativer Beziehung werden im allgemeinen die Relationen bestätigt, die man aus Jahresberichten kennt. *Neurotische Störungen insgesamt* kommen nach den meisten Autoren entweder bei beiden Geschlechtern gleich häufig vor oder dann läßt sich ein zwar signifikantes, aber doch nicht mehrfaches Überwiegen der Frauen auszählen [34, 55, 79, 84, 112, 124, 146, 155, 166, 175, 203, 370, 549, 716, 839, 852]. Bei den schwereren unter den hospitalisierungsbedürftigen Neurosen [137] und den „reaktiven Psychosen" [7, 8, 9] einerseits und in der Klientel der allgemeinen Privatpraxis [88, 89, 136, 196, 928] andererseits wird dagegen von einem massiven Überschuß der weiblichen Kranken von 12 : 1 bzw. von 3 : 1 und 2 : 1 berichtet. Diese letzteren Befunde stehen noch zu vereinzelt da, als daß sie allgemeingültig interpretiert werden könnten. Es ist bei ihnen wie auch bei den folgenden Zahlen im Auge zu behalten, daß sie (besonders bei ambulantem Krankengut) mehr die Behandlungsbereitschaft als die Häufigkeit der betreffenden Störung an sich widerspiegeln.

Unter den verschiedenen Syndromen ist das Überwiegen der Frauen bei den ambulanten wie hospitalisierten *Hysterien* konstant und deutlich [55, 65, 66, 79, 112, 141, 218, 249, 297, 327, 347, 348, 370, 401, 537, 858]. Ob man es allein aus der ärztlichen Gewohnheit herleiten kann, Hysterien eher bei Frauen als bei Männern zu diagnostizieren, bleibt fraglich. — Etwas weniger massiv, aber immer noch deutlich und übereinstimmend angenommen, ist der Frauenüberschuß bei den *Angstneurosen und Phobien* [55, 79, 112, 117, 164, 237, 372, 315, 367, 389, 888]. Bei den *Zwangsneurosen,* die unter allen behandelten neurotischen Störungen bekanntlich nur mit wenigen Prozenten vertreten sind, werden die Befunde uneinheitlich und ergeben teils ein mäßiges Überwiegen der Frauen [12, 24, 87, 219, 220, 329, 882, 883], teils ein solches der Männer [281, 250], teils keinen signifikanten Geschlechtsunterschied [179]. Mehrere der erwähnten Befunde (vgl. auch [302]) sprechen dafür, daß sich unter hospitalisierten Fällen eher die Frauen, unter ambulanten eher die Männer häufen dürften. Bei den *Hypochondrien* fanden wir keine Autoren mehr, die ein Überwiegen der Frauen feststellten. Ein deutliches Überwiegen der Männer fanden [112, 222, 223, 370, 605, 606], eine ungefähr gleichmäßige Geschlechtsverteilung [24, 197, 705] (wobei diese Autoren aber z. T. Organneurosen einbeziehen). Auf dem Gebiet der *Organneurosen* wird für die funktionellen Magenbeschwerden [112, 126] und für die funktionellen Herzbeschwerden [64, 153, 738], nicht aber [125] ein Überwiegen der Männer angenommen.

Diese Unterschiede in der Geschlechtsverteilung zwischen den verschiedenen Syndromen würden mit der einfachen Annahme übereinstimmen, daß Frauen in ihrer Umgebung und beim Arzt ihr psychisches Leiden eher in Form von offener Hilfsbedürftigkeit und Angst kundgeben als Männer. Es fällt ja überhaupt verschiedenen Untersuchern auf, daß sie bei Frauen nicht nur farbigere Anamnesen und dramatischere Zustandsbilder, sondern auch bewegtere Katamnesen zu finden pflegen als bei Männern [112, 146, 159, 160]. Daß die Verläufe bei ambulanten Frauen aber insgesamt etwas ungünstiger ausfallen als bei ambulanten Männern, blieb bisher ein vereinzelter Eindruck des Referenten [112], abgesehen vom gleichlautenden Befund von Ciompi (1966) bei hospitalisierten Hysterien.

b) Die Entwicklung von Zivilstand und Fertilität

Einen *Ledigen-Überschuß* beider Geschlechter fanden de Boor 1963, Kleinsorge/Klumbies 1957 und Knapp 1960 bei ihrem ambulanten neurotischen Gesamtkrankengut und Edith Rüdin bei ihren vorwiegend hospitalisierten Zwangsneurotikern samt deren Geschwister. Ernst (1959, bei poliklinischen Neurosen) und Ljungberg (1957, bei hospitalisierten Hysterien) erhoben diesen Befund nur bei den weiblichen Kranken und Ernst (1965, bei hospitalisierten Neurotikerinnen) und Wheeler (1952, bei Angstneurosen einer kardiologischen Privatpraxis) geben in bezug auf Heiratshäufigkeit normale Verhältnisse an.

Die *Scheidungsrate* des letztgenannten Autors war sogar geringer als in der Gesamtbevölkerung, während dieser Wert bei Rotach-Fuchs (1968) nach 10 Jahren und bei den ambulanten (1959) und hospitalisierten (1965) Neurotikerinnen des Referenten nach 24 Jahren unauffällig, hingegen bei den ambulanten Neurosen von Kleinsorge u. Klumbies (1957), bei ebensolchen Frauen von de Boor (1963), bei den neurotischen Depressionen von Stenstedt (1966) und bei schweren hospitalisierten Neurosen von Astrup (1962) erhöht war. Die *eheliche Fruchtbarkeit* der verheirateten Probanden war bei Ernst (1959, 1965) und Wheeler (1950) normal, bei Rüdin dagegen für beide Geschlechter und bei Ljungberg nur für die Frauen erniedrigt. Die *uneheliche* Fruchtbarkeit (wie auch die uneheliche Herkunft!) scheint überall dort gegenüber dem Bevölkerungsdurchschnitt erniedrigt zu sein, wo Oligophrene und Haltlose („Psychopathen") vom Krankengut ausgeschlossen worden waren (z. B. Ernst, 1959, 1965; Rotach-Fuchs, 1968).

Die Befunde sind also uneinheitlich. Sie sind es auch in bezug auf ihr Material, um so mehr, als nicht alle Werte auf langen Katamnesen und auf größtenteils nachuntersuchtem Ausgangskrankengut beruhen. Zusammengenommen gelangt man höchstens zum Eindruck, daß Abweichungen vom Durchschnittlichen vielleicht eher bei den Frauen als bei den Männern vorkommen. Sicherlich sind die Abweichungen aber bei den Neurosen nicht so ausgeprägt wie bei den Schizophrenien.

c) Die prognostische Bedeutung der sozialen Schicht

Übereinstimmend berichten vor allem (aber nicht nur) amerikanische epidemiologisch-demographische Untersuchungen und Katamnesestudien, daß neurotische Störungen bei den Angehörigen niedriger sozialer Schichten (auf Ausbildung, Beruf und Einkommen bezogen) andere Bilder zeigen als bei den Angehörigen gehobener Klassen (z. B. [124, 175, 657, 749, 805, 819, 820, 852]). Insbesondere die Syndromverteilung ist nach diesen Autoren mit dem sozialen Niveau korreliert: In den unteren Schichten treten die Organneurosen („Somatisierungstendenz"), in den oberen die Psychoneurosen („Introspektion") relativ gehäuft auf. (Letzteres wird gelegentlich in Verbindung mit der guten Intelligenz speziell für die Zwangsneurosen behauptet [179, 192, 302, 303, 309, 329].) Diesen Befund bestätigen auch Cremerius (1962, 1967) für München und Strotzka (1964) für Wien: in der privaten Sprechstunde werden prozentual weniger Organneurosen gesehen als in der Poliklinik. Auch für die Hysterien findet Cremerius wie Hollingshead/Redlich (1958) eine Häufung in den unteren sozialen Schichten.

Wahrscheinlich hängt es mit solchen sozialen Faktoren zusammen, daß Organneurosen für psychotherapeutisch schlechter zugänglich gelten als Psychoneurosen (Stone, 1961). Vielleicht sind diese psychopathologischen Unterschiede in denjenigen Gesellschaften am deutlichsten ausgeprägt, die die stärksten sozialen Gegensätze umspannen. — Sozialabnorme Hysterien fand Kraulis (1931) in den unteren sozialen Schichten gehäuft, während dies für die weniger „psychopathischen" Hysterien Ljungbergs (1957) nicht zutrifft. Bei beiden Autoren ist aber die Kriminalität des Krankengutes erhöht. Für seine Hypochondrien fand KENYON 1964 eine der Gesamtbevölkerung entsprechende Verteilung der sozialen Klassen.

d) Arbeitsfähigkeit und berufliche Prognose

Entgegen den Erwartungen mancher Erstuntersucher erweist sich die Arbeitsfähigkeit und die berufliche Bewährung ambulanter und weitgehend sogar hospitalisierter Neurotiker in der Mehrzahl der Fälle als relativ günstig, und zwar oft trotz chronischen Verlaufs der Neurose als solcher [55, 66, 80, 88, 89, 112, 116, 126, 155, 158, 164, 165, 182, 249, 327, 350, 389, 794]. Dagegen fand SLATER 1965 in der Katamnese seiner hospitalisierten Hysterien oft psychogene Dauerinvalidität. Im Gros der Katamnesenstudien, insbesondere derjenigen über ambulante Fälle, werden solch schwerwiegende Entwicklungen aber selten gefunden. Die immerhin deutliche Erhöhung der jährlichen Krankheitstage, die aber bei den funktionell Kranken doch nicht ein Vielfaches des Durchschnittlichen erreichen (z. B. [80]), wird wohl von den meisten Arbeitgebern ohne weiteres hingenommen.

Sozialer Aufstieg tritt meist in konjunkturentsprechender Häufigkeit, sozialer Abstieg selten ein (vgl. auch PFLANZ, 1960). Dabei betonen allerdings mehrere der genannten Autoren, daß ihre Nachuntersuchungen in eine Zeit der Vollbeschäftigung und des Mangels an Konkurrenz auf dem Arbeitsmarkt fiel und daß andererseits gewisse ihrer chronischen Neurotiker nur durch die psychische und materielle Unterstützung ihrer Angehörigen über Wasser gehalten wurden. Begehrungsneurotische Komponenten verschlechtern die soziale Prognose [335, 372]. Hospitalisierungen zeitigen oft einen „Bahnungseffekt", indem sie den Weg für Rehospitalisierungen ebnen [63, 116, 174] (vgl. [791] für endogene Depressionen). Analoges scheint aber auch für Beratung [54] und Psychotherapie [206] in bezug auf die Disponierung für spätere Psychotherapien zu gelten. Bei Zwangsneurosen verschlechtert die Hospitalisierungsbedürftigkeit die soziale Prognose [87, 179, 219, 220].

Im ganzen begegnet man bei den Autoren in bezug auf den sozialen Langstreckenverlauf neurotischer Kranker eher einer leisen Überraschung über das relativ günstige Gesamtbild, das sie angetroffen haben. Das kommt wohl daher, daß die Erstuntersucher die Kranken oft in einer subjektiv ausweglosen Situation zu behandeln hatten, wobei in manchen Fällen die psychoterapeutische Unzugänglichkeit der Kranken dem Arzt eine besonders ungünstige Prognose nahelegte. Vielleicht klingt hier auch die klassische Vermutung von FREUD [587] noch an, wonach „die der Neurose besonders ausgesetzten intellektuellen Volksschichten unaufhaltsam in die Verarmung herabsinken".

7. Hysterie und Syndromwandel

Dieses und die folgenden drei Kapitel behandeln Syndromverläufe ausschließlich innerhalb des Rahmens der Neurosen. Der Übergang in endogene Psychosen, der, wie gezeigt, bei den ambulanten Kranken nur eine verschwindende und bei den Hospitalisierten eine kleine Minderheit betrifft, wird nicht mehr berücksichtigt. Auch die soziale Entwicklung wird nur noch gelegentlich am Rande erwähnt, während die Beurteilung der Gesamtpersönlichkeit späteren Kapiteln vorbehalten bleibt.

Die Phänomene des Syndromwandels finden sich keineswegs nur bei hysterischen Krankheitsverläufen. Sie werden aber in diesem Kapitel referiert, weil sie hier am meisten in die Augen springen.

a) Definition

Soweit nicht abweichende Begriffsfassungen anderer Autoren erklärt werden, versteht dieses Referat unter hysterischen Erscheinungen *grob auffällige, anfallsweise oder längerdauernde, funktionelle senso-motorische Störungen wie Ausfälle von Sinnesempfindungen, Lähmungen, Krämpfe und Kontrakturen sowie Dämmerzustände, die weder hirnorganischer noch schizophrener Herkunft sind.*

Slater (1961, 1965 a, 1965 b) betont mit guten Gründen, daß der Ausdruck „Hysterie" nur eine Reihe von Vordergrundsymptomen, nicht eine Krankheit meine und Binder (1947) und Petrilowitsch (1957) möchten diesen Begriff am liebsten aufgeben. Nach unserer Definition ist der Zusammenhang mit dem „hysterischen" oder anderswie auffälligen Charakter durchaus fakultativ, während für andere Autoren, besonders der französischen Schule, gerade dieser Wesenszug von zentraler Wichtigkeit erscheint (z. B. [523, 532]).

b) Der Verlauf der hysterischen Symptome

Die große Mehrzahl der Autoren stimmt darin überein, daß die hysterischen *Symptome* im oben definierten Sinn (nicht etwa die neurotische Symptomproduktion überhaupt oder gar die abnorme Charakterstruktur) verglichen mit anderen neurotischen Symptomen einen weniger chronischen Verlauf zeigen und daß sie nach Wochen bis nach einigen Jahren abzuklingen pflegen (Canestrini u. Moreno, 1957; Carter, 1949; Ciompi 1966; Ernst, 1959, 1965; Greer u. Cawley, 1966; Ljungberg, 1957; Lockhart, 1961; Rennie, 1953; Überla u. Enke, 1962). Nach diesen Untersuchern setzen die Symptome meist akut ein. Aufs Lebensganze gesehen und als grobe zeitliche Kurve (die die Rezidive innerhalb eines Jahres nicht berücksichtigt) gezeichnet bleibt es meistens bei einer einzigen Hysterie-Phase, die sich in späteren Lebensabschnitten nicht mehr in gleicher Weise wiederholt (im Gegensatz vor allem zu den Depressionen). Dies soll auch für Kriegshysterien zutreffen [187]. Die genannten Verlaufsmerkmale scheinen für ambulante und für hospitalisierte Kranke gemeinsam zu gelten, wenn die letzteren auch wahrscheinlich in bezug auf Syndromverlauf, Psychosegefährdung, soziale Beeinträchtigung und allgemeine Persönlichkeitsentwicklung eine etwas ungünstigere Prognose haben.

Die Autoren, die deutlich ungünstigere Symptomverläufe als die soeben referierten finden, beschreiben fast immer ein Ausgangskrankengut anderer Auswahl. So nimmt z. B. Kraulis (1930) (und z. T. auch Levenstein, 1966) die Hysterie nur in Verbindung mit Charakterhysterie und asozialer Psychopathie an, wodurch er nicht nur symptomatologisch, sondern auch sozial, intellektuell und allgemeinprognostisch besonders ungünstige Resultate erhält. Schou (1938) andererseits bezieht eine Mehrzahl andersartiger Psychoneurosen in seinen Hysteriebegriff mit ein, was das verhältnismäßig ungünstige Resultat seiner Fragebogenuntersuchung erklären könnte. Ziegler u. Paul (1954) dehnen ihr Probandenmaterial auf dramatische halluzinatorische Verwirrtheitszustände aus (die wir als endogen-psychotisch bezeichnen würden), was natürlich ihre Katamnesen prägt (vgl. 5. Kapitel). PERLEY u. GUZE (1961) sowie PURTELL (1951) endlich schränken ihr Krankengut bewußt auf solche Patienten ein, die wir [112] als „charakterhysterische Krankheitssüchtige" herauszuheben versuchten und die die eingangs definierten hysterischen Symptome keineswegs immer zeigen. Diese massive Persönlichkeitsstörung, die Züge der Kraepelinschen „Entartungshysterie" (1915) zeigt, hat natürlich einen eminent chronischen Verlauf. Einzig die verhältnismäßig ungünstigen Befunde von SLATER (1961) an 24 Zwillingspaaren (die Hälfte litt nach durchschnittlich 5½ Jahren immer noch an Symptomen, die der Autor als hysterisch bezeichnet) und von FRIESEN (1966) an — allerdings nur sehr wenigen — hysterisch amblyopen Patienten, lassen sich nicht allein aus der diagnostischen Auswahl erklären.

c) Syndromwandel und Sukzessionsregel

Je gründlicher die Nachuntersuchung und je länger die Katamnesen, um so weniger sprechen die Autoren von „Heilungen" ihrer Probanden, auch wenn diese keine hysterischen Symptome mehr zeigen. Nach dem Abklingen der Hysterie, häufig nach einem „freien" Intervall, treten sehr oft andere neurotische Syndrome auf — z. B. depressive, organneurotische oder neurasthenische. In der Regel verlaufen die nachfolgenden Syndrome dann chronischer als die initiale Hysterie.

Viel seltener scheint der Syndromwandel die umgekehrte Richtung einzuschlagen. Man kann deshalb von einer *Sukzessionsregel* (ERNST, 1959, 1965 a) in bezug auf die Reihenfolge des Auftretens neurotischer Syndrome sprechen. Für diese Regel sprechen die Befunde von ASTRUP (1959), CANESTRINI u. MORENO (1957), CARTER (1949), CIOMPI (1966), CREMERIUS (1962), ERNST (1959, 1965 a), GATFIELD (1962), GIEL (1964, 1965), KRAULIS (1930), RENNIE (1953), ROTACH-FUCHS (1968), SLATER (1965). Ausnahmen fallen oft geradezu als solche auf [87, 112]. Natürlich gehen dem Ausbruch der Hysterie oft organneurotische Klagen unmittelbar voraus. Die erwähnte Sukzessionsregel gilt eben nur für den grobkurvigen Krankheitsverlauf „im Jahresraster" und nicht für die viel feineren und differenzierteren Veränderungen, wie sie etwa innerhalb einer Psychotherapie beobachtet werden (vgl. z. B. CONDRAU, 1966).

Jedenfalls entsteht im Beobachter der späteren Schicksale Hysterischer der Eindruck, daß diesen Syndromverläufen eine Tendenz „von der Gebärde zur Beschwerde" oder „vom Appell zur Resignation" innewohne. Im Grunde handelt es sich dabei um eine sehr allgemeine Erscheinung, die man auch bei anderen Syndromen finden kann (vgl. z. B. BERNER, 1965, in bezug auf die Äußerungsformen seiner Hypochondrien) und die ihr Analogon wohl auch in mancher normalpsychologischen Entwicklung haben. Bei den Hysterien ist diese Tendenz lediglich am auffälligsten. — Der historische Erscheinungswandel der Neurosen von den „Darbietungsformen" zu den „Intimformen" (VON BAEYER, 1948) scheint also auch im Einzelschicksal seine Parallele zu haben (vgl. auch [466, 646, 663, 905]).

d) Neurose als Fehldiagnose

Die Besprechung dieses bekannten und ärztlich überaus wichtigen Problems läßt sich am besten dem Hysterie-Kapitel anfügen.

Die meisten der bisher erwähnten Autoren fanden bei ihren Nachuntersuchungen nur ausnahmsweise Krankheiten, die bei früheren Untersuchungen schon bestanden hatten und als „Hysterie“ verkannt worden waren. Nur GATFIELD (1962) und SLATER (1965 a, 1965 b) finden solche Fälle, vor allem neurologische, in eindrucksvoller Häufung. Diese Diskrepanz zu den anderen Autoren, die größerenteils ebenso sorgfältig katamnestizierten und kein Interesse am Verschweigen von Fehldiagnosen hatten, kann der Referent nicht erklären. Vermuten (aber nicht beweisen) könnte man, daß sich diagnostisch schwierige neurologisch-psychiatrische Fälle aus überweisungstechnischen Gründen in gewissen Kliniken häufen, in anderen nicht.

Für diese Vermutung würde auch sprechen, daß bei nachuntersuchtem neurotischem Gesamtkrankengut aus *psychiatrischen* Kliniken und Polikliniken, in denen sich wahrscheinlich *Psycho*neurosen häufen, fast keine (ERNST [112, 116]; EITINGER, 1955; GREER u. CAWLEY, 1966; MILES, 1951; ROTACH-FUCHS, 1968), aus medizinischen und neurologischen Institutionen mit ihren vielen *Organ*neurotikern dagegen manchmal auffallend viele Fehldiagnosen gemeldet werden (so von COMROE, 1936; FRIESS, 1942; GATFIELD, 1962; JACOBS, 1961; nicht aber von CREMERIUS, 1968; HELSBORG, 1958; JÄGER, 1962. Die letzten drei Autoren haben es eben vorwiegend bis ausschließlich mit chronischen Fällen zu tun, während CREMERIUS (persönliche Mitteilung) Fehldiagnosen mit guten Gründen eher bei akuten Erkrankungen erwartet.) Aus ärztlichen Allgemeinpraxen berichten die sorgfältigen Katamnesen von KEDWARD u. COOPER (1966) keine, diejenigen von DENKER (1947) dagegen zahlreiche solche Fehldiagnosen.

8. Neurotische Depression

a) Definition

Neurotische Depressionen nehmen wir dann an, wenn eine abnorm heftige oder übermäßig lang andauernde, bewußt erlebte und als solche ausgedrückte depressive Verstimmung stärker betont ist als allfällige begleitende organneurotische, neurasthenische oder hypochondrische Beschwerden und wenn sie nicht gleichzeitig nach Schweregrad, Motilitätsstörung oder wahnhaftem Erleben ein psychotisches Ausmaß erreicht. Damit entfällt die Abgrenzung gegenüber den reaktiven Depressionen und den einfachen depressiven Entwicklungen in analoger Weise wie die entsprechenden Unterscheidungen auf dem Gesamtgebiete der Neurosen (vgl. 1. Kapitel).

Praktisch bereitet nun vor allem die Abgrenzung von den endogenen Depressionen Mühe, besonders bei ersten Phasen ohne Wahnideen und ohne manische Manifestationen in der Anamnese. Mit diesem Problem haben sich seit den Arbeiten der klassischen deutschen Psychopathologie zahlreiche Autoren beschäftigt [492, 475, 626, 654, 693, 727, 729, 844, 845, 889, 908, 909, 919, 964, 965, 988, 1006, 1028]. Auf keinem Gebiet der neurotischen Störungen sind denn auch soviele Unter-, Sonder-, Rand- und Übergangsformen beschrieben worden, deren nosologische Bedeutung im Sinne der Autoren sich von den eigentlichen diagnostischen Einheiten bis zum bloßen pathogenetischen Typus erstreckt. Man denke nur an die reaktive oder provozierte Melancholie (LANGE, 1926), die endo-reaktive Dysthymie (WEITBRECHT, 1952, 1960), die Erschöpfungsdepression (KIELHOLZ, 1959, 1965), die existentielle Depression (HÄFNER, 1954), die Entwurzelungsdepression (BÜRGER-PRINZ, 1951), die Entlastungsdepression (SCHULTE, 1951) oder die Verlustdepression (LORENZER, 1959).

So kann es nicht ausbleiben, daß von schulbegründenden Forschern wie Ey (1956) überhaupt kein fundamentaler Unterschied zwischen den verschiedenen Depressionsformen mehr angenommen wird, eine Auffassung, die letzten Endes zur Empfehlung führt, die Depressionen nur noch nach ihrem Schweregrad zu unterscheiden (z. B. [419, 764]). Dieser Lösung wird indirekt dadurch Vorschub geleistet, daß die modernen Autoren auch bei den endogenen Depressionen immer mehr die lebensgeschichtlichen Zusammenhänge hervorheben (vgl. z. B. Tellenbach, 1961, sowie Matussek u. Mitarb., 1965, und die dort referierte Literatur). Da man aber doch nicht gut sämtliche Depressionen in das Gebiet der Neurosen einbeziehen oder sie insgesamt aus demselben herausnehmen kann, bleibt nicht anderes übrig, als den „psychotischen" Schweregrad, den Wahn und die massive Motalitätsstörung als ungefähres Ausscheidungskriterium zu benutzen. Dies tun denn auch mit uns die meisten der hier referierten Autoren.

b) Verlaufstendenzen

An *ambulanten* reihenkatamnestisch untersuchten Kranken, die ausdrücklich als vorwiegend depressiv bezeichnet werden, sind uns außer den eigenen 20 Fällen (1959) nur noch die 84 Probanden von Ziegler u. Heershema (1942) bekanntgeworden. Dabei erwies sich die Lebensbewährung der Probanden in der letzteren Untersuchung als deutlich ungünstiger als in der ersteren, namentlich in bezug auf langfristige Hospitalisierungen. Worauf dieser Unterschied zurückgeht, bleibt ungewiß. Die Erkrankungswahrscheinlichkeit an manisch-depressivem Kranksein war in beiden Untersuchungen nicht erhöht.

Auch über *hospitalisierte* Neurotisch-Depressive fanden wir nur wenig Literatur. Beck (1962) fand bei Erschöpfungsdepressionen, die nach den Kriterien von Kielholz (1959, 1965) ausgewählt worden waren, keine bedeutende Rezidiv-Neigung, wohl aber Eitinger (1955), Rotach-Fuchs (1967), Stenstedt (1966) und der Referent [116] bei der Gesamtheit nicht-psychotischer Depressionen und bei längerer Beobachtungsdauer. Im Gegensatz zu den hysterischen Syndromen scheinen die Depressionen eine Neigung zu haben, im Laufe des Lebens wiederholt in annähernd gleicher Gestalt wieder aufzutreten, und zwar auch dort, wo sich der Eindruck des „Endogenen" beim Beobachter nicht einstellte. Bei mehreren eigenen Fällen war letzteres jedoch der Fall, ähnlich wie es auch Astrup (1952), Elisséev (1966) und Rotach-Fuchs (1967) gefunden haben.

Diese Tendenz rezidivierender Depressionen zum „Endogenerwerden" läßt sich vielleicht in Einklang bringen mit der alten Beobachtung, daß erste Depressionen oft besonders „reaktiv" anmuten (z. B. Mauz, 1930). Neuerdings haben Matussek u. Mitarb. (1965) sowie auch Angst (1966) diesen Befund an einer großen Zahl von Verläufen endogen Depressiver quantitativ deutlich herausgearbeitet. Für die Deutung solcher Beobachtungen lassen sich u. a. auch psychologische bzw. lebensgeschichtliche Ursachen vermuten (Ernst, 1965 a), die nicht nur im Kranken, sondern auch in seiner Umgebung liegen.

c) Suicidalität

Die Anfügung dieses Abschnittes an das Kapitel über die Depressionen ist willkürlicher als man denken sollte. Es ist u. W. nicht bewiesen, daß neurotische Depressionen häufiger suicidal werden als andere neurotische Syndrome. Die Befunde von Stenstedt (1966) sprechen jedenfalls dagegen. Wir kennen auch mehr Berichte über erhöhte Suicidtendenz bei neurotischem Gesamtkrankengut [309] und bei Charakterhysterien und Hysterien [112, 218, 249] als speziell bei neurotischen Depressionen [400]. Zahlreiche andere Autoren (so z. B. [89, 389]) lassen erkennen, daß sie bei ihren Reihenkatamnesen gemischter Neuroseformen keine gegenüber der Gesamtbevölkerung sicher erhöhte Suicidhäufigkeit finden konnten. — Reihenkatamnesen nach Suicid*versuchen* berichten [378, 402, 433, 690, 810, 855, 891, 911, 912, 945, 946, 1014].

9. Neurasthenien, Organneurosen und „Organfixierung"

a) Definition

Neurasthenien zeigen vor allem psychische Reizbarkeit bei gleichzeitiger übermäßiger Erschöpfbarkeit, oft verbunden mit Schlaflosigkeit, Konzentrationsschwäche, Parästhesien, Hyperidrosis und Impotenz, ohne daß die Beschwerden sich so deutlich auf ein umschriebenes Körpergebiet konzentrieren wie bei den Organneurosen und ohne daß die depressive Verstimmung das Bild beherrscht wie bei den neurotischen Depressionen. Praktisch besteht kein wesentlicher Unterschied zur „vegetativen Dystonie" des internistischen Sprachgebrauchs. (Dem Problem der Unterscheidung von den Depressionen hat Bonhoeffer schon 1912 eine Arbeit gewidmet.)

Organneurosen bestehen dann, wenn die geklagten Beschwerden sich auf bestimmte Körperbereiche konzentrieren (und nicht so diffus über den Körper verteilt sind wie bei den Neurasthenien), wenn sie eher Schmerzen und Mißempfindungen als hypochondrische Befürchtungen und Gewißheiten betreffen und wenn die Verstimmungen der Angst oder der Depression ihnen gegenüber zurücktreten. (Daß sie nicht mit anatomisch-physiologisch eindeutig faßbaren Körperstörungen einhergehen dürfen wie die psychosomatischen Krankheiten, folgt aus der Definition der Neurose im 1. Kapitel.) Die größten uns bekannten Arbeiten über dieses Gebiet, nämlich die Verlaufsuntersuchungen von Cremerius (1962, 1968), scheinen sich dieser Definition anzuschließen. Unklarheiten und Mißverständnisse ergeben sich besonders bei der Abgrenzung vom Hypochondriebegriff (s. dort).

b) Verlaufstendenz

Schon Kraepelin (1915) erwähnt eine katamnestische Studie an neurasthenischen Kranken, bei der sechs Jahre nach Behandlungsabschluß nur 20% Heilungen gefunden wurden. In der modernen Literatur wird die Hartnäckigkeit, wenn nicht Chronizität neurasthenischer und organneurotischer Beschwerden bei ambulanten wie bei hospitalisierten Kranken ausdrücklich betont von Cremerius (1962, 1967) und, an kleinerem Material, von Canestrini u. Moreno (1957), Ernst (1959, 1965 a), Hamilton (1941), Jäger (1962) und Rotach-Fuchs (1968). Götz (1961), Grant (1925/26), Wegelius (1951), Wheeler (1950) und Wishaw (1939) bestätigen dasselbe speziell für ihre Herzneurosen, während Fleischhauer (1965) (allerdings aufgrund eines Materials von nur 23% Nachuntersuchungswilligen) eine etwas günstigere Abheilungstendenz der Symptome annimmt. Chronizität heißt hier natürlich meist nicht absolut ununterbrochene Dauer, sondern ständige Wiederkehr oder flach wellenförmige Verlaufskurve. Davon mag herrühren, daß diejenigen Ärzte, die Organneurotiker nur kurze Zeit zu behandeln Gelegenheit haben, einen zu günstigen prognostischen Eindruck erhalten.

Ein akuter Beginn scheint sehr viel seltener zu sein als bei den Hysterien und bei Depressionen. Der Gesamtverlauf wird auch durch den häufigen Syndromwandel zwischen verschiedenen Organgebieten, wie ihn CREMERIUS besonders bei Kranken mit hysterischen und angstneurotischen Komponenten sowie nach operativer Beseitigung symptomtragender Organe gefunden hat, nicht besser. Dabei findet JÄGER eher eine Sukzessionstendenz der Symptome in der Richtung von der Organneurose zur Neurasthenie als umgekehrt. Diesen Eindruck scheinen auch andere Autoren zu teilen.

Auch die unten noch zu zitierenden Untersucher heben im allgemeinen die Neigung zur Chronifizierung der Beschwerden hervor. Jedenfalls wird nirgends ausdrücklich das Gegenteil berichtet. Dabei wird jedoch meistens betont, daß die Prognose in bezug auf die Arbeitsfähigkeit und die soziale Bewährung bei weitem günstiger sei als die Prognose der Beschwerden an sich (z. B. CREMERIUS, 1962, 1967; WEGELIUS, 1951; WHEELER, 1950) — eine Bemerkung, die übrigens für die meisten Neuroseformen überhaupt zutrifft (vgl. Kapitel 6). — Über die Prognose der männlichen Impotenz berichtet JOHNSON (1965), an kleinerem Material auch ERNST (1959).

c) Übergang in Körperkrankheiten

Auf dem Gebiet der Organneurosen liegt die Frage besonders nahe, ob im Sinne von v. BERGMANN (1953) funktionelle Störungen schließlich zum morphologischen Defekt führen können, ob also neurotisches Geschehen sich zum anatomisch-physiologisch faßbaren Befund „verdichten" und in psychosomatische und andere Körperkrankheiten übergehen könne — ein Vorgang, den man etwa mit dem Schlagwort der „Organfixierung" etikettiert. Es zeichnet sich auf diesem Gebiete heute ab, daß die Frage nicht generell beantwortet werden kann, sondern daß mindestens die Herz-Kreislaufneurosen und die funktionellen Verdauungstraktbeschwerden gesondert betrachtet werden müssen.

1. In bezug auf die *Herz-Kreislaufneurosen* betonen alle bisher genannten Autoren aufgrund ihrer meist langjährigen Reihenkatamnesen, daß sie, z. T. entgegen der eigenen Erwartung, keine Anhaltspunkte für eine gegenüber der Gesamtbevölkerung erhöhte Tendenz zur „Organfixierung", etwa im Sinne der Angina pectoris, der Coronar- und Myokarderkrankung oder der Hypertonie bei ihren Kranken feststellen konnten. Diesem Befund schließen sich CHRISTIAN (1966), DENKER (1947), ERNST (1959, 1965 a), ERRERA (1963), HARRIS (1938), HELSBORG (1958), JÄGER (1962), KIRCHHOFF (1960), LINNEMANN (1959), MILES (1951), REINDELL (1953) und VARTIO (1959), neuerdings auch DELIUS (1953 gegenüber 1936) an, wobei sie sich z. T. allerdings auch auf Angstneurosen, also nicht ausschließlich auf Organneurosen im hier verwendeten Sinn, beziehen. WEGELIUS (1951) findet überdies eine normale Mortalität seiner Herzneurotiker und GÖTZ (1961), QUADE (1954), WHEELER (1950) und (für neurotisches Gesamtkrankengut der Allgemeinpraxis) DENKER (1947) errechnen hierfür sogar erniedrigte Werte, so daß auch von dieser Seite indirekte Indizien für kardiale, hypertonische oder arteriosklerotische „Voralterungserscheinungen" fehlen. Auch

schwere, jahrzehntelange organbezogen phobische oder frei flottierende Angst scheint sich demnach körperlich nicht in faßbarer Weise „niederzuschlagen".

Dieses Ergebnis könnte geeignet erscheinen, wenn nicht die Neurosekranken selber, so doch ihre Angehörigen in bezug auf die somatische Prognose zu beruhigen. Fundierte widersprechende Mitteilungen aus dem neurosenkatamnestischen Arbeitsgebiet sind dem Referenten bisher nicht bekanntgeworden, so daß dieses Resultat nur durch sehr breit begründete anderslautende Ergebnisse umgestoßen werden könnte. (Auf scheinbar widersprechende Ergebnisse der Herzinfarkt-Epidemiologie wird unten zurückzukommen sein.)

Unerwartet kam ein solches Ergebnis vielen Forschern auch deshalb, weil die anamnestische und allgemeine Kränklichkeit neurotischer Patienten widerholt als erhöht befunden worden ist (Bennet u. Eagle, 1946; Carpelan, 1956; Errera, 1963; Ruesch, 1951; Ulett u. Gildea, 1950). Dies gilt nicht nur im Vergleich zum Bevölkerungsdurchschnitt, sondern auch zu manisch-depressivem Krankengut [9]. Aber diese Kränklichkeit bezieht sich eben nicht auf das Herz-Kreislaufgebiet, sondern auf die verschiedensten anderen psychosomatischen Leiden und Operationsbegehren. Nur im Alter ist bei Affektkranken nach Post (1962) die Inzidenz für Herz- und Lungenkrankheiten erhöht. Der Autor deutet dies aber nicht im Sinne der „Organfixierung" — schon deshalb nicht, weil die zeitliche Reihenfolge der somatischen und psychischen Vorgänge hier schwerer entwirrbar ist als bei früherkrankten psychisch Gestörten.

In bezug auf die „Herzneurosen" ist das negative Ergebnis über die Organfixierung im Grunde genommen keineswegs erstaunlich, und zwar auch dann nicht, wenn man die eingangs erwähnte v. Bergmannsche Theorie prinzipiell durchaus akzeptiert. Denn das Drücken, Klemmen, Reißen und Stechen, an dem diese Kranken leiden, hat seinen Sitz keineswegs „im" Herzen, sondern (so weit von einem echten oder gar einheitlichen „Sitz" überhaupt gesprochen werden kann [125, 642]) anderswo, u. a. in der Thorakalmuskulatur. Für die psychosomatische Theorie interessant bleibt einzig die Tatsache, daß langdauernde neurotische Angst statistisch gesehen nicht herzkreislaufkrank, ja wahrscheinlich überhaupt nicht körperlich krank macht.

Absichtlich haben wir bis hierher die medizinisch-epidemiologische Literatur außer acht gelassen. Sie scheint alles soeben Gesagte zu widerlegen. Villiger u. Heyden (1966) fanden in einer retrospektiven und Paul u. Mitarb. (1963) sogar in einer prospektiven Studie bei den späteren Herzinfarktpatienten signifikant häufiger uncharakteristische Thoraxbeschwerden als bei gesund gebliebenen Vergleichspersonen. Sie betrachten deshalb solche „funktionelle" Beschwerden, die auch bei sorgfältiger internistischer Untersuchung inkl. EKG nicht als organisch zu entlarven sind, als einen statistisch durchaus ernst zu nehmenden Risikofaktor in bezug auf Myokarderkrankungen.

Es sind allerdings zwei Gründe, die den Referenten veranlassen, diese Befunde doch nicht als substantiellen Widerspruch gegen die neurosenkatamnestischen Ergebnisse zu betrachten. Erstens handelt es sich bei den medizinischen Ausgangsfällen um psychisch in der Hauptsache unauffällige Personen. Wer seine bisher unbeachteten vorübergehenden Brustschmerzen erst bei der gezielten Befragung einer Reihenuntersuchung meldet, läßt sich schlecht vergleichen mit demjenigen, der wegen angstbegleiteter Sensationen in der Herzgegend den Arzt aufsucht. Wir begegnen hier vermutlich wieder dem wichtigen, wenn auch schwer exakt faßbaren Unterschied zwischen lokalem Schmerz und lokalisiertem Angstgefühl. Sodann darf nicht außer acht gelassen werden, daß die zitierten epidemiologischen Untersuchungen sich auf besonders infarktgefährdetes Material (Männer zwischen 40 und 50 Jahren) konzentrieren, während die neurosenkatamnestischen Studien es überwiegend mit jüngeren und weiblichen Beschwerdeträgern zu tun haben (s. auch [64, 125, 615, 642, 781]), mit Probanden, die dazu oft noch besonders lange Anamnesen aufweisen. — Ob diese Erklärung des Referenten für die scheinbare Diskrepanz der katamnestischen Befunde bei Herzbeschwerden stichhaltig ist, wird vielleicht die Zukunft lehren.

2. Bei den *funktionellen Beschwerden des Magen-Darmtraktes* liegen nun die Verhältnisse ganz anders. Insbesondere „Magenneurotiker" (und zwar internistisch-röntgenologisch abgeklärte), aber auch andere „vegetative Dystoniker", erkranken katamnestisch deutlich gehäuft an Ulcus ventriculi oder duodeni (und zwar erwartungsgemäß vor allem die Männer) (CREMERIUS, 1968; ERNST, 1959; FLEISCHHAUER, 1965; VARTIO, 1959; WILBUR, 1956 auch für Cholecystopathien). Mehrfach wird von diesen Autoren freilich die Frage aufgeworfen, ob man es hier nicht einfach mit Ulcuskranken zu tun habe, deren Ulcus man früher lediglich noch nicht „erwischte". Die Frage der Organfixierung wäre dann keineswegs in dem Sinne zu beantworten, daß die funktionellen Beschwerden dem anatomischen Defekt zeitlich vorangegangen wären. Bemerkenswert ist in diesem Zusammenhang auch der phasische Verlauf der meisten Magenneurosen.

Die Frage bleibt einstweilen offen. Als vorläufiges Ergebnis kann nur festgehalten werden, daß die Diagnose „Magenneurose" besser zu vermeiden ist, wenn der Patient mehr über schmerzhafte Beschwerden als über hypochondrische Befürchtungen klagt. Der Unterschied zu den Herzneurosen springt in die Augen: beim Magenneurotiker ist es wirklich das Organ selbst, das weh tut (vielleicht weil es bereits anatomisch krank ist!), beim Herzneurotiker offenbar nicht. Dazu paßt, daß Herzneurotiker meist an manifester Angst leiden, Magenneurotiker nicht (CREMERIUS, 1968).

3. In bezug auf langfristige Reihenkatamnesen von *funktionellen Atmungsstörungen, funktionellen Kopfschmerzen und funktionellen Syndromen des unteren Verdauungstraktes* kann bisher lediglich auf CREMERIUS (1968) verwiesen werden.

4. Bei *neurotischem Gesamtkrankengut* werden chronische (nicht bloß „psychosomatische") Körperkrankheiten häufiger gefunden als in der Durchschnittsbevölkerung (am deutlichsten bei BROWN, 1965; SHEPHERD u. Mitarb., 1966). Es kann dabei aber vorläufig nicht von „Übergang von Neurosen in Körperkrankheiten" gesprochen werden, da auch ganz andersartige Zusammenhänge denkbar sind. (Vgl. auch Kapitel 7 d über „Neurose als Fehldiagnose".)

10. Einige Psychoneurosen: Hypochondrien, Angstneurosen und Zwangsneurosen

a) Definitionen

Hypochondrien nehmen wir nur dann an, wenn eine bestimmte überwertige Krankheitsbefürchtung oder Krankheitsgewißheit, meist verbunden mit übermäßigem Interesse an der eigenen körperlichen Gesundheit, das Bild beherrscht, ohne daß eigentliche Schmerzen und Beschwerden wie bei den Organneurosen und Neurasthenien, subjektiv als übertrieben erlebte Angst wie bei den Angstneurosen oder eine Depression im Vordergrund stehen. Dies ist deswegen festzuhalten, weil bedeutende Autoren auf diesem Gebiet wie KENYON (1964) und BERNER (1965) Organneurosen und

Neurasthenien teilweise in ihren Hypochondriebegriff einbeziehen — was an sich durchaus berechtigt ist, aber zu wesentlichen Mißverständnissen führen könnte, wenn es unberücksichtigt bliebe.

Als Angstneurosen bezeichnen wir nur solche Syndrome, bei denen eine subjektiv als überwertig empfundene, bewußte und manifeste Angst das Bild beherrscht, handle es sich nun um eine frei flottierende oder um eine phobisch gerichtete Angst. Phobien werden von manchen Autoren zu den Zwangsneurosen gezählt oder, wenn sie sich auf den eigenen Körper beziehen, zu den Hypochondrien (z. B. beim Typus der Herz- oder der Carcinophobie). Tatsächlich existieren hier auch alle denkbaren Übergänge. „Verwechslungen" spielen aber in prognostischer Hinsicht innerhalb dieses gemeinsamen Gebietes der psychoneurotischen „fixen Ideen" eine weniger verwirrende Rolle, als gegenüber den prognostisch z. T. andersartigen Gebieten der neurotischen Depression, der organneurotischen Körperbeschwerden oder gar der Hysterien.

Zwangsneurotiker leiden vor allem an einem als quälend oder sinnlos erlebten Reiz, gewisse Dinge immer wieder denken oder tun zu müssen. Eine wesentlich andere Begriffsfassung ist dem Referenten nicht bekannt geworden (vgl. auch [467]). Der Zusammenhang mit dem „anankastischen Charakter" [448] ist in der vorliegenden Definition fakultativ. Die Unterscheidung einer mehr psychogen verstehbaren Zwangsneurose von einer mehr prozeßhaften Zwangskrankheit wird auf Reihenkatamnesen aus denselben Gründen nicht angewendet wie die Differenzierung nach verschiedenen Arten von Psychogenie auf Probandengruppen mit psychoreaktiven Störungen insgesamt (vgl. 1. Kapitel).

b) Verlauf der Hypochondrien

Bezeichnenderweise werden die schweren Hypochondrien schon in den Darstellungen der älteren Kliniker manchmal in die Nähe der chronischen Schizophrenien gerückt (Bleuler, 1918; Kretschmer, 1930, S. 690). Neuerdings hebt Berner (1965) hervor, daß diese Störungen durch das Merkmal der *Fixierung* krankhaften Denkens nicht nur mit den meisten Zwangsneurosen, sondern auch mit der Paranoia eng verbunden sind. In der Tat ist allen Verlaufsuntersuchern die eminente Gleichförmigkeit und Chronizität der Hypochondrien bei ambulanten wie bei hospitalisierten Erwachsenen aufgefallen (Berner, 1965; Cremerius, 1962; Ernst, 1959, 1965 a; Greer u. Cawley, 1966; Hamilton, 1941; Hastings, 1958; Ladee, 1961, 1966; Rotach-Fuchs, 1968; Ziegler u. Heershma, 1942; über Reihenuntersuchungen ohne lange Katamnesen berichten ferner [222, 223, 408, 483, 605, 623, 691, 931].

Die meisten dieser Autoren betonen allerdings, daß der Verlauf dort nicht chronisch, sondern eher phasisch ist, wo die Hypochondrie zusammen mit einer Depression auftritt. (Dies ist vielleicht bei Frauen häufiger der Fall als bei Männern [112, 116].) Der Frage, ob ein hypochondrischer Patient zur Zeit in einer depressiveren Verfassung ist als seinem Habitualzustand entspricht, kommt also durchaus prognostische Bedeutung zu. Verglichen mit den Organneurosen, die ja auch meist als ziemlich chronisch beurteilt werden, verlaufen die nicht-depressiven Hypochondrien vielleicht insofern geradliniger und gleichförmiger, als sie weniger wellenförmige Exacerbationen und seltener Symptomwandel zeigen.

Diesem ziemlich allgemein angenommenen chronischen Verlaufsbild scheint die neuere bedeutende Untersuchung von Kenyon (1964) zunächst zu widersprechen. Die

Diskrepanz erklärt sich aber zwanglos daraus, daß der Autor ausdrücklich auch solche Kranke in sein Material aufnimmt, die im Sinne der anderen Autoren an Organneurosen leiden und daß sogar 30% seiner „primären Hypochondrien" anamnestisch affektive Krankheiten (wohl hauptsächlich Depressionen) durchgemacht haben. Die oben erwähnte streckenprognostisch günstige Bedeutung der konkomittierenden Depression wird gerade aus seinen Befunden deutlich. Seiner Schlußfolgerung, daß „die" Hypochondrie alles andere als eine Krankheitseinheit sei, kann man nur beipflichten. BERNER (1965) vermutet sogar bei denjenigen seiner chronischen Hypochonder, die das psychopathologische Merkmal der „klebrigen Weitschweifigkeit" aufweisen, eine hirnorganische Grundstörung.

c) *Angstneurosen und Phobien*

Auf diesem Gebiet lassen die Nachuntersucher ihre Überraschung über die durchschnittlich erhebliche Chronizität der Verläufe bedeutend häufiger durchblicken als auf dem Gebiet der Hypochondrien — warum, wird unten im Kapitel über die allgemeinen Prognosenregeln noch zu diskutieren sein. Daß Heilungen und dauerhafte wesentliche Besserungen nur in einer Minderzahl der ambulanten, vor allem aber der hospitalisierten Fälle zu finden waren und daß die Kranken oft zeitlebens in ihrer räumlichen und zwischenmenschlichen Bewegungsfreiheit eingeschränkt blieben, betonen BALSLEV-OLESEN (1959), CANESTRINI und MORENO (1957), ERNST (1959, 1965 a), ERRERA (1963), HARRIS (1938), KEDWARD (1966), LINNEMANN (1959), MILES (1951), ROBERTS (1964), ROTACH-FUCHS (1967), TERHUNE (1949), WALKER (1959) und WHEELER (1950). In besonders hohem Maße scheint dies für die besonnenen affektruhigen Phobien zu gelten, deren Prognose von den Erstuntersuchern oft zu günstig gesehen wird.

Daß frei flottierende Angst, die bis zum Zeitpunkt der psychiatrischen Erstuntersuchung als solche bestehen geblieben ist, auffallend wenig Tendenz zeigt, sich zur umschriebenen Phobie zu konkretisieren, erwähnen mehrere Autoren (besonders LINNEMANN, 1959). Überhaupt wird ein Syndromwandel selten erwähnt (immerhin bei CREMERIUS, 1962). Daß die Streckenprognose in Verbindung mit Depressionen verbessert und die Gesamtverlaufskurve dadurch phasischer wird (ERNST, ROBERTS, WALKER) steht in Übereinstimmung mit dem bei den Hypochondrien Referierten. Umgekehrt scheinen Anzeichen von affektiver Distanziertheit oft mit Therapieresistenz einher zu gehen (HAIN, 1966). Auffallend ist jedoch, wie oft berichtet wird, daß die Kranken einen perakuten, durch äußere Ereignisse ausgelösten Beginn ihrer Angstkrankheit angeben (ERNST; CANESTRINI u. MORENO; KULENKAMPF, 1960; ROBERTS, ROTH, 1959; damit steht in indirekter Übereinstimmung, daß die große Mehrzahl der „traumatischen Neurosen" von THOMPSON, 1965, angstkrank sind).

Der Referent selber war bei seinen Katamnesen davon beeindruckt, wie häufig die Angaben von Angehörigen und früheren behandelnden Ärzten solche Schilderungen der Kranken über ihren erstmaligen perakuten Angstausbruch glaubhaft widerlegten bzw. ergänzten. Er nahm deshalb Verdrängungserscheinungen im Sinne einer Art „Legendenbildung" bei diesen Kranken an, die ihr Leiden ja oft als Folge widriger äußerer Ereignisse verstehen möchten und die wohl auch die symptomprognostisch ungünstige Bedeutung eines schleichenden Beginns ahnen. Eine solche anamnestische

„Bagatellisierungs- und Dissimulationstendenz" ist auch Balslev-Olesen und Terhune aufgefallen.

Dieselbe dissimulatorische Neigung der Kranken ist wohl auch dafür verantwortlich, daß solche Nachuntersucher, die ihre Probanden vorwiegend brieflich katamnestizierten (Luff, 1935; Rennie, 1953), deutlich günstigere Heilungsergebnisse berichten als die anderen Autoren. — Dabei geben die Kranken vielfach nicht bewußt falsche Auskünfte, sondern sie haben sich so sehr an ihre angstvermindernde, eingeschränkte Lebensweise gewöhnt, daß sie ihre Symptome gar nicht mehr „merken".

d) Zwangsneurosen

Spürte der Leser aus zahlreichen Arbeiten über die Verläufe von Angstneurosen die Überraschung der Autoren angesichts der Langwierigkeit der Syndrome heraus, so verhielt es sich in dieser Beziehung bei den Zwangsneurosen eher umgekehrt. Freilich wird auch hier die Mehrzahl der Langstreckenverläufe als chronisch bezeichnet (Balslev-Olesen, 1959; Canestrini u. Moreno, 1957; Cremerius, 1962; Delkeskamp, 1966; Eitinger, 1955; Farr, 1942; Greer u. Cawley 1966; Grimshaw, 1965; Hamilton, 1941/42; Ingram, 1961; Kringlen, 1965; Langfeldt, 1936; Lewis 1936; Lo 1967; Müller, 1953 a, 1957; Pollitt, 1957, 1960; Rennie, 1953; Rüdin, 1935; Schindler, 1930; Yaskin, 1936). Dabei erscheint der Lebensgenuß wie die Lebensbewährung bei einstmals hospitalisierungsbedürftigen Kranken deutlich schlechter als bei den ambulanten. Ferner haben Zwangshandlungen wahrscheinlich eine schlechtere Gesamtprognose als Zwangsgedanken (letzteres wird besonders von Ingram und Lo hervorgehoben).

Oft wird auch darauf hingewiesen, daß die Zwangssymptomatik der Probanden häufig schon in der Jugend oder gar in der Kindheit aufgetreten sei (was bei seither gleichförmigem Verlauf die Prognose verdüstere) und daß sie — im Gegensatz zu den Angstneurosen — meist schleichend und praktisch nie akut ausbreche (Berner; Canestrini u. Moreno; Greer u. Cawley; Ingram; Kringlen; Pollitt; Rüdin; Skoog, 1965). — Zwänge, die erstmals im Involutionsalter auftreten, werden oft als „symptomatisch", vor allem für hirnorganische Störungen, betrachtet (Pollitt, Müller, 1953 a, 1957; Schimmelpennig, 1960).

Andererseits betonen aber fast alle genannten Autoren, daß sie ab 15% — ausnahmsweise bis gegen 50% — episodische, phasische und wellenförmige Verläufe sowie z. T. stabile Besserungen finden konnten und daß die Prognose ursprünglich nicht selten zu schlecht gestellt worden war [87, 156, 179, 219, 220, 233, 246, 280, 302, 303, 329, 399, 904, N 1036]. Freilich wird seit Kraepelin (1915) angesichts solcher Fälle oft die Frage aufgeworfen, ob es sich hier nicht eigentlich um larvierte manisch-depressive bzw. periodisch endogen-depressive Verläufe handle (Binder, 1936; Delkeskamp, 1965) — was man hier in der Tat mit ebensoviel Recht fragen kann wie bei allen andern phasisch verlaufenden neurotischen Störungen. Verbindlich stützen könnte man diese Vermutung erst aufgrund von vergleichenden Familienbilduntersuchungen. Für solche kennen wir hier noch kein schlüssiges Beispiel. Edith Rüdin hat zwar eine leicht erhöhte manisch-depressive Morbidität bei den Eltern ihrer Zwangskranken festgestellt, korreliert diese Fälle aber nicht mit den phasisch erkrankenden Probanden, wahrscheinlich wegen der hierfür nicht hinreichend großen Zahlen.

Schließlich seien noch einige Arbeiten anderer als reihenkatamnestischer Methodik über Zwangsneurosen erwähnt [448, 493, 617]. SKOOG (1959, 1965) untersucht vor allem den Zusammenhang mit charakterologischen Merkmalen, wobei es ihm gelingt, die verbreitete Vorstellung einer vorwiegenden Abhängigkeit der Zwangssymptomatik vom „anankastischen Charakter" stark in Frage zu stellen. (Vgl. hierzu auch ROSENBERG, 1967.) — Die Inzidenz der Zwangsneurose in hospitalisiertem Krankengut beträgt nach INGRAM 0,7%, nach KRINGLEN 2,5%, bei gemischt hospitalisierten und poliklinischen Kranken nach POLLITT unter 5%, nach C. MÜLLER 0,2—0,3%. Die Resultate differieren also ziemlich stark, was wohl mit soziologischen Gegebenheiten und mit Überweisungsfaktoren zusammenhängt. Die Leukotomie hat bei schweren Fällen nach INGRAM oft eine erleichternde und bessernde Wirkung.

Zusammenfassend kommt man zum Eindruck, daß die Autoren aus traditionellen Gründen für die Angstneurosen eine bessere Prognose erwarteten als für die Zwangsneurosen und daß sie deshalb, sozusagen „reaktiv", das jeweils Unerwartete ihrer Befunde, also den ungünstigen Durchschnitt ihrer Angstverläufe und die relativ günstige Minderheit ihrer Zwangsverläufe, etwas stärker hervorheben. Wollte man aber auf Grund der Literatur entscheiden, welches von den vier Syndromen der Neurasthenie, der Hypochondrie, der Angstneurose und der Zwangsneurose nun an und für sich die ungünstigste Syndromprognose habe (wie wir es z. B. 1959 versuchten), käme man zu keinem überzeugenden Schluß. Festzustehen scheint lediglich, daß Koppelung an Depression alle diese Verläufe auflockert (vgl. hierzu auch GITTLESON, 1966 und GREER u. CAWLEY, 1966) und bis zu einem gewissen Grade auch auf lange Sicht günstiger gestaltet. Alles in allem scheint die Prognose der Psychoneurosen eher ungünstiger, als man auf Grund der Besserungsziffern von neurotischem Gesamtkrankengut — besonders ambulantem (vgl. z. B. DENKER, 1947; ERNST, 1959) — erwarten würde. Dabei ist aber zu berücksichtigen, daß wir es hier mit dem reinen Syndromverlauf zu tun haben, während der globale Besserungsbegriff auch die „äußerliche" soziale Entwicklung — die im allgemeinen ja günstiger ist — einschließt.

11. Zusammenhänge mit Lebensalter und Senium

(In bezug auf geriatrische Fragen sei an dieser Stelle vor allem auf das umfassende Sammelreferat von CIOMPI (1966) hingewiesen.)

a) Neurosenbeginn in verschiedenen Altersklassen

Unter „Beginn" wird hier, wie auch sonst in diesem Referat, nicht der Beginn der Persönlichkeitsstörung, sondern das Manifestwerden der neurotischen Symptome verstanden.

1. Die Häufigkeit neurotischer Syndrome scheint vom fünften bis sechsten Lebensjahrzehnt an abzunehmen (DE BOOR, 1963, CREMERIUS, 1962, 1967; ERNST, 1959; GREER u. CAWLEY, 1966; KEHRER, 1959; KESSEL u. SHEPERD, 1962; SHEPPARD u. GRUENBERG, 1957), wenn man Institutsstatistiken zugrunde legt, — aber über alle Altersklassen gleichmäßig verteilt zu sein oder in der zweiten Lebenshälfte zu kulminieren, wenn man von der ärztlichen Allgemeinpraxis oder von demographischen Berechnungen ausgeht (FRY, 1960; KESSEL u. SHEPERD, 1962; PASAMANICK, 1962; SHEPERD u. Mitarb., 1966). Diese Diskrepanz dürfte z. T. auf der unterschiedlichen

Behandlungswilligkeit, z. T. auf der Annahmepraxis der Behandlungsinstitute beruhen. Schwidder (1956) fand bemerksenswerterweise keine erhöhte Inzidenz um die Zeit der biologischen Krisenpunkte (Pubertät, Klimakterium).

Über besondere Verhältnisse bei einzelnen Syndromen wurde z. T. bereits in den einschlägigen Kapiteln berichtet. So seien z. B. die Autoren, die die Häufigkeit des juvenilen Manifestwerdens der Zwangsneurosen betonen, hier nicht noch einmal angeführt. Im Unterschied dazu finden Berner (1965) und Kenyon (1964) den Häufigkeitsgipfel für die Hypochondrie in der zweiten Lebenshälfte und de Boor (1965) einen solchen für Angstneurosen, Neurasthenien und Depressionen nach dem 30. Lebensjahr. Dabei ist im Auge zu behalten, daß alle diese Befunde sich auf das Krankengut von Behandlungsinstitutionen beziehen, nicht auf Felduntersuchungen.

2. *Über Geschlechtsunterschiede* der Häufigkeit für alle Altersstufen zusammengenommen ist im 6. Kapitel schon berichtet worden. Teilt man nach Altersklassen auf, so lassen sich manchmal weitere Besonderheiten feststellen. So scheinen die Häufigkeitsgipfel für behandelte Kranke bei den Frauen oft merklich später zu liegen als bei den Männern (de Boor, 1963; Cremerius, 1962, 1967; Fry, 1960, für neurotisches Gesamtkrankengut; Berner, 1965; Ladee, 1961, 1966; Kenyon, 1964, für Hypochondrien und Organneurosen; Jäger, 1962, für vegetative Dystonien), während das Umgekehrte nirgends aufgefallen ist. Gelegentlich wird auch eine Zweigipfligkeit für die Frauen gefunden (3. und 5. Dezennium bei Cremerius, 1962), ähnlich wie dies Angst (1966) für endogene Depressionen festgestellt hat. Ob aber zwischen diesen Befunden ein innerer Zusammenhang besteht, ist unsicher.

3. *Die prognostische Bedeutung des Ersterkrankungsalters* ist schwierig einzuschätzen. Vielleicht zeichnet sich eine gewisse Neigung der Autoren ab, sehr ungünstige Verläufe bei Krankheitsbeginn nach 40 für seltener zu halten als bei früherem Ausbruch (Cremerius, 1968; Ernst, 1959; Köhler, 1965; Roberts, 1964), in ähnlicher Weise wie dies M. Bleuler (1943) für die Spätschizophrenien gefunden hat. Ein Grund dafür kann auf beiden Gebieten in der bereits weiter fortgeschrittenen Konsoldierung der Persönlichkeit vermutet werden. Eine solche Deutung bleibt aber schon deswegen ungesichert, weil andere Untersucher keine altersabhängigen prognostischen Unterschiede nachweisen konnten (z. B. Eitinger, 1955). Post (1962) findet bei affektiven Altersstörungen keine schlechtere Remissionsneigung als bei jüngeren vergleichbaren Kranken, sofern bei den ersteren noch kein psychoorganisches Syndrom besteht.

Verschieden beantwortet wird die Frage, wie weit scheinbar erstmaligen *Altersdepressionen* doch schon in früheren Lebensepochen neurotische Symptome vorangegangen sind. Friedmann (1965) verneint dies und zieht aus seinen Resultaten den Schluß, daß Neurosen vor dem 60. Altersjahr abzuheilen und nicht zu psychischen Altersleiden zu führen pflegen, während die letzteren außer phasisch-depressiven keine anderen Prodrome aufweisen sollen. Diesen Befunden widersprechen aber diejenigen von Dedieu-Anglade (1961), Post (1962) und Vispo (1962), und zwar ziemlich sicher deshalb, weil die letzteren Untersucher auch unbehandelte Symptome und reine Persönlichkeitsstörungen in der Anamnese mitzählten, während Friedmann sich in erster Linie auf die ärztliche Behandlungsbedürftigkeit beschränkte. Dieser Gesichtspunkt ist auch von großer Bedeutung für das Verständnis von Ergebnissen wie z. B. demjenigen von Sheppard und Gruenberg (1957), die aufgrund von Behandlungsstatistiken und Institutsberichten ausrechnen, daß Neurosen nur ein bis zwei Jahre lang dauern. Daß unbehandelt weiterdauernde Neurosen bei Arbeitsfähigen (also ausgerechnet die häufigste Kategorie der chronischen Neurosen!) sich solchen Berechnungen entziehen, bemerken die Autoren selber.

Unklar bleibt schließlich, ob die psychotherapeutische Ansprechbarkeit mit dem Alter abnimmt. Bejaht wird die Frage von Degler (1967), Kamin (1963), Kleinsorge und Klumbies (1950, 1959), Ueberla u. Enke (1962), Voinescu (1958), verneint von Abraham (1920), Goldfarb (1953), Knapp (1960), Rödel (1957). Offensichtlich hängt die Beantwortung der Frage von der psychotherapeutischen Methode und Zielsetzung ab.

4. Die Syndromverteilung der erstmals im Alter auftretenden neurotischen Störungen scheint depressive Bilder zu bevorzugen. Jedenfalls kann dies aus den Ergebnissen von Dedieu-Anglade (1961), Friedmann (1965) und Post (1962) vermutet werden. Freilich sind die Ausleseverhältnisse auf diesem Gebiet oft insofern schwer durchschaubar, als die Syndromverteilung bei den in Behandlung gelangenden Kranken verglichen mit der Syndromverteilung bei allen Altersgenossen überhaupt in höheren Alterskategorien vielleicht eine andere ist als in jüngeren.

b) Der Einfluß des Alterns auf die Neurose

Zahlreich sind die Nachuntersucher, die häufiger einen mildernden als einen verschlimmernden Einfluß des Seniums auf die neurotische Angst und die soziale Einordnung finden und die oft eine erleichternde Distanzierung der Kranken von ihren Symptomen beobachten [7, 12, 79, 80, 112, 116, 219, 220, 246, 280, 281, 507, 530, 894]. Besonders gilt dies für Angst- und Zwangskranke; aber auch für Psychopathen (z. B. Kahn, 1928; Menotti, 1964) und für chronische Schizophrene (C. Müller, 1959) wird bezeichnenderweise Analoges brichtet. Bei ehemals hospitalisierten Hysterikern scheint das Alter dagegen oft unglücklich zu verlaufen (Ciompi, 1965). Den besonders engen wechselseitigen Zusammenhang von körperlichen und neurotischen Störungen im Alter betonen u. a. Post (1962), Roth (1956) und Schimmelpennig (1960). C. Müller (1965) hält zusammenfassend den Einfluß des Alterns auf psychopathologische Syndrome überhaupt für um so günstiger, je mehr die letzteren durch psychogene, für um so ungünstiger, je mehr dieselben durch hirnorganische und hereditäre Faktoren bestimmt sind.

12. Neurotische Residualzustände

a) Definition

Als neurotischen Residualzustand bezeichnen wir eine dauernde, das Persönlichkeitspotential beeinträchtigende Wesensveränderung, die nach dem Abklingen emotionell und symptomatologisch bewegterer neurotischer Krankheitszeiten zurückbleibt (Ernst, 1962, [113]). Unter „Beeinträchtigung des Persönlichkeitspotentials" wird dabei die Verminderung von Spannkraft, Elastizität und Widerstandsfähigkeit verstanden, die oft mit verstärkter Reizbarkeit, Manierismus und parathymen Reaktionen einhergeht.

Der Begriff des neurotischen Residualzustandes ist abzugrenzen

1. von der *chronischen Neurose*, bei der die Symptome noch manifest sind,

2. vom Vorwiegen umschriebener *Residualsymptome,* an denen der Kranke zwar vorbeilebt, die aber doch noch deutlich manifest sind,

3. von der *allmählichen ungünstigen Persönlichkeitsveränderung,* der keine besonders deutliche symptomatologisch aktive Krankheitszeit vorausgegangen ist und die im Längsschnitt die charakteristische Stufe bei der Entstehung des Residualzustandes vermissen läßt,

4. von der *depressiven Nachschwankung,* von der sich aber der Patient innert weniger Monate bis Jahre wieder erholt.

5. von der Remission zu einer in gleicher Weise *vorbestandenen Charakteranomalie,*

6. von den *gewöhnlichen Alterserscheinungen,* die nicht vor dem Involutionsalter auftreten und bei deren Vorliegen allfällige frühere Residualzustände nicht mehr nachgewiesen werden können (hierzu z. B. CIOMPI, 1966),

7. vom normalen „Verspießern", wie es auch ohne psychische Krankheit auftritt.

Der Begriff „Residualzustand" wurde gegenüber demjenigen des „Defektes" vorgezogen, weil der letztere Begriff mehr an einen organischen Mangel als an ein „Übrigbleiben" eines Störungsrestes nach abgeklungener heftiger Krankheitszeit erinnert, und weil er den Eindruck einer absoluten Irreversibilität erweckt. In der oben gegebenen Definition ist das Wort „dauernd" mehr als Regel denn als Gesetz verstanden. Nicht nur die neurotischen, sondern sogar die schizophrenen Residualzustände sind ja in ihrer Auswirkung und in ihrem Verlauf milieu-, therapie- und schicksalsabhängig (vgl. z. B. schon MAUZ, 1930), und sogar bei den organischen Demenzen scheint die modernere Forschung die absolute Irreversibilität anzuzweifeln (CIOMPI, 1966).

b) Vorkommen

Daß Residualzustände, die alle erwähnten Kriterien erfüllen, nicht nur bei Schizophrenien, sondern auch bei den manisch-depressiven Psychosen auftreten können, haben schon die älteren Autoren wie STRANSKY (1911), KRAEPELIN (1915) und MAUZ (1930) ausführlich beschrieben. Später gerieten diese Beobachtungen teilweise etwas in Vegessenheit, nicht weil sie in der täglichen Erfahrung unbestätigt geblieben wären, sondern vermutlich wegen der begrifflichen Polarisierung zwischen manisch-depressiven und schizophrenen Psychosen. Neuerdings haben z. B. WEITBRECHT (1953) und KINKELIN (1954) (besonders für zirkuläre Psychosen) und ANGST (1966) für rezidivierende endogene Psychosen) wieder auf solche Residualzustände aufmerksam gemacht.

Aber auch außerhalb der endogenen Psychosen sind schon verschiedentlich „Defektzustände" beschrieben worden. Die psychopathischen Ausgangszustände, wie sie von KAHN (1928), BÜRGER-PRINZ (1950) und z. T. auch von HÄFNER (1961) dargestellt worden sind und die affektiven Kümmerentwicklungen nach M. BLEULER (in [460], S. 445) entsprechen zwar wegen ihrer allmählichen Entstehung eher den „ungünstigen Persönlichkeitsentwicklungen" im Sinne der eingangs gegebenen Definition, die Endzustände der Zwangsneurosen (LEWIS, 1936; MÜLLER, 1953, 1963; DELKESKAMP, 1966) mehr den „Residualsymptomen". Schon eher passen die „psychischen Defekte" (ZUTT, 1948) und „Endzustände" (J.-E. MEYER, 1961, 1962) schwerer Anorexien auf den hier verwendeten Begriff des neurotischen Residualzustandes, wenn es sich dabei auch nach unserem Sprachgebrauch um ein psychosomatisches Leiden handelt. Am nächsten kommt dem postulierten Bild des neurotischen Residualzustandes in der älteren Literatur vielleicht Stertz (1933), wenn er betont, daß die Senkung des allgemeinen seelischen Energieniveaus etwas psychopathologisch Unspezifisches sei und auch bei lebensgeschichtlich bedingten Syndromen vorkomme. Ähnliches nehmen auch Beno (1950) und Janzarik (1963) an.

Deutlicher sind neurotische Residualzustände begreiflicherweise erst ins psychiatrische Blickfeld getreten, seit man in größerem Umfang systematische Langstreckenkatamnesen aufnimmt. Denn von sich aus pflegen diese Kranken ja weder den Arzt aufzusuchen noch hospitalisierungsbedürftig zu werden. Exakt zu zählen sind sie indessen in Anbetracht der in natura unscharfen Abgrenzungskriterien schwerlich. Beim eigenen poliklinischen [112] und klinischen [116] Krankengut lautete unsere Schätzung damals auf ungefähr die Hälfte bzw. ein Drittel der Probanden—Bruchzahlen, die wir rückblickend als zu groß betrachten, wenn gewöhnliche chronische Neurosen und solche, bei denen man besser von Residualsymptomen spricht, wirklich konsequent weggelassen werden.

Definitionsgemäß kommen die reinen Residualzustände nicht etwa vor allem bei den chronischen Psychoneurosen vor (deren Symptome zwar oft „residualisieren", die aber doch nicht hinreichend abklingen, um einem wesentlich neuartigen Dauerzustand weichen zu können), sondern besonders oft nach phasisch verlaufenden Syndromen (wie etwa den hysterischen und den depressiven). Psychopathologisch fiel dem Referenten dabei vor allem die bis zur Ununterscheidbarkeit gehende Ähnlichkeit mit schizophrenen Residualzuständen auf [112, 113].

Neuerdings hat Jilek (1966) bei 126 chronisch erwerbsunfähigen körperlich gesunden neurotischen Kriegsveteranen unter Anwendung der eingangs erwähnten Kriterien durchschnittlich 16 Jahre nach Neurosebeginn in 14 Fällen neurotische Residualzustände gefunden. Beim eingehenden Vergleich mit defektschizophrenen Kontrollfällen fand er neben wesentlichen Gemeinsamkeiten auch Unterschiede, die auf einzelnen Residualsymptomen beruhten oder sonst auf das ursprüngliche Leiden hinwiesen (bei den Residualschizophrenen, z. B. Restwahn, Bizarrerie und besonders tiefgreifende Apathie, bei den Residualneurotikern Rentenbegehrungshaltung und stärkere Somatisierungstendenz).

c) Interpretation

Bei den *Schizophrenien* ist die Tendenz zur „Defekt"-Bildung seit jeher als Argument für den zugrunde liegenden hirnorganischen Prozeß verwendet worden, in neuerer Zeit vor allem von Conrad (1958). Huber (1957, 1963) und Nagy (1963) glauben diese Vermutung aufgrund ihrer pneumo-encephalographischen Befunde bestätigen zu können. Andererseits wurden auf diesem Gebiet schon früh auch psychologische Momente berücksichtigt (C. G. Jung, 1907; E. Bleuler, 1911), und auch diese Betrachtungsweise hat sich bis heute durchgesetzt (vgl. z. B. Schindler, 1960; Kayser u. Weidmann, 1965).

Indessen können auch *neurotische* Residualzustände hirnorganischen Folgezuständen, insbesondere dem hirnlokalen Psychosyndrom M. Bleulers, zum Verwechseln ähnlich sehen. Schon die oben zitierte Bemerkung von Stertz steht in einer Arbeit über „Probleme des Zwischenhirns", und Chapman (1960) vermutet aufgrund umfangreicher Untersuchungen analoge Zusammenhänge. Darüber, ob chronisches neurotisches Geschehen, z. B. eine inveterierte angstvermeidende Schonhaltung, tatsächlich die Hirnstruktur oder mindestens die Hirnfunktions-„Gewohnheit" tiefgreifend ändern könne, läßt sich vorläufig nur spekulieren. Absurd sind solche Überlegungen sicher nicht. Auch einzelne Merkmale des Gedankengangs, wie z. B. die „klebrige Weitschweifigkeit" chronischer Hypochonder geben nach Berner (1965) Anlaß zur Frage, ob in solchen Fällen nicht bereits Anzeichen eines Hirnschadens bestünden. Unmöglich ist es bisher lediglich, Hirnstruktur und Erleben den Begriffen von „Ursache" und „Folge" eindeutig zuzuordnen.

Die psychopathologischen Ähnlichkeiten zwischen hirnlokalen, endogenen und neurotischen Residualzuständen fallen jedenfalls so sehr ins Auge, daß die Neigung zur Defektbildung u. E. nicht mehr als etwas spezifisch Endogenes oder gar Schizophrenes gelten kann. Wir haben deshalb den ätiologisch neutralen Begriff des „allgemeinen residuären Psychosyndroms" formuliert [113]. Mit Recht betont Tölle (1966), daß dieser Begriff nicht dazu dienen soll, psychopathologisches und nosologisches Differenzieren auf diesem Gebiete zu ersetzen.

Vom praktischen Gesichtspunkt aus scheinen indessen vorläufig psychologische Studien wie die eingehende sozialpsychiatrisch orientierte Analyse von Jilek besonders interessant. Seine Beobachtungen, daß eine ablehnende Haltung der Umgebung das Florieren, eine verwöhnende das Residualisieren der neurotischen Syndrome begünstigt, daß beim Zustandekommen der Residualzustände enge Zusammenhänge mit rententechnischen Fragen bestehen und in welcher Weise das Residualverhalten für den Patienten eine angstvermeidende Schutzfunktion haben kann, tragen zum Verständnis dieser Schicksale bei. Cremerius (1968) spricht angesichts solcher Fälle von der „Niveausenkung im Dienste der Angstabwehr".

Abschließend ist noch auf die äußerliche Ähnlichkeit der neurotischen Residualzustände mit den Folgeerscheinungen nach schweren *Verfolgungen und Terroreinwirkungen* (ohne hungerdystrophische und traumatische Hirnschäden) hinzuweisen. Solche Zustände beschreiben u. a. v. Baeyer (1964), Bensheim (1960), Eitinger (1964), Fultermann (1951), Kluge (1963), Matussek (1961), Nathan (1964), Paul u. Herberg (1963), Strauss (1957), Trautmann (1961), Tuteur (1966), Venzlaff (1966), z. T. in wörtlicher Übereinstimmung mit der oben gegebenen Definition. Diese Ähnlichkeit unterstreicht die völlig unspezifische Natur des „allgemeinen residuären Psychosyndroms".

13. Versuche zur Aufstellung von allgemeinen Verlaufsregeln

Hierher gehören auch die prognostischen Zusammenhänge, wie sie mit mehr oder weniger Gültigkeit in bezug auf das Familienbild, den sozialen Hintergrund und das Lebensalter von den Autoren erarbeitet worden sind (4., 6. und 11. Kapitel). Im folgenden sollen nun die psychopathologischen Faktoren im engeren Sinn in den Vordergrund der Betrachtung treten.

a) Die Hypothese der „allgemeinen psychiatrischen Prognosenregel" (Ernst, *1959)*

Diese lautet: *1. je „gesunder" bzw. je lebenstüchtiger und begabter die prämorbide Persönlichkeit, 2. je akuter der Krankheitsausbruch und 3. je verstimmter und emotionell aufgewühlter das Zustandsbild ist, um so günstiger ist sowohl die Syndrom- wie auch die Persönlichkeitsprognose;* und umgekehrt: *1. je abnormer und unbegabter der ursprüngliche Charakter, 2. je schleichender der Syndrombeginn und 3. je gleichmütiger und besonnener die affektive Verfassung des Patienten, um so ungünstiger ist die Verlaufstendenz des Leidens.*

Die drei hervorgehobenen Merkmale beziehen sich also auf die prämorbide Persönlichkeit, auf die Akuität des Beginns der Störung und auf die Mitbeteiligung der Stimmungslage. Bekanntlich sind diese prognostischen Faktoren schon lange in wörtlich gleicher Weise für die endogenen Psychosen ausgesprochen worden (z. B. [461, 748, 775, 792, 869]). Wenn wir die Gültigkeit dieser Prognostik nun auch für das Gebiet der Neurosen behaupten, so bezieht sich dies selbstverständlich nur auf die Tendenz der Verlaufskurven an und für sich, nicht auf eine Ähnlichkeit des Krankheitsbildes im Querschnitt. Die Kriterien für die Besserungschancen scheinen bei allen nicht körperlich begründbaren seelischen Störungen dieselben zu sein. — Es soll nun geprüft werden, inwiefern die einzelnen Autoren diese drei prognostischen Kriterien bestätigen oder widerlegen können.

1. Der Einfluß der prämorbiden Persönlichkeit wird fast ausnahmslos im erwähnten Sinne hervorgehoben [7, 8, 9, 18, 80, 102, 103, 110, 111, 112, 116, 120, 152, 155, 159, 164, 165, 185, 186, 196, 206, 209, 218, 219, 220, 249, 272, 280, 281, 366, 380, 531, 643, 644, 893, 896] — ähnlich wie dies schon Kraepelin (1915) für die Zwangsneurosen getan hat. Eitinger (1955, 1956), Enke (1962, 1965) und Kraulis (1931) dehnen das Begabungsmerkmal auch auf die Intelligenz aus, wie übrigens auch Ciompi (1966) in seinem geronto-psychiatrischen Sammelreferat. Die anderen Autoren erwähnen die Intelligenz meistens bloß deshalb nicht, weil sie von ihrem Ausgangsmaterial Debile ausgeschlossen haben. Daß matte und unbegabte Kranke eher neurotische Residualzustände entwickeln, bestätigt Jilek (1966). Nur Ingram (1961) sah keinen Einfluß der prämorbiden Persönlichkeitseigenschaften seiner Zwangskranken auf den Krankheitsverlauf, im Gegensatz zu den anderen unter den oben erwähnten Nachuntersuchern, die dasselbe Syndrom bearbeiten.

Nun macht freilich Köhler (1965) auf die Schwierigkeiten der Einschätzung einer Persönlichkeit als ganzes aufmerksam. In der Tat hängt die Beurteilung der „Lebenstüchtigkeit" und „Begabung" von unübersehbar vielen und verschiedengewichtigen Faktoren ab: Z. B. von den milieubezogenen, ausbildungsmäßigen und sozialen Chancen, die der Beobachter — zwar mit Recht, aber in unklarer Weise — irgendwie mit veranschlagt und an denen er die später resultierende Lebensbewährung mißt; sodann vom Zeitpunkt, von welchem an eine Persönlichkeitsstörung als manifest angenommen wird; und endlich von den unwägbaren Gewichten der Sympathie, die manchmal mit der psychotherapeutischen Ansprechbarkeit, manchmal auch mit anderen persönlichen Erfahrungen des Beobachters am Kranken eng zusammenhängen. Dies sind nur einige unsystematisch aufgezählte Möglichkeiten der verschleierten Simplifikation, die man beliebig vermehren könnte. Bei den meisten der oben erwähnten Autoren wurde die prämorbide Persönlichkeit übrigens nicht bei der seinerzeitigen Erstuntersuchung expressiv verbis eingestuft, sondern erst bei der Katamnesenerhebung — was die Gefahr eines ex post beeinflußten Befundes erhöht.

Aus allen diesen Gründen haben die Mehrzahl der erwähnten Autoren darauf verzichtet, ihre Eindrücke durch genaue Zahlen und fein differenzierte Skalen zu stützen. Immerhin hält der Referent Zahlen dort nicht zum vornherein für sinnlos, wo verhältnismäßig einfache Fakten wie Schul- und Berufsbewährung nach groben Stufen eingeteilt werden. Im ganzen genommen zweifelt kaum jemand an der hohen Bedeutung der Persönlichkeit, man ist sich aber des schwer faßbaren, geheimnisreichen Charakters dieser „Größe“ bewußt.

2. *Die Akuität des Krankheitsbeginns* als allgemeiner prognostischer Faktor wird von den Autoren nicht ebenso oft erwäht wie die prämorbide Persönlichkeit. Immerhin sei daran erinnert, daß mehrere Autoren bei den hysterischen Symptomen die Häufigkeit des akuten, bei manchen chronischen Psychoneurosen dagegen das Vorwiegen der schleichenden Krankheitsmanifestation betonen, was im Sinne der „allgemeinen Prognosenregel“ zur Syndromprognose dieser Leiden passen würde (vgl. in den entsprechenden Kapiteln). Für neurotisches Gesamtkrankengut — allerdings bei besonders schwer gestörten hospitalisierten Fällen — bestätigen die Befunde von Astrup (1959, 1962) diejenigen des Referenten [112, 116], für Angstneurosen berichten Miles (1951) und Walker (1959) und für Organneurosen Cremerius (1967) und Friedberg (1959) Analoges.

Giel (1964, 1965) findet keine Korrelation günstiger Prognosen mit der Akuität des Beginns, wohl aber mit der *anamnestischen Dauer* der Störung. Daß eine lange Anamnese die Prognose verschlechtert, wird auch sonst für verschiedene Syndrome wie für Neurosen überhaupt festgestellt [11, 56, 84, 155, 164, 165, 179, 186, 196, 211, 212, 302, 303, 366, 370, 375], ohne daß die Autoren im übrigen auf die Frage der Akuität einzugehen pflegen. Nun sind natürlich die Merkmale „akut“ und „seit kurzer Zeit“ einerseits sowie „schleichend“ und „schon lange Zeit“ andererseits nur teilweise miteinander korreliert: Bei einer schleichenden Störung pflegt bis zur psychiatrischen Erstuntersuchung wohl eine längere Zeit zu verstreichen, aber umgekehrt kann eine seit Jahrzehnten bestehende Störung seinerzeit sehr wohl akut ausgebrochen sein. Mit dieser Einschränkung haben die Resultate der soeben zitierten Autoren im gegenwärtigen Zusammenhang doch eine gewisse Bedeutung.

Von besonderem Interesse ist freilich ein Befund von Roberts (1964) bei schweren Agoraphobien, der dem allem kraß widerspricht: Der Autor findet eine deutliche Korrelation des *akuten* Ausbruchs mit *schlechter* Prognose. Er scheint sich bei seinen anamnestischen Daten allerdings vorwiegend auf die Angaben der Patientinnen selber zu stützen, so daß wir uns nochmals der oft trügerischen Ergebnisse solcher Autoanamnesen zu erinnern haben (vgl. das zu den „Legendenbildungen“ im Kapitel über Angstneurosen Referierte). Die wirkliche Bedeutung dieses Einwandes im vorliegenden Fall bleibt aber unsicher, so daß man besser tut, den Befund einmal als solchen zur Kenntnis zu nehmen und für spätere vergleichende Untersuchungen vorzumerken.

Alles in allem scheint sich der prognostische Einfluß der Akuität im eingangs erwähnten Sinne zu bestätigen, aber bisher nicht mit dem hohen Grad an Übereinstimmung, wie sie der Referent 1959 erwartete und wie sie bei der prämorbiden Persönlichkeit und bei dem folgenden Merkmal zu konstatieren ist.

3. *Die Stimmungslage* wurde in ihrer Bedeutung von mehreren Untersuchern hervorgehoben, die schon bei den verschiedenen Syndromen referiert worden sind. Dies gilt besonders in bezug auf den prognostisch günstigen Einfluß einer Begleit-Depression im Gegensatz zur ominösen Gleichgültigkeit und Affektarmut. Diese Autoren sollen hier nicht noch einmal einzeln zitiert werden. Es sei lediglich darauf hingewiesen, daß schon die besonders günstige Strecken-Symptomprognose der hysterischen Erscheinungen (mit ihrer aufgewühlten Emotionalität) und der neurotischen Depressionen (die ex definitione Verstimmungen sind) gut zu dieser prognostischen Regel passen.

Gerade bei den Hysterien läßt sich die symptomprognostische Bedeutung der Grundstimmung an den Extrembeispielen des Affektstupors und des Dämmerzustandes mit ihrer guten symptomatischen Kurzstreckenprognose einerseits und an einer die Symptome begleitenden „belle indifférence" mit ihrer hartnäckigen Verlaufstendenz (ERNST, 1959) andererseits gut illustrieren. Auch „besonnene Phobiker" und mehr interessierte als leidende Hypochonder (ERNST, 1959; LADEE, 1961, 1962) gelten allgemein als besonders chronisch. Außer den früher schon genannten Autoren, zu denen für die Zwangsneurose auch KRAEPELIN (1915) gehört, bestätigen ferner ROBERTS (1964) und WALKER (1959) für Agoraphobien und Angstneurosen und ASTRUP (1959, 1962) sowie FAERGEMAN (1963) und GREER u. CAWLEY (1966) für schwere hospitalisierte Neurosen diese Zusammenhänge.

Besonderer Erwähnung bedürfen hier die Angstneurosen, deren vorwiegend chronische Prognose die Nachuntersucher immer wieder erstaunt hat, im Gegensatz zu den Verhältnissen bei den Zwangsneurosen (vgl. 10. Kapitel). Dieses Erstaunen läßt sich z. T. daraus erklären, daß die Angst eine Verstimmung ist und die Autoren ihr deshalb gefühlsmäßig die Prognose einer solchen zu stellen geneigt waren. Indessen handelt es sich bei den meisten Angstneurosen nicht um ein Angstgefühl, das so ununterbrochen da ist und so gleichmäßig alle Reaktionen durchdringt wie die Niedergeschlagenheit bei den meisten Depressionen. Oft könnte man besser von einer permanenten Angstbereitschaft als von einem permanenten Angstgefühl sprechen. Dabei fällt auf, wie besonnen und distanziert viele Angstkranke den eigenen Affekten gegenüber eingestellt sind — im Gegensatz zu den Depressiven. Entsprechend scheint das Phänomen der Gewöhnung an die eigene Stimmungsanomalie bei den Angstneurosen häufiger und deutlicher zu sein als bei den Depressionen. Von den letzteren unterscheiden sich die Angstkrankheiten auch oft durch ihre scheinbar bessere Suggestiblität, Trostempfänglichkeit und psychotherapeutische Ansprechbarkeit (vgl. z. B. COOPER, 1965, und die Bemerkungen von HEIGL, 1964, über den „Leidensdruck").

b) Vermutungen über weitere Verlaufsregeln

1. Globale Besserungs- und Heilungsziffern geben die meisten aller im ersten Literaturabschnitt angeführten Autoren. Wo sich die Zahlen auf neurotisches Gesamtmaterial beziehen, zeigen sie eine gewisse Tendenz zu der bekannten „Drittelsregel": Je ein Drittel der Probanden erscheint als geheilt, gebessert und unverändert bis verschlechtert, und zwar auffallend unabhängig von der Behandlungsstätte, der Katamnesendauer und der Nachuntersuchungsart. Der Referent ist geneigt, diese „unüberzeugende Übereinstimmung" unter anderem aus einer Art Symmetriebedürfnis der Autoren zu erklären: Es widerstrebt den Untersuchern, ihre Heilungskriterien so zu handhaben, daß die resultierenden Gruppen sehr verschieden groß werden [116]. Jedenfalls ist nicht anzunehmen, daß diese Art von Resultaten zwischen den verschiedenen Autoren einen hohen Grad von Vergleichbarkeit erreicht, im Gegensatz zu den „internen" Resultatunterschieden ein und desselben Autors bei verschiedenen Syndromen oder anderen Variablen. Es wäre deshalb u. E. sinnlos, alle Autoren, die Besserungsziffern mitteilen, in Form einer Liste einander gegenüber zu stellen.

Bedeutungsvoll erscheint uns hingegen ein Hinweis auf das Problem der *Verschlechterungen.* Nirgends wird nämlich auf dem Gebiet der Neurosen eine Tendenz zur deletären Verschlechterung gemeldet, wie wir sie vom Gebiet der hospitalisierungsbedürftigen Schizophrenen kennen (z. B. für ein Viertel der Fälle nach M. Bleuler, 1941 a). Im Gegenteil ist der Grundtenor der Arbeiten, die sich auf neurotisches Material aller anfallenden Syndrome beziehen, häufiger leise optimistisch als pessimistisch. Dabei wird gelegentlich betont, daß die seinerzeit gestellten Prognosen eher zu schlecht als zu gut waren (z. B. [89, 93, 94, 112, 271, 309, 766, 794]). Nur selten wird das Umgekehrte berichtet [400].

Indessen wird mit dieser eher günstigen prognostischen Beurteilung weniger die psychopathologische Symptomatik anvisiert als die fehlende Psychosenanfälligkeit (5. Kapitel), die soziale Bewährung (6. Kapitel) und die körperliche Gesundheit (9. Kapitel). In bezug auf diese Merkmale erweisen sich allerdings hospitalisierte Kranke im Vergleich mit ambulanten Patienten benachteiligt. Dies bestätigen mehrere oben bereits mehrfach zitierte Autoren. Nach Astrup (1962) wirkt die Gesamtprognose hospitalisierter Neurotiker sogar ungünstiger als diejenige manisch-depressiver Kranker. Daß schwerere neurotische Zustandsbilder auch die ungünstigere Katamnese zeigen als leichtere, scheint vielleicht selbstverständlicher als es ist und wird ausdrücklich betont von Köndgen u. Ueberla (1962) und Kringlen (1965).

Auch der Eindruck der *Phasenhaftigkeit* entsteht bei zeitweise hospitalisierten Kranken eher als bei ambulanten. Schwer zu entscheiden ist dabei die Frage, wie weit dieser Eindruck beim Kranken, bei seinen Angehörigen und beim Arzt durch die Tatsache der (evtl. wiederholten) Hospitalisierungen an sich hervorgerufen wird, ja wie weit die Hospitalisierungsmöglichkeit geradezu zur Entstehung dieser Art von „Phasenhaftigkeit" beiträgt.

Bei all diesen Befunden ist natürlich die *Problematik des Besserungs- und Heilungsbegriffes bei psychischen Störungen,* wie er sehr viel diskutiert wird, im Auge zu behalten [112, 243, 362 (J), 363 (J), 388, 403, 410, 440, 446, 542, 723, 725, 741, 746, 747, 773, 806, 840, 900, 913, 913 a, 933, 953, 955, 1005]. Strutte (1936 J) meint dazu bündig, daß die Heilung sich an der Erwartung des Untersuchers messe. Mehrfach wird betont, daß die Wiederherstellung zum status quo ante bei psychischen Störungen keine Heilung bedeuten könne. Ferner kann sich der Patient wohler und angstfreier fühlen, trotzdem seine Symptome objektiv noch praktisch unverändert bestehen („Besserung trotz Symptompersistenz" erwähnt bei [112, 114, 219, 220, 271, 283, 865, 953, 1029]).

Verschiedene Autoren weisen darauf hin, wie folgenschwer die Wahl des Zeitpunktes ist, mit dem der katamnestische Zustand verglichen werden soll. Sinngemäß wählen die meisten Autoren nicht den Zustand der besonders dringenden Behandlungsbedürftigkeit, wie er gerade in den Tagen der Ausgangsuntersuchung bestand (sonst wäre fast jeder Patient im zufällig gewählten Zeitpunkt der Katamnese „gebessert"), sondern sie beziehen sich auf den durchschnittlichen Zustand während einer gewissen Zeitspanne *vor* der Erstuntersuchung, deren genaue Abgrenzung abere nur selten eindeutig angegeben wird. Daß klare Definitionen und sorgfältige Vergleiche auf diesem Gebiet überhaupt möglich sind, zeigen die Arbeiten von Cremerius (1962) und Annemarie Dührssen (1965 a, b), die sich auf die groben, aber dafür verhältnismäßig zuverlässig erfaßbaren Kriterien der Behandlungsbedürftigkeit und der Arbeitsfähigkeit während bestimmter gleich langer, je der Erstuntersuchung und der Nachuntersuchung vorangehender Zeitspannen beziehen. Daneben sind natürlich auch die Versuche von Interesse, feinere Veränderungszeichen u. a. dadurch zuverlässig zu erfassen, daß verschiedene Beobachter ihre Eindrücke unabhängig voneinander einstufen

(z. B. LUBORSKY, 1962, und die Arbeiten von WALLERSTEIN aus der Menninger-Klinik).

2. *„Äußere Ursachen"* für Besserungen und Verschlechterungen im Syndrom- wie im Gesamtverlauf untersuchen besonders ERNST (1959), KRINGLEN (1965), C. MÜLLER (1953), STEVENSON (1960) und WALLACE (1959). Merkwürdigerweise behaupten fast alle diese Autoren ausdrücklich, daß man beim Rückblick auf die Lebensgeschichte besser sieht, was geholfen, als was geschadet hat. Es bleibt ungewiß, ob dies ein zufälliger Eindruck der Autoren ist oder ob z. B. eine unterschiedliche Auskunftsbereitschaft der Probanden und ihrer Angehörigen hinter diesem Phänomen steckt.

Oft wird betont, daß eine eindeutig lebensgeschichtliche oder situationstraumatische Auslösung neurotischer Reaktionen prognostisch günstiger sei als ein Krankheitsbeginn aus unbekannter Ursache. Natürlich liegt hier eine gewisse Überschneidung mit der Akuitätsregel vor, weil bei akutem Ausbruch der enge zeitliche Zusammenhang mit möglichen auslösenden Ereignissen viel eher gesucht und gefunden wird. Jedenfalls sind „äußere Faktoren" keine einfachen und leicht zählbaren Phänomene. Vielmehr pflegen sie im günstigen wie im ungünstigen Falle in komplizierter Wechselwirkung mit dem Leiden und Handeln der Kranken selber zu stehen (ERNST, 1959).

3. *Kritische Wendungen* im langstreckenprognostisch entscheidenden Sinn pflegen nach überraschend zahlreichen übereinstimmenden Befunden innerhalb weniger Jahre nach der Erstuntersuchung und keineswegs gleichmäßig über die Katamnesenzeit verteilt einzutreten, und zwar gilt dies für den Ausbruch von Psychosen (ASTRUP, 1962; ERNST, 1959, 1965 a; DENKER, 1947; INGRAM, 1961; KRINGLEN, 1965; MÜLLER, 1953; RAHE, 1967; RÜDIN, 1953/54) wie vom definitiven Hängenbleiben in der Verwahrlosung (vgl. schon bei v. GRABE, 1923), aber auch von der Wendung zur dauerhaften Besserung oder Heilung (ERNST, 1959, 1965 a; GIEL, 1964, 1965; LJUNGBERG, 1957; ROBERTS, 1964; WALLACE, 1959).

Der Referent vermutet, daß es sich hier nicht bloß um eine „optische Täuschung" des Beobachters handelt (die im Falle des Psychosenausbruchs ohnehin nicht wahrscheinlich ist), sondern daß es im Leben von Jugendlichen wie Erwachsenen und von Kranken wie Gesunden Jahre gibt, in denen sich entscheidende Entwicklungen viel mehr als in anderen Jahren zusammenballen. In solchen Zeiten kann der psychische Gesundheitszustand des Patienten heftig hin- und herschwanken, bis er ein stabiles, krankhaftes oder gesundes Gleichgewicht findet. In diesem Zusammenhang ist vielleicht auch die gelegentlich betonte Beobachtung zu verstehen, daß zur Überraschung der Untersucher die prognostischen Kriterien sich bei langfristiger Nachkontrolle besser bewahrheiten als beim Behandlungsabschluß (EITINGER, 1955, 1966; LANGEN u. VEIT, 1954; DÜHRSSEN, 1957, 1962).

4. *Selbstheilungstendenzen* bzw. Heilungsfaktoren anderer als ärztlicher Herkunft erwähnen zahlreiche Untersuchungen. Ins Zentrum der Betrachtung rücken sie in den aufschlußreichen katamnestischen Studien von LANGEN (1965) und RENATE WENGER (1966).

Im ganzen gesehen wird die eingangs dieses Kapitels formulierte „allgemeine psychiatrische Prognosenregel" von den Autoren bei weitem häufiger bestätigt als in Frage gestellt. Aber nur selten wird versucht, solche Bestätigungen durch einwandfreie und genaue Zählungen zu untermauern. Letzteres fällt schon deshalb meist schwer, weil man selten seinerzeit schriftlich niedergelegte und motivierte Prognosen zu überprüfen Gelegenheit hat (was allein „Verifikation einer Prognose" im streng wissenschaftlichen Sinn genannt werden dürfte, aber sehr langfristige und konsequente Forschungsprogramme voraussetzt). Vielmehr urteilt man gewöhnlich (und dies gilt wohl auch für den größten Teil der Prognostik der endogenen Psychosen) ex post und gerät dadurch in Gefahr, die Antezedenzien im Sinne des katamnestischen Resultates umzudeuten. Es ist ja allgemein nicht ganz unbedenklich, von retrospektiv gefundenen Korrelationen ohne weiteres auf „prognostische Merkmale" zu schließen. Damit soll nicht gesagt sein, daß die angegebenen prognostischen Kriterien unbegründet seien; es soll nur heißen, daß sie bis heute immer noch eher den Charakter von Arbeitshypothesen als von Forschungsergebnissen tragen. Ganz besonders gilt dies für den Gegenstand des folgenden Kapitels, das Gebiet der Pädopsychiatrie.

14. Verlaufsuntersuchungen bei Kindern und Jugendlichen

Die folgenden Nummern des *ersten* Literaturabschnittes beziehen sich auf Reihenkatamnesen von neurotischen Kindern und Jugendlichen [2, 4, 5, 13, 14, 21, 23, 30, 31, 36, 37, 47, 48, 49, 50, 51, 52, 53, 69, 70, 72, 76, 81, 82, 90, 95, 97, 99, 101, 108, 118, 123, 127, 138, 140, 150, 161, 162, 167, 168, 169, 172, 176, 181, 193, 227, 228, 230, 236, 240, 241, 244, 245, 255, 256, 257, 261, 265, 266, 268, 269, 270, 273, 274, 275, 276, 277, 279, 282, 286, 287, 288, 289, 291, 296, 298, 299, 300, 304, 306, 307, 310, 311, 316, 317, 318, 319, 321, 337, 338, 339, 349, 360, 362, 363, 368, 373, 374, 378, 382, 383, 393, 397, 402, N 1038]. Die größte unter diesen Arbeiten ist diejenige von L. N. Robins (1966), wenn man gleichzeitig die Probandenzahl, die Katamnesendauer und die Untersuchungsgründlichkeit berücksichtigt.

a) Der Begriff der Neurose in der im 1. Kapitel gegebenen Definition ist für Kinder weniger geeignet als für Erwachsene. Die Abgrenzungskriterien von den endogenen Psychosen entfallen weitgehend: z. T. werden sie wegen der Seltenheit dieser Störungen vor der Pubertät gar nicht gebraucht, z. T. wären solche Abgrenzungskriterien anders zu formulieren als bei den Erwachsenen. Ähnliches gilt wohl von vielen psychosomatischen Krankheiten, die im Kindesalter noch kaum vorkommen, so daß hier die entsprechenden Abgrenzungsprobleme meist nicht in Betracht fallen. („Organfixierung" wird nicht gefunden, wo danach gesucht wird, so z. B. bei [23].)

Noch fragwürdiger als in der Erwachsenen-Psychiatrie ist auch die Abgrenzung der Kinderneurosen von den Psychopathien. Auch wenn man von der ätiologischen Frage wiederum völlig absieht und sich rein am Erscheinungsbild zu orientieren versucht, ist die Zuordnung des konkreten Falles zu den neurotischen Syndromen einerseits oder zu den charakterlichen Verhaltensstörungen andererseits bei vielen „schwierigen Kindern" noch viel weniger eindeutig vollziehbar als bei erwachsenen Patienten — wenn man von gewissen „psychopathischen" Sonderformen wie dem Aspergerschen Autismus absieht (worauf mich Prof. Lutz freundlicherweise aufmerksam gemacht hat). Speziellere Verhaltensstörungen wie z. B. die Suchten können sich im Kindesalter überhaupt noch nicht herausdifferenzieren. Endlich sind leichte Schwachsinnszustände und Folgen diskreter cerebraler Frühschäden bei Kindern diagnostisch oft besonders schwer von rein psychogenen Störungen abzugrenzen.

b) Die Auswahl der referierten Publikationen konnte in Anbetracht dieser Abgrenzungsschwierigkeiten nicht immer sachlich befriedigend ausfallen. Arbeiten, die vorwiegend antisoziale Verhaltensstörungen Jugendlicher betrafen, wurden nur gelegentlich berücksichtigt. Zweifellos sind uns damit viele wertvolle sozialfürsorgerische

Erhebungen an Jugendkriminellen, Verwahrlosten und Fürsorgezöglingen entgangen — teils, weil sie ein Material betrafen, das dem hier verwendeten Neurosenbegriff denn doch zu fern stand, teils, weil uns die entsprechenden Publikationen in nichtpsychiatrischer Fachliteratur unbekannt blieben. (Interessierte seien noch auf die Referatensammlung von STONE und ONQUÉ, 1959, hingewiesen.)

Bei der Übersicht der einbezogenen Literatur ergab sich, daß diejenigen Arbeiten, die aufgrund ihrer ausführlichen Angaben über Material und Methode untereinander gut vergleichbar erschienen, weniger zahlreich waren als bei den Erwachsenen. Deshalb wurde keine entsprechende tabellarische Liste zusammengestellt.

Die Resultate der eingangs dieses Kapitels angeführten Literatur seien im folgenden nach ähnlichen Gesichtspunkten geordnet wie im übrigen Referat.

c) Die Geschlechtsverteilung ergibt bekanntlich im Gegensatz zu den Erwachsenen ein deutliches Überwiegen der Knaben gegenüber den Mädchen, und zwar beim ambulanten wie beim stationären Krankengut und in den verschiedensten Ländern (z. B. [5, 21, 37, 53, 81, 162, 172, 176, 230, 255, 266, 277, 287, 300, 316, 319, 337, 339, 362, 382, 383, 753]). Dies ist wahrscheinlich lediglich die Folge davon, daß die Knaben wegen ihrer expansiveren Art mehr Schwierigkeiten bereiten als die Mädchen (deren Störungen gelegentlich auch prognostisch kurzfristig etwas günstiger beurteilt werden als diejenigen von Knaben — so z. B. von HARE, 1966, nicht aber langstreckenprognostisch von LUTZ). Ein Überwiegen der Mädchen wird lediglich bei Opfern von Sexualvergehen [51], „hysterischen" Kindern [317] und ängstlich-inaktiven Schul-Phobien [72] gefunden. Weitere Zusammenhänge von Geschlecht, Syndrom und Prognose werden unseres Wissens nicht deutlich und übereinstimmend beobachtet.

d) Der Einfluß der Altersstufe: Eine Zunahme der Erkrankungshäufigkeit an Neurosen in der Pubertät wurde interessanterweise nicht beobachtet, wo danach gesucht wurde (SCHWIDDER, 1956 b; BERLIN-HEIMENDAHL u. ROSENBAUER-WILLEITNER, 1963). Nach der letzteren Untersuchung sowie auch nach HARE (1966) haben aber Patienten, die schon im Vorschulalter erkrankten, signifikant schlechtere Heilungsaussichten als ältere Kinder. (Dem Referenten scheinen hier allerdings die möglichen Auswahleffekte komplex und ungeklärt zu sein; aus demselben Grund bezweifelt er die Bedeutung von Vergleichen mit Heilungs- und Besserungsziffern bei Erwachsenen, wobei die Kinder manchmal — aber nicht allgemein — günstiger abschneiden sollen.)

e) Die spätere soziale Bewährung läßt sich wegen der Verschiedenheit des Ausgangskrankengutes, der Nachuntersuchungsmethoden und der Bewährungskriterien unmöglich in Form von Durchschnittszahlen aus verschiedenen Arbeiten über sozialen Erfolg darstellen. Wie bei Erwachsenen, so lautet aber auch hier der Grundtenor dahin, daß mindestens die äußerliche Lebensbewährung im Vergleich mit den seinerzeit gestellten Prognosen häufiger günstig als ungünstig auszufallen pflege — und zwar auch bei stationär behandelten Kindern. Ausdrücklich erwähnen dies [5, 53, 95, 172, 193, 307, 382, 383, 485 a]. Dabei betonen natürlich mehrere Untersucher (z. B. [53]), daß trotz guter sozialer Bewährung die seelische Gestörtheit hochgradig sein könne, so daß bei genauerer Untersuchung die Zahl der „Geheilten" stark abnehme. Jedenfalls ist es aber nicht so, daß die meisten neurotischen Kinder später sozial versagen oder chronisch erkranken.

Daß asoziale Verhaltensgestörte wie jugendliche Kriminelle [2, 172, 287, 318, 382, 383], verwahrloste Fürsorgezöglinge [362, 363] und jugendliche Fortläufer [53, 266, 319], später häufiger kriminell oder „soziopathisch" werden als weniger asoziale

Jugendliche, übertrifft wohl nur bei der letzteren Kategorie die Erwartungen. Als besonders ungünstig für die soziale Spätprognose zeichnet sich bei mehreren Autoren (insbesondere Bollea, Lutz, Heuyer, Piecha, Stutte) die Verbindung von expansiver Triebhaftigkeit und Intelligenzmangel ab, eine Kombination, die ja auch bei Erwachsenen meist verhängnisvoll ist (vgl. z. B. die klassischen katamnestischen Untersuchungen von Kurt Schneider, 1926, an Prostituierten und von Kraulis, 1931, an sozial abnormen Hysterikern). — Über die Entwicklung der späteren Zivilstands- und Fruchtbarkeitsverhältnisse fanden sich nicht genügend Angaben für ein vergleichendes Referat.

f) Die katamnestische Entwicklung der neurotischen Syndrome läßt sich aufgrund der hier verwendeten Unterlagen ebenfalls weniger deutlich erfassen als bei den Erwachsenen. Dies hängt u. a. vielleicht mit der noch innigeren Verquickung der Kinderneurosen mit Entwicklungsstörungen des Charakters und Verhaltens zusammen: der Anteil der Probanden, die später keine ärztliche Hilfe mehr aufsuchen, weil sie sich nicht als krank betrachten, ist hier vielleicht größer als unter den erwachsenen Neurotikern. Dies mag ein weiterer Grund dafür sein, daß kinderpsychiatrische Reihenkatamnesen oft mehr ein sozialpsychiatrisches als ein psychopathologisches Gepräge tragen.

Bemerkenswert scheint eine gewisse Beharrungstendenz des psychopathologischen Störungstypus über weite Lebensstrecken zu sein: Neurotische Kinder werden viel eher neurotische Erwachsene, psychopathische Kinder psychopathische Erwachsene und antisoziale Kinder antisoziale Erwachsene, als daß ein Wechsel in eine andere Störungsgruppe erfolgt (Prichard u. Graham, 1966 b; Robins, 1966; Warren, 1965 a, b). Diese Beharrungstendenz besteht nach Cahn (1962) auch für die einzelnen psychoneurotischen Syndrome bis ins Erwachsenenalter hinein. O'Neal u. Robins [287, 288, 319] finden sogar, daß bei asozial verhaltensgestörten Kindern und Jugendlichen später weniger Psychoneurosen auftreten als in der Gesamtbevölkerung (dafür aber natürlich in Übereinstimmung mit den anderen Autoren mehr „Psychopathien" und Kriminalität).

Dieselben Autoren [317] haben auch ein neurotisches Syndrom im engeren Sinne, nämlich hysterische Störungen, katamnestisch verfolgt. Sie finden dort, ähnlich wie es im Sinne der Sukzessionsregel für den Syndromwandel bei Erwachsenen charakteristisch ist, einen häufigen Übergang in neurasthenische und organneurotische Zustände und nur selten dauerhafte Beschwerdefreiheit. Die „Hypochondrie" scheint nach Richards (1941) eine bessere Prognose zu haben als bei den Erwachsenen. Jedenfalls ergibt sich hier nicht derselbe Unterschied gegenüber den hysterischen Symptomen in bezug auf die Remissionstendenz wie bei den Erwachsenen.

Wegen seiner praktischen Wichtigkeit sei noch ein gut belegter Befund erwähnt, der an sich nicht in unser Thema gehört, weil er sich auf leicht Schwachsinnige bezieht: nämlich die stark erhöhte Gefährdung dieser Probanden mit schweren und tödlichen *Unfällen* (Charles, 1953). Nach Robins (1966) ist die katamnestische *Mortalität* durch gewaltsame Todesursachen aber auch bei nicht-oligophrenen asozial verhaltensgestörten Knaben signifikant erhöht.

g) Die Erkrankungswahrscheinlichkeit an endogenen Psychosen ist ein Thema, das an sich besser zur exakten Bearbeitung geeignet wäre als das soeben behandelte, weil die späteren psychiatrischen Hospitalisierungen besonders solide Daten liefern könnten. Es sind aber nicht viele Arbeiten, die hierfür einigermaßen aussagekräftige

Zahlen liefern ([21, 270, 276, 316, 362, 363] über ambulantes, [5, 228, 230, 255, 266, 277, 287, 288, 317] für stationär behandeltes Krankengut). Die meisten Probandengruppen haben ja im Zeitpunkt der Nachuntersuchung das Haupt-Erkrankungsalter für endogene Psychosen noch nicht überschritten. Deshalb sind die Resultate im allgemeinen nur relevant, wo sie eine Morbiditäts-*Erhöhung* zeigen. Dies scheint nun wie bei den Erwachsenen häufiger bei hospitalisierten als bei ambulant behandelten Kindern der Fall zu sein.

Betrachtet man das referierte Krankengut noch etwas näher, so drängt sich der Eindruck auf, daß die Schizophreniegefährdung bei aggressiven und sozial verhaltensgestörten Kindern größer ist als bei solchen, deren Störungen sich mehr in krankhafter Schüchternheit und „schizoider" Kontaktschwäche äußert (Michael, 1957); Morris, 1954, 1956; O'Neal u. Robins, 1958; Robins, 1966). Cahn (1962) vermutet das Gegenteil, seine Zahlen vermögen dies aber nicht zu belegen, und Gardner (1967) verfügt vielleicht gar nicht über asoziale Vergleichsfälle. — Wenn eine Schizophrenie bei Jugendlichen eintritt, scheint sie nach Langen u. Jaeger (1964) und Morris (1956) wie bei den Erwachsenen relativ *bald* nach der Erstuntersuchung, d. h. meist innerhalb von zwei bis fünf Jahren nach der neurotischen Ersterkrankung auszubrechen.

Angaben über familiäre Belastungsziffern haben wir nicht in genügender Anzahl und diagnostischer Differenziertheit gefunden, um sie vergleichend referieren zu können.

h) Katamnesen nach sexueller Gestörtheit (Traumatisierung, Verwahrlosung, Verhaltensstörung) berichten [51, 289, 374, 397, 516, 604, 619].

i) Die psychotherapeutischen Gesichtspunkte werden im nächsten Kapitel referiert. — Gerade die wichtigsten Erkenntnisse auf therapeutischem Gebiet, wie sie immer wieder als Quintessenz der Nachuntersuchungsresultate formuliert werden, entziehen sich weitgehend der statistischen Verifikation (aus Gründen, auf die im nächsten Kapitel zurückzukommen sein wird). Sie werden dem Untersucher vielmehr aus dem sorgfältigen Studium der Einzelfälle evident. Zu diesen Ergebnissen, wie sie z. B. Lutz formuliert, gehört u. a. die Wichtigkeit der rechtzeitigen Herauslösung des Kindes aus einem nicht sanierbaren schädigenden Milieu, die Bedeutung von prägenden Vorbildpersonen, die konstant über längere Zeit erzieherisch einwirken können und so an die Stelle der ausgefallenen Eltern zu treten vermögen (vgl. auch Strunk, 1967) und die wesentliche Rolle, die eine besonders sorgfältige Berufswahl spielen kann.

15. Versuche der statistischen Erfolgsprüfung in der Psychotherapie

a) Die grundsätzliche Schwierigkeit: Beschaffung von Kontrollgruppen bei Spontanselektion der Patienten

Etwas ausführlicher formuliert lautet die Frage: wie können wir unbehandelte oder anders behandelte Kranke finden, die sich als Kontrollgruppe für psychotherapeutisch behandelte Kranke eignen, wenn sich unter den Psychotherapie-Patienten aufgrund einer Spontanselektion prognostisch besonders günstige (oder auch besonders ungünstige) Fälle häufen sollten? — Dieses Problem wird von den folgenden Autoren z. T. grundsätzlich, z. T. anhand der eigenen Erfahrungen bearbeitet, vor allem in der Zeit seit dem Zweiten Weltkrieg (z. B. [39, 40, 43, 44, 45, 54, 56, 61, 75, 79, 96, 98,

111, 112, 116, 131, 143, 152, 155, 199, 206, 252, 258, 278, 328, 339 (J), 351, 353, 354, 361, 364, 428, 444, 469, 477, 510, 519, 546, 547, 552, 555, 572, 573, 595, 622, 665, 696, 706, 713, 714, 714 a, 758, 759, 761 (J), 762 (J), 763 (J), 767, 785, 800, 806, 812, 817, 829, 830, 831, 832, 870, 878, 884, 890, 893, 894, 895, 896, 950, 961, 968, 999, 1017, 1021, 1023, 1033, N 1045]). Einige Autoren halten es für grundsätzlich unlösbar, andere glauben, mögliche Auswege zu erkennen — welche, wird weiter unten zu referieren sein. — Zusammengefaßt handelt es sich dabei um folgendes:

Die Wirkung einer Therapie kann nur dann statistisch geprüft werden, wenn die katamnestischen Verläufe der behandelten Patienten mit denjenigen einer nicht oder anders behandelten Kontrollgruppe verglichen werden können. Eine intensive Psychotherapie kommt nun wahrscheinlich eher bei solchen Patienten zustande, die als verhältnismäßig lebenstüchtige und aufgeschlossene Persönlichkeiten unter einem kritisch sich entwickelnden Leidensdruck stehen und die höheren sozialen Klassen entstammen, als bei solchen Patienten, für die das Gegenteil gilt. Alle die soeben erwähnten Merkmale gelten an sich als prognostisch günstig, sei es aufgrund der — teilweise gut belegten — allgemeinen psychiatrischen Prognosenregel („günstige prämorbide Persönlichkeit, akuter Beginn, affektive Beteiligung"), sei es aufgrund sozialpsychiatrischer Untersuchungen. Es ist also andererseits zu erwarten, daß unter denjenigen Kranken, die zwar in psychiatrisch-psychotherapeutische Untersuchung gelangen, die aber in der Folge keine oder nur eine abortive Psychotherapie durchhalten bzw. die Behandlung vorzeitig abbrechen, sich Personen mit prognostisch ungünstigeren Merkmalen häufen. Stellt man nun bei katamnestischen Erhebungen das letztere Patientenkollektiv als „unbehandelte (oder wenig behandelte) Kontrollgruppe" der behandelten Gruppe gegenüber und erweisen sich dabei die Verläufe der behandelten Patienten durchschnittlich als günstiger als diejenigen der unbehandelten, so vermag dieses Ergebnis die Wirksamkeit der Psychotherapie nicht zu beweisen: der beobachtete Verlaufsunterschied kann auch das Resultat der unterschiedlichen spontanen Verlaufstendenzen der beiden Gruppen sein.

Man wird die Stichhaltigkeit dieses Einwandes zwar nicht zwingend beweisen können, weil man die Ausmaße der spontanprognostischen Differenzen nicht genügend genau kennt. Aber zu widerlegen wird der Einwand nicht sein — ja es haftet ihm sogar eine erhebliche Plausibilität an, weil er nicht nur „statistische Schönheitsfehler", sondern elementare und wirksame prognostische Faktoren anvisiert. — Das heißt nun keineswegs, daß diejenigen Arbeiten, die Vergleichsuntersuchungen der erwähnten Art bringen, überhaupt wertlos seien. Es heißt nur, daß sie den Therapieerfolg nicht statistisch stichhaltig zu bearbeiten vermögen.

Auf die Untersuchung von Vergleichsgruppen könnte nur dann verzichtet werden, wenn die Erfolge der Psychotherapie in der Regel so rasch, so deutlich und so nachhaltig wären, daß sie sich jedem Zweifel entzögen. Außerhalb solcher prompter und dauerhafter Heilungen gilt die Objektivierung von Therapieerfolgen bei Krankheiten von chronischem und doch nicht völlig gleichförmigem Verlauf überall in der Medizin als sehr schwierig. Auch die Bewertung der verschiedenen somatischen Behandlungsverfahren bei psychiatrischen Krankheiten wird bekanntlich dadurch erschwert, daß dieselben Maßnahmen bei spontanprognostisch günstigeren psychopathologischen und situativen Vorbedingungen der Patienten besser wirken, als im entgegengesetzten Fall (vgl. z. B. M. Bleuler 1941 b für die Insulinkur, v. Baeyer 1951 für den Elektroschock, West 1959 und Sargant 1962 für Antidepressiva und Freyhan 1964 für psychiatrische Therapie überhaupt). Bei der Psychotherapie (vor allem der ambulanten) werden nun diese an sich schon schwierigen Verhältnisse noch durch das geschilderte Phänomen der Spontanselektion kompliziert — ein Phänomen, das sich schon bei erstaunlich kurzen, aber planmäßig durchgeführten Psychotherapien im Vergleich zu nicht zustandegekommenen Behandlungen zeigt [17, 112].

Besonders zuverlässig läßt sich die bereits erwähnte *soziologische* Spontanauswahl der Psychotherapie-Patienten nachweisen [10, 34, 45, 79, 130, 192, 198, 203, 324, 325, 328, 571, 578, 599, 639 (J), 656, 657, 703, 739, 749, 852, 901]. Die kausale Deutung dieser Zusammenhänge variiert teilweise etwas. Jedenfalls weisen z. B. BRILL u. STORROW (1960) für ihr Krankengut nach, daß für solche soziale Selektionsvorgänge keineswegs in erster Linie finanzielle Motive ausschlaggebend sind, da sie sich in gleicher Weise auch bei minimalem Patientenhonorar einspielen (vgl. auch KIND, 1968).

Bisher war vorwiegend die Rede davon, in welcher Weise psychotherapeutische Spontanselektion *von seiten des Patienten her* wirkt. Diesen Faktoren entsprechen aber auch solche, die *vom Arzt aus* wirksam werden, nämlich in seiner *Annahmepraxis* und in seiner *psychotherapeutischen Indikationsstellung*.

BEELI (1965) hat sämtliche Stellen von FREUD [580] zusammengetragen, die sich auf die Prognostik und die Indikationsstellung der Psychoanalyse beziehen. Gefordert wird an diesen Stellen eine Patientenauswahl in Richtung auf günstige prämorbide Persönlichkeit („Wert der Person, Bildungsgrad, verläßlicher Charakter") und emotionelle Mitbeteiligung („Motivation, Leidensdruck"; „tiefgreifende Verstimmungen" als Gegenanzeige bezieht sich ausdrücklich auf psychotische Zustände, nicht auf Depressivität überhaupt). Dagegen empfiehlt FREUD keineswegs eine Bevorzugung akuter Fälle. Im Gegenteil betrachtet er gerade die chronischen Neurosen als Hauptdomäne der Psychoanalyse, da die Behandlung ja gerade hier ihren Nutzen am ehesten erweisen könne.

In der Folge wurde das Überhandnehmen der chronischen Fälle in den psychotherapeutischen Instituten freilich immer wieder beklagt und es wurde oft der Eindruck geäußert, daß der Chronifizierungsgrad der zu behandelnden Kranken zunehme oder zur Zeit besonders groß sei. KÜNZLER (1964) weist darauf hin, daß diese Erscheinung nicht so neu sei, wie man immer wieder meine und daß schon FENICHEL (1930) sie in seinem Zehnjahresbericht bedauernd erwähne.

Jedenfalls zeigt sich in solchen Äußerungen die praktisch wohl berechtigte, aber der Intention FREUDs teilweise zuwiderlaufende Tendenz der Behandlungsinstitute, chronische Fälle wenn möglich abzuweisen oder wenigstens nicht für eine intensive Therapie vorzusehen (vgl. auch [26, 34, 91, 258, 323, 473, 739, 995]). Die Indikationsforderungen für die Psychoanalyse sind denn auch immer wieder ergänzt worden [567, 640, 704, 897, 976, 992, 993], und zwar immer im Sinne der besseren Spontanprognose.

Trotz all dieser Tendenzen ist doch nicht von der Hand zu weisen, daß es, wenigstens in bezug auf das von FREUD geforderte Merkmal der Chronizität, oft aber auch in Hinsicht auf den Schweregrad der Störung, gelegentlich zu einer *umgekehrten* Spontanselektion des psychotherapeutischen Krankengutes kommen kann [43, 246, 359, 953]. Daß viele Kranke auch „contre coeur" angenommen werden müssen (z. B. Angehörige von Medizinalberufen, auswärts Anbehandelte etc.) findet z. B. bei KNAPP (1960) seinen Ausdruck. Es darf auch nicht vergessen werden, daß bei der stationären

Psychotherapie die Probleme der Spontanselektion sich komplizieren, weil hier das Behandlungsstreben der Patienten eine geringere, die durch den Arzt getroffene Auswahl dagegen eine größere Rolle spielt. Langen (1966) warnt davor, bei der Annahmepraxis zur klinischen Psychotherapie allzu exklusiv zu sein.

Alles in allem bezweifelt kaum je ein Autor, der sich überhaupt über dieses Problem äußert, die prognostisch positive Auswahl der Patienten, die in eine intensive ambulante Psychotherapie gelangen, und insbesondere derjenigen, die eine solche Therapie auch durchhalten. Cremerius (1962), der auf diesem Gebiete wohl die umfangreichste, langfristigste und gründlichste reihenkatamnestische Untersuchung durchgeführt hat, findet nun in der Tat, daß die intensiv Behandelten später in geringerem Maße arbeitsunfähig und behandlungsbedürftig waren als die weniger intensiv Behandelten (vgl. auch [56, 819]). Dieses Ergebnis deckt sich prinzipiell mit denjenigen von anderen Untersuchern [17, 28, 112, 211], sticht aber insofern hervor, als es bei weitem am breitesten fundiert ist. Aus den oben angegebenen Gründen, die er eingehend diskutiert, verzichtet Cremerius darauf, aus seinen Befunden die statistische Beweisbarkeit der psychotherapeutischen Wirkung herzuleiten.

Es ergeben sich aus seiner Arbeit aber noch andere bemerkenswerte Ergebnisse. Eines davon betrifft die Erfahrung, daß die katamnestischen Befunde durchschnittlich wesentlich ungünstiger lauten als die unmittelbaren Behandlungsresultate; daß also der Gesundheitszustand der Patienten nach Beendigung der Behandlung verhältnismäßig oft wieder langsam absinkt. Analoges wird in mehreren anderen Arbeiten berichtet [39, 75, 79, 84, 102, 103, 111, 112, 114, 142, 143, 204, 212, 259, 340, 341, 342, 660] — vom letzteren Autor anläßlich des Versuches, die Erfolge verschiedener therapeutischer Schulen miteinander zu vergleichen. Nimmt man andererseits hierzu die allgemeine Erfahrung, daß nicht oder wenig behandelte Neurosen bei der Katamnesenerhebung gegenüber der Zeit unmittelbar vor der Erkrankung oft als „nachgebessert" beurteilt werden [40, 43, 112, 114, 128, 129, 142, 143, 155, 231, 309, 331, 342, 762 und für auf einer Warteliste verbliebene unbehandelte Patienten 380], so könnte man auf den Gedanken kommen, daß die Therapie im allgemeinen lediglich den Zustand des Kranken für die Zeitdauer ihrer Einwirkung verbessere und dann in einem Zeitpunkt besonders guten Befindens endige, daß sie aber die Gesundheit nicht nachhaltig zu beeinflussen vermöge. In den Jahren nach dem Behandlungsende würde dann die Spontanverlaufskurve der Unbehandelten die langsam wieder abfallende Kurve der Behandelten allmählich „einholen" [128, 142, 143, 380, 573]. Die Psychotherapie würde also im günstigsten Fall die Spontanheilung beschleunigen oder das Rezidiv hinauszögern.

Die Beurteilung solcher Schlußfolgerungen ist vor allem deshalb schwierig, weil das Fehlen von Behandlungsbedürftigkeit bzw. -Willigkeit, wie es katamnestisch oft beobachtet wird, nicht mit „Spontanheilung" gleichgesetzt werden kann. Zu Recht wird übrigens von den zitierten Autoren mehrfach betont, daß es nicht gegen, sondern für den Nutzen der Psychotherapie sprechen würde, wenn sie die Spontanheilung beschleunigen und erleichtern und das Rezidiv hinausschieben würde. Vom statistischen Standpunkt bleibt aber in Anbetracht des unübersichtlichen Phänomens der Spontanselektion unbewiesen, ob die Psychotherapie dies wirklich leistet — und vor allem, ob sie nicht noch viel *mehr* leistet. Denn die Unbeweisbarkeit einer Therapiewirkung nachweisen heißt nicht, ihre Unwirksamkeit nachweisen.

b) Versuche mit experimentellen Kontrollgruppen

Da sich also spontan keine brauchbaren Kontrollgruppen bilden, versuchen zahlreiche Forscher, selber einwandfreie Kontrollgruppen unbehandelt gebliebener Probanden auszuwählen. Es wird dabei angestrebt, die Spontanselektion von seiten der Patienten und des Arztes in bezug auf prognostisch relevante Faktoren auszuschalten. Dies läßt sich je nach der Art des verwendeten Krankengutes grundsätzlich mindestens auf zweierlei Weise realisieren: entweder man geht von Patienten aus, die gar keine Psychotherapie erwarten und wünschen, teilt sie in zwei spontanprognostisch möglichst gleiche Gruppen und behandelt davon nur die eine intensiv. Oder man geht von solchen Patienten aus, die sich bereits für eine intensive Psychotherapie angemeldet haben, nimmt aber nur einen spontanprognostisch für die Gesamtgruppe repräsentativen Teil der Bewerber zur Therapie an.

1. *Aus Hospitalisierten, Gefangenen und Unmündigen ausgewählte Kontrollgruppen* verwenden CHAPPELL u. STEVENSON (1936) und SELESNICK (1950) bei Ulcuskranken, STEPHENS u. ASTRUP (1965) und WALKER u. KELLEY (1963) bei hospitalisierten Schizophrenen, ADAMS (1961) bei strafgefangenen Jugendlichen, POWERS u. WITMER (1951), MASSIMO (1963) und SHORE (1966) bei kriminell gefährdeten Minderjährigen und WITMER u. KELLER (1942) bei verhaltensgestörten Jugendlichen. Der Vorzug der Psychotherapie ließ sich bei den ersten beiden Arbeiten nachweisen und bei ADAMS noch insofern dartun, als die charakterlich Aufgeschlossenen unter den Behandelten sich katamnestisch besser bewährten als die ebenso charakterlich Aufgeschlossenen unter den Nichtbehandelten, während bei den charakterlich wenig Geeigneten beider Gruppen kein Unterschied zu verzeichnen war. Die Versuche der anderen Autoren ergaben kein positives Resultat.

Diese Untersuchungen werden nur kurz erwähnt, weil sich keine auf Neurosen im Sinne dieses Referates und keine auf das Zentralgebiet der Psychotherapie (nämlich die freiwillig aufgesuchte Behandlung) bezieht. Mehrere dieser Autoren (besonders WALKER u. KELLEY 1963) betonen übrigens, daß diese Art der Kontrollgruppenbildung praktisch doch nicht ganz einwandfrei durchgeführt werden könne, weil das ärztliche Verantwortungsbewußtsein eine völlig starre Anwendung der Gruppeneinteilung manchmal nicht erlaube. — Daß normalerweise auch in der Klinik ein schwer überblickbares Netz von Auswahlfaktoren die Zuteilung der Psychotherapie bestimmt, und wie schwierig und zudem therapeutisch unerwünscht es sein dürfte, dieses Netz (unter Mißachtung der Affekte nicht nur der Patienten, sondern auch der Ärzte) willkürlich zu zerreißen, geht z. B. aus der Studie von CH. MÜLLER (1961) hervor.

2. *Auf Wartelisten* basieren die Kontrollgruppen bei [15, 16, 40, 61, 94, 95, 98, 100, 109, 192, 322, 323, 376, 380, 761]. Die Bewertung der meisten dieser Resultate (auch wo sie negativ lauten) ist ebenso fragwürdig wie im vorangegangenen Abschnitt, weil die Wartelisten aus ärztlichen Gründen nicht „stur" gehandhabt werden können. Akutere, schwerer leidende und inständiger drängende Fälle wird man eher „drannehmen", womit die Spontanselektion in wesentlichen Punkten schon wieder hergestellt ist. Außerdem können manche zur Behandlungslosigkeit bestimmte Patienten anderwärts doch noch Behandlung finden, was sich nur bei sorgfältiger Nachuntersuchung herausstellen wird. Auch die katamnestische Auskunftswilligkeit der ohne Behandlung Verbliebenen dürfte nicht ohne weiteres derjenigen der Behandelten gleich-

gesetzt werden. — Alle diese Einwände sind den meisten der zitierten Autoren geläufig (vgl. auch [116, 351, 1012, 1013]).

Ethisch unbedenklich ist die Verwendung von sogenannten „defectors" [229, 312, 376, 387, 761], d. h. von ehemaligen Wartelistepatienten, die, als sie routinemäßig einbestellt wurden, dann doch nicht zur Behandlung erschienen. Aber natürlich können solche Probanden, wie Langen (1965) anhand seiner Erfahrungen belegt, nicht als spontanprognostisch gleichartig wie die Behandlungsfälle gelten. Es häufen sich z. B. unter den ersteren (sofern es sich um Erwachsene handelt) die Unschlüssigen und die Resignierten, so daß es nicht erstaunt, wenn sie katamnestisch ungünstiger abschneiden.

Nun besteht freilich die Möglichkeit, aus einem Kollektiv unbehandelt gebliebener Wartelistenpatienten eine Gruppe auszuwählen, die sich in bezug auf einzelne, besonders gut erfaßbare Merkmale ihrer Anamnese *nicht* von den behandelten Patienten unterscheiden. Dies haben Dührssen und Jorswieck (1965) für das Merkmal der Krankenhausaufenthalte getan. Sie konnten bei 5jährigen Katamnesen zeigen, daß ihre psychotherapeutisch erfolgreich zu Ende behandelten Kranken in der Folge erheblich und signifikant weniger Krankenhaustage verbrachten als die Wartelistenpatienten — obwohl sich die beiden Gruppen im vorangegangenen (anamnestischen) Jahrfünft hierin nicht unterschieden hatten. Ja, es ließ sich sogar nachweisen, daß die erfolgreichen Psychotherapiepatienten sich in dieser Hinsicht katamnestisch noch günstiger verhielten als eine Gruppe von Versicherten, die nie als neurotisch diagnostiziert worden waren — daß sie also in bezug auf somatisches Hospitalisierungsbedürfnis, etwas überspitzt ausgedrückt, „normaler als Normale" geworden waren.

Die vom Referenten 1959 ausgesprochene Vermutung, daß die Wirkung der Psychotherapie sich mangels homologer Vergleichsgruppen statistisch grundsätzlich nicht beweisen lasse, ist damit nach der Ansicht verschiedener Autoren durch Dührssen und Jorswieck mindestens für das Merkmal der somatischen Behandlungsbereitschaft widerlegt worden; allerdings nur, wenn man in Berücksichtigung der früheren Publikationen der Autorin über dasselbe Krankengut folgendermaßen formuliert: „Sorgfältig ausgelesene (1952, 1957) Neurotiker, die ihre Psychotherapie erfolgreich und nicht vorzeitig beendeten (1953, 1962), ließen sich in der Folge signifikant weniger wegen körperlichen Beschwerden hospitalisieren als Wartelistenpatienten und sogar als nicht-neurotische Versicherte."

Diese vervollständigte Formulierung bedeutet folgendes: Selbst wenn die Wartegruppe in jeder erkennbaren prognostischen Hinsicht (und nicht nur in bezug auf Körperkränklichkeit) der einbestellten Gruppe homolog gewesen sein sollte, würde sich der Erfolg nur auf solche Patienten beziehen, die sich in der Psychotherapie als erfolgreich und durchhaltefähig bewährt hatten und nicht auf die erfolglosen und die aufgebenden Probanden — *während in der Warte-Gruppe die potentiell erfolglosen Fälle selbstverständlich nicht eliminiert werden konnten.* — Diese Überlegung ändert nichts daran, daß es der erfolgreich beendeten Psychotherapie hier überzeugend gelungen ist, die Patienten von der ungünstigen Gewohnheit zu befreien, wenig adäquate Behandlungsversuche durchführen zu lassen. Zu einem ähnlichen Eindruck gelangt auch Kind (1968). Daß eine solche Einstellungsänderung auf eine tiefgreifendere Gesundung der Lebenshaltung dieser Patienten hinweise, ist wohl ebenfalls keine unbegründete Vermutung. Die Annahme, daß diese Änderung sich bei den meisten dieser Patienten auch ohne Psychotherapie von selber eingestellt hätte, erschiene denn doch reichlich gesucht. Vereinfacht zusammengefaßt zeigt diese Arbeit nach unserer Ansicht, daß Psychotherapie denen hilft, die sich helfen lassen können, indem sie mitzuarbeiten vermögen.

c) Dauerhafte Stufenbesserungen bei bisher chronischen Patienten

Die Schwierigkeiten, denen die statistische Methode auf dem Gebiet der Psychotherapieerfolge begegnet, lenken die psychotherapeutische Forschung wieder vermehrt in ihre ursprünglichste Domäne zurück, nämlich zum Studium des *Einzelfalls*. Viele Autoren betonen, daß der psychotherapeutisch behandelte chronische Patient am besten „his own control" sei [56, 112, 258, 351, 579, 715, 953, 989, 995, 996, 997, 998, 999, 1002], wenn sich bei ihm im direkten zeitlichen Zusammenhang mit der Behandlung eine dauerhafte stufenförmige Besserung nachweisen lasse. Natürlich wohnt solchen Fallberichten zunächst das Merkmal des Einmaligen, Nicht-Reproduzierbaren, auch von der einzelnen Arztpersönlichkeit Abhängigen inne [588, 726, 875, 1012, 1013]. Den Versuch, therapeutisch bedingte Veränderungen bei einer größeren Gruppe von Patienten in Form von kontrollierbaren „wenn-dann"-Sätzen vorauszusagen, unternimmt das große psychotherapeutische Forschungsprojekt der Menninger-Klinik (vgl. z. B. die Publikationen von WALLERSTEIN, ferner [659]). Dieses Programm erstrebt viel umfassendere, das Wesen psychotherapeutischer Vorgänge betreffende Resultate als bloße erfolgsstatische Korrelationen.

Andere Untersuchungen beziehen sich auf eigentliche Patienten-*Reihen* im engeren Sinne dieses Begriffs (vgl. 3. Kapitel). Es liegt den Verfassern oft nahe, ihre Resultate mit denjenigen anderer Behandlungsstätten oder -Methoden zu vergleichen (z. B. VORSTER, 1966). Besserungsziffern verschiedener Institute können aber in Anbetracht der unterschiedlichen ärztlichen Zuweisungs- und Annahmegewohnheiten und der verschiedenartig angewandten Besserungskriterien keineswegs aneinander gemessen werden, was ziemlich allgemein anerkannt wird. EYSENCK [557, 558] hat eine solche vergleichende Zusammenstellung dennoch versucht. Aus der Ähnlichkeit der Besserungsziffern bei kaum behandelten wie bei intensiv behandelten Neurotikern hat er auf die Wirkungslosigkeit der intensiven Psychotherapie geschlossen (mit Ausnahme der von ihm in späteren Arbeiten empfohlenen behaviouristischen Methode [559, 561, 563]). Die von ihm verwendeten Ausgangszahlen wurden allerdings von DÜHRSSEN u. JORSWIECK (1962) großenteils als falsch zitiert bezeichnet. Auch dort, wo sie tatsächlich unter sich ähnlich bleiben, vermute ich eine verbreitete unbewußte Tendenz der Autoren, ihre Besserungskriterien so „vernünftig" anzuwenden, daß keine der auszuzählenden Gruppen („geheilt, gebessert, ungebessert") unverhältnismäßig klein wird ([116], vgl. auch Kapitel 13 b 1). Dort, wo über besonders hohe Besserungsziffern berichtet wird (z. B. BÄRBELIES BERGMANN, 1965; LEONHARD, 1965 b; WOLPE, 1959), werden oft aus diagnostischen und therapeutischen Gründen diejenigen Probanden ausgeschieden, die in bezug auf Charakter und Durchhaltefähigkeit den Anforderungen der Behandlungsmethode nicht genügten. Dies geschieht natürlich vom therapieökonomischen Standpunkt aus zu Recht, bleibt aber zu berücksichtigen, wenn von der Wirksamkeit der Behandlung auf Neurosen „überhaupt" gesprochen wird.

d) Die Beurteilung des Psychotherapieerfolges durch die Patienten

Auf die Problematik einer exakten Beurteilung des Besserungsgrades psychischer Störungen wurde im Kapitel über die allgemeinen Verlaufsregeln hingewiesen. Um so mehr fällt unseres Erachtens das subjektive Urteil der Kranken mit ins Gewicht, wo es um die Beurteilung der Hilfe geht. Freilich sind auf diesem Gebiete die Resultate verschiedener Autoren untereinander besonders schlecht vergleichbar. Einerseits lassen sich die Antworten der Probanden bei entsprechenden Fragen innerhalb gewisser Grenzen besonders stark suggerieren und interpretieren, andererseits können viele Kranke nicht „zugeben", daß ihnen das ärztliche Gespräch geholfen habe (Schulte, 1950, 1962; Langen, 1965; Kind, 1968). Vielleicht spielt auch hier die Erwartungseinstellung [614, 756] und die soziale Herkunft der Patienten eine Rolle, indem Angehörige der untersten sozialen Schichten oft nicht einmal begreifen, was der Arzt mit einer Psychotherapie überhaupt von ihnen will [192]. Im großen ganzen scheinen ambulante Patienten eher zur Dankbarkeit zu neigen als stationäre [87, 94, 112, 546], was sich vielleicht mit dem Freiwilligkeitsgrad der Behandlung in Zusammenhang bringen läßt. Andererseits ist manchen Nachuntersuchern aufgefallen, daß die ehemaligen Patienten das Ausmaß der psychotherapeutischen Hilfe oft größer einschätzten, als ihr nur wenig oder gar nicht gebesserter Zustand erwarten ließ („Besserung trotz Symptompersistenz" [112, 114, 219, 271, 283, 865, 953, 1029]. Besonders eindrucksvolle Einzelbeispiele hierzu schildert Stolze (1962).

III. Zusammenfassung und Diskussion

Neurotische Syndrome im Sinne dieses Sammelreferates sind die hysterischen, nicht-psychotisch depressiven, neurasthenischen, organneurotischen, hypochondrischen, angstneurotisch-phobischen und zwangsneurotischen Störungen. Da diese Syndrombegriffe nicht von allen Autoren gleichsinnig verwendet werden, formuliert dieses Sammelreferat die nötigen *Definitionen* und „übersetzt" abweichenden Sprachgebrauch ausdrücklich in den eigenen.

Die Abgrenzung des Neurosebegriffes nach außen erfolgt durch negative deskriptive Kriterien: Als „Neurosen" gelten hirnorganisch nicht begründbare psychische Störungen, die nicht so ausschließlich den Charakter betreffen wie „Psychopathien", die nicht so schwer, so befremdlich oder so wahnhaft sind wie „endogene Psychosen" und die nicht mit ebenso eindeutig faßbaren körperlichen Befunden einhergehen wie „psychosomatische" Leiden. Diese Definition trennt die Verdrängungsneurosen nicht von den einfachen psychoreaktiven Entwicklungen und den abnormen psychogenen Reaktionen. Es zeigt sich, daß solche psychogenetisch differenzierte Diagnosen wegen ihrer ungenügenden Verifizierbarkeit und wegen ihrer Situationsabhängigkeit nicht auf Reihenuntersuchungen von Langstreckenverläufen angewendet werden können (Kapitel 1 b).

Zur Methode der Verlaufsforschung. Es wird denjenigen Arbeiten besonderes Gewicht beigemessen, die sich auf möglichst vollständig erfaßbare *Reihen* von Patienten stützen, die außer der *persönlichen* Nachuntersuchung *Drittauskünfte* verwenden und die über die gewollten und ungewollten *Auswahlfaktoren* ihres primären wie ihres nachuntersuchten Krankengutes ausführlich Rechenschaft ablegen.

Soweit die folgenden Ergebnisse nicht mit einschränkenden Bemerkungen versehen sind, stützen sie sich auf übereinstimmende, gemäß den obigen methodischen Forderungen gewonnene und nach der Meinung des Referenten nicht stichhaltig widerlegte Befunde mehrerer Autoren an größerem Material. Es werden in diesem Schlußkapitel nur noch solche Resultate erwähnt, die sich mit anderen in einen inneren Zusammenhang bringen lassen.

Zum Familienbild. Für einige neurotische Syndrome ist familiäre Häufung gut belegt. Dagegen pflegen die Verwandten poliklinisch behandelter Neurotiker keine erhöhte Morbidität an hospitalisierungsbedürftigen endogenen Psychosen aufzuweisen. Vom Familienbild her gesehen erscheinen deshalb die ambulanten Neurosen nicht als Rand- oder Abortivformen der endogenen Psychosen, sondern als andersartige, eigenständige Störungen. Anders ausgedrückt: Neurosen und endogene Psychosen gehören nicht ein und demselben familiären Belastungstypus an. Dies gilt unabhängig davon, ob die familiäre Belastung als hereditär („Erbkreis") oder milieubedingt („Familientradition") aufgefaßt wird.

Die Erkrankungswahrscheinlichkeit der Neurotiker an endogenen Psychosen weist in derselben Richtung: Die katamnestische Morbidität an Schizophrenie und manisch-depressivem Kranksein ist bei *ambulanten* Neurosekranken medizinischer und psychiatrischer Polikliniken im Vergleich zur Gesamtbevölkerung nicht erhöht. — Wohl aber gilt dies möglicherweise für das neurotische Krankengut der Allgemeinpraktiker. Diese haben wahrscheinlich häufiger frische, prognostisch noch nicht stabilisierte bzw. noch nicht chronifizierte Neurosen zu behandeln als die öffentlichen Polikliniken. Das stimmt gut überein mit der von mehreren Nachuntersuchern gefundenen Tatsache, daß der Übergang der Neurosen in Schizophrenien, wenn überhaupt, dann meist schon innerhalb weniger Jahre nach der neurotischen Ersterkrankung erfolgt und kaum mehr in einem späteren Zeitpunkt, da die Neurose bereits chronifiziert ist.

Für *hospitalisierte* Neurotiker sind die Befunde über die Schizophrenie- und Cycloidiegefährdung uneinheitlicher. Klinisch behandelte neurotische Depressionen scheinen eine gewisse Tendenz zum Rezidivieren und zum „Endogenerwerden" aufzuweisen, was hypothetisch ebenso gut durch psychologische und soziale „Bahnungseffekte" wie durch nosologische Beziehungen zu den periodischen endogenen Depressionen zu erklären ist. Wegen der praktischen Abgrenzungsschwierigkeiten macht sich übrigens in der Literatur eine Tendenz bemerkbar, die Depressionen lieber in „leichte und schwere" oder in „wahnfreie und wahnhafte" zu unterteilen als in „neurotische und endogene". Solche Differentialdiagnosen werden auch immer weniger allein darauf abgestützt, ob der Untersucher zur Erkenntnis lebensgeschichtlicher Motive für die Depression vorgedrungen ist oder nicht.

Zum Übergang von Organneurosen in Körperkrankheiten. Auf dem *Herz-Kreislaufgebiet* haben zahlreiche Nachuntersuchungen das Fehlen einer solchen Tendenz zur „Organfixierung" höchst wahrscheinlich gemacht: Behandelte wie unbehandelte Herz- und Angstneurosen erkranken später nicht häufiger als andere Menschen an Angina pectoris, Hypertonie und Herzinfarkt. Selbst lebenslange neurotische Angst scheint nicht körperlich krank zu machen. Dagegen sprechen epidemiologische Untersuchungen an klinisch und elektrokardiografisch herzgesunden Personen dafür, daß Herzbeschwerden von Leuten, die keine Angst haben und keinen Arzt aufsuchen, nicht selten ernstzunehmende Vorboten des Herzinfarktes sind.

Im Bereich des *Magen-Darmtraktes* liegen die Verhältnisse ganz anders. „Magenneurotiker", auch röntgenologisch abgeklärte, erweisen sich katamnestisch oft als Ulcusträger, wobei die Frage offen bleibt, ob diese Patienten nicht doch schon von Anfang an ulcuskrank gewesen sind. — Fehldiagnosen im Sinne des Übersehens einer organischen Ursache für die geklagten Beschwerden unterlaufen überhaupt eher bei Organneurosen als bei Psychoneurosen und eher bei akuten als bei chronischen Neurosen.

Die soziale Schicht, der die Kranken entstammen, zeigt in zahlreichen statistischen Erhebungen Zusammenhänge mit der Art und vielleicht auch mit dem Verlauf neurotischer Störungen — wobei freilich die Zuordnung von Ursache und Wirkung (wie oft in der Ätiologie der nicht körperlich begründbaren psychischen Störungen) nicht einfach zu bestimmen ist. Die Tendenz, neurotisches Leiden gegenüber Arzt und Kostenträger als Körperbeschwerde zu erleben und vorzubringen, ist bei den unteren Sozialklassen noch stärker ausgeprägt als bei den oberen.

Die Heiratshäufigkeit und die eheliche Fertilität der Neurotiker werden bei weitem nicht so deutlich und so übereinstimmend als herabgesetzt befunden, wie dies etwa für die Schizophrenen bekannt ist. Wo Abweichungen gegenüber der Gesamtbevölkerung gefunden werden, sind sie in der Regel bei den Frauen größer als bei den Männern. Deutlicher kommt ein *Geschlechtsunterschied* — sei er nun biologisch oder soziologisch bedingt — darin zum Ausdruck, daß neurotische Frauen überhaupt häufiger in ärztliche Beobachtung gelangen als neurotische Männer. (Wenigstens trifft dies für neurotisches Gesamtkrankengut zu, wenn auch nicht für alle Arten neurotischer Syndrome.)

Die soziale Prognose, besonders im Hinblick auf Berufstätigkeit und Erwerbsfähigkeit, erweist sich oft günstiger als die Untersucher erwartet hatten. Psychogene Dauerinvalidität tritt bei ambulantem neurotischem Gesamtkrankengut katamnestisch selten auf. Auch führen Neurosen nur ausnahmsweise zu sozialem Abstieg, wenigstens in der heutigen Zeit der Vollbeschäftigung.

Verlaufstendenzen verschiedener Syndrome. Als einziges neurotisches Syndrom pflegt die *Hysterie* ihre dramatischen Symptome meist auf wenige Lebensjahre zu konzentrieren. Auf lange Sicht bleiben die „geheilten" Hysteriker aber meistens nicht gesund, sondern sie erkranken an weniger auffälligen, aber hartnäckigeren neurotischen Syndromen und Persönlichkeitsstörungen. Syndromwandel im umgekehrten Sinn wird dagegen viel seltener gefunden, so daß von einer *Sukzessionsregel* der neurotischen Syndrome gesprochen werden kann: der Neurosenverlauf führt meistens von dramatischeren zu unscheinbareren Symptomen. Dies gilt wahrscheinlich in weniger krasser Ausprägung für die Entwicklungstendenz der neurotischen Erscheinungen überhaupt.

Auch die *neurotischen Depressionen* haben eine verhältnismäßig günstige Streckenprognose. Wie oben schon bemerkt wurde, neigen aber die hospitalisierungsbedürftigen unter ihnen wahrscheinlich stärker als die Hysterien zur späteren Wiederkehr in gleicher oder nur etwas „endogener" wirkender Form.

Alle übrigen Syndrome: *die Neurasthenien, Organneurosen, Hypochondrien, Zwangsneurosen* und zur Überraschung vieler Nachuntersucher auch die *Angstneurosen,* verlaufen vorwiegend chronisch, sei es flach wellenförmig oder geradlinig. Die Organneurosen lassen wahrscheinlich eine stärkere Tendenz zum Symptomwandel erkennen als die reinen Psychoneurosen. Daß die Zwangssyndrome als solche besonders schwer verlaufen, ist nicht sicher bewiesen, aber es ist möglich, daß sie häufiger als die anderen Psychoneurosen in endogene Psychosen übergehen. — Die Gesamtbeurteilung der Lebensläufe fällt oft erheblich günstiger aus als die Beurteilung der Syndromverläufe, weil die soziale Bewährung der Kranken auf lange Sicht hinaus häufiger gut als schlecht erscheint und weil gesund wirkende Persönlichkeitszüge oder die mildernde Wirkung des Alterns das Bild beherrschen können. — Nicht chronisch, sondern ein- oder mehrphasig verlaufen die soeben erwähnten Syndromkurven vor allem dann, wenn die psychischen Störungen an *depressive Verstimmungen* gekoppelt sind.

Neurotische Residualzustände sind weder als Verschlimmerungen noch als Besserungen zu charakterisieren. Diese äußerlich farblosen Bilder geben zu theoretisch interessanten Vergleichen mit endogenen und hirnorganischen Residualzuständen und zur Untersuchung ihrer psychologischen und soziologischen Bedingungen Anlaß.

Neurosenverläufe bei Kindern und Jugendlichen. Wo der Begriff der „Neurose" in den [104] referierten reihenkatamnestischen Untersuchungen verwendet wird, schließt er oft nur ausgesprochen antisoziale, oligophrene und hirnorganische Störungen deutlich aus. — Ähnlich wie bei den Erwachsenen wirkt die spätere soziale Bewährung neurotischer Kinder und Jugendlicher im allgemeinen verhältnismäßig günstig im Vergleich mit ihrem psychischen Gesundheitszustand überhaupt. Die jeweiligen Typen sowohl der Verhaltensstörungen wie der kinderneurotischen Syndrome im engeren Sinne scheinen statistisch bei einigen Autoren eine bemerkenswerte Konstanz bis ins Erwachsenenalter hinein aufzuweisen, wenn auch die Einzelschicksale hier wohl besonders unberechenbar sein dürften. Über die spätere Gefährdung mit endogenen Psychosen liegen noch zu wenig langfristige Reihenkatamnesen vor. Wie bei den Erwachsenen, so zeichnet sich auch hier ab, daß diese Gefährdung für hospitalisierungsbedürftige Kinderneurosen höher ist als für ambulante Fälle und daß die Psychosen, wenn sie überhaupt auftreten, verhältnismäßig bald nach dem Manifestwerden der Neurose auszubrechen pflegen.

Eine allgemeine prognostische Regel, die sich auf psychopathologische Merkmale gründet und die vorläufig nur für Erwachsene näher untersucht und größtenteils bestätigt werden konnte, läßt sich folgendermaßen formulieren: Je begabter und lebenstüchtiger die prämorbide Persönlichkeit, je akuter der Krankheitsbeginn und je verstimmter und emotionell beteiligter das Zustandsbild ist, um so günstiger ist sowohl die Syndrom- wie auch die Persönlichkeitsprognose. Und zwar scheint dies auf lange Sicht eher besser zu gelten als auf kurze. Deutliche Wendungen zum Guten oder Schlechten erfolgen nicht zu beliebigen Lebenszeiten, sondern wenn überhaupt, dann eher innerhalb weniger Jahre nach der neurotischen Ersterkrankung. Der Begriff der „Krise" erscheint demnach bei gewissen Neuroseverläufen sinnvoll, trotzdem er schwer abgrenzbar ist. Jedenfalls dürfte er eher auf die zeitliche Größenordnung von Jahren als auf eine solche von Monaten passen.

Die statistische Erfolgsprüfung der Psychotherapie hat in einigen sorgfältigen Arbeiten ergeben, daß die Verläufe intensiv behandelter Neurosekranker faßbar günstigere Spät-Katamnesen zeigten als diejenigen nicht oder wenig behandelter Fälle. Diese Resultate sind insofern nicht beweisend, als die intensiv Behandelten vermutlich schon in spontanprognostischer Hinsicht eine günstige Selektion gegenüber den wenig Behandelten darstellen: unter den Kranken, bei denen der Arzt eine intensive Psychotherapie indiziert und die eine solche Behandlung auch durchhalten, häufen sich offensichtlich begabtere, emotionell beteiligtere und sozial besser gestellte Kranke. Daß solche Patienten eine Spontanselektion in Richtung auf günstige Verlaufstendenz darstellen, ist nach dem im vorausgegangenen Abschnitt Gesagten anzunehmen.

Nach der Meinung des Referenten — die von zahlreichen Autoren auf diesem Gebiet keineswegs geteilt wird — ist es deshalb bisher nicht gelungen, befriedigende Versuchsbedingungen und einwandfreie Ergebnisse über die Wirkung der Psychotherapie auf Gesamtverläufe von Neurosen zu erreichen, und zwar auch nicht durch die Schaffung von künstlichen Kontrollgruppen, wie sie z. B. aus Warteliste-Patienten zusammengestellt werden können. Unter den letzteren pflegt man z. B. schon aus ärztlich-ethischen Gründen die akuteren und dringenderen Fälle eher aufzubieten als andere, womit die positive Spontanselektion in wichtigen Punkten wiederhergestellt ist. Je nachdem, wie hoch die Autoren den Wirkungsgrad solcher selbsttätiger Selektionseffekte einschätzen (der Referent hält ihn für hoch), glauben sie oder glauben sie nicht an die Möglichkeiten der psychotherapeutischen Erfolgsstatistik.

Es wird zwar immer wieder darauf hingewiesen, daß solch strenge Maßstäbe nicht einmal an alle somatischen Behandlungsverfahren chronischer Körperkrankheiten angelegt würden. In der Tat könnte man hier z. B. die physikalische Übungstherapie bei chronischen rheumatischen Krankheiten zum Vergleich heranziehen. Allein gerade mit diesem Argument wird die grundsätzliche Problematik solcher Beweisverfahren illustriert.

Aus dieser methodischen Schwierigkeit zu folgern, „daß die Psychotherapie nichts nütze“, ist natürlich ein Denkfehler: auch ein relativ günstiger Spontanverlauf kann gegebenenfalls durch eine Therapie noch wesentlich verbessert werden. Eine solche Differenz zwischen Spontanbesserung und zusätzlichem Behandlungseffekt statistisch zuverlässig nachzuweisen oder auszuschließen, ist aber u. E. bisher noch niemandem gelungen. Die Versuche, den Nutzen der Psychotherapie auf statistischem Wege durch den Vergleich heterogener, aber ähnlich lautender „Erfolgsstatistiken“ an viel und an wenig behandelten Kranken zu widerlegen, sind wegen der verschiedenartigen Krankenselektionen und Besserungskriterien in den verschiedenen Behandlungsinstitutionen schon zum vornherein unzulänglich. Vollends an der ärztlichen Wirklichkeit vorbeigezielt ist die hie und da auftauchende Forderung, auf die Indikation zur Psychotherapie zu verzichten, solange ihre Wirkung nicht statistisch bewiesen sei. Eine solche Empfehlung ist schon deshalb verfehlt, weil die Psychotherapie von den Patienten momentan wie rückblickend mit relevanter Häufigkeit als eindeutig hilfreich erlebt wird. Auch ein späteres Rezidiv entwertet die momentane Hilfe nicht.

Wenn der Referent auch vermutet, daß die Wirkung der Psychotherapie auf ganze Syndromverläufe kaum statistisch erfaßt worden ist, so gibt es doch Anhaltspunkte dafür, daß eine intensive Psychotherapie, *sofern sie nach der Meinung von Arzt und Patient erfolgreich zu Ende geführt werden konnte,* Neurosekranke vom Hang zu ungeeigneten körperlichen Behandlungsverfahren zu befreien vermag und damit zu ihrer Persönlichkeitsreifung beiträgt. Dies ist schon deshalb bemerkenswert, weil Neurotiker gewöhnlich zwar nicht ihren einzelnen Ärzten, wohl aber einzelnen grundsätzlichen Behandlungstypen „treu“ zu bleiben pflegen: hausärztliche Betreuung, „Erholungs-Aufenthalte“, Operationen, Krankenhausbehandlungen und psychiatrische Hospitalisierungen scheinen oft künftige Maßnahmen derselben Kategorie zu „bahnen“, wenn es nicht gelingt, die Neurosekranken für eine konsequente Psychotherapie zu gewinnen. Auf die Bedeutung dieser Zusammenhänge wird zurückzukommen sein.

Auf keinem anderen Gebiet der Verlaufsforschung kommt das emotionelle Engagement und z. T. der polemische Affekt der Autoren so deutlich zum Ausdruck wie im Bereich der statistischen Erfolgsprüfung der Psychotherapie. Unter dem Einfluß ihrer individuellen Einstellung ziehen verschiedene Autoren aus denselben Beobachtungen gegensätzliche Folgerungen. So liefern z. B. Spontanbesserungen dem einen Argumente für die Überflüssigkeit der Psychotherapie, den anderen ermutigen sie zum therapeutischen Einsatz. Innerste Überzeugungen und persönliche Weltanschauungen machen in diesem Bereich methodische Probleme zu moralischen Streitfragen. Solche Affekte gehören zum Wesen der Sache, um die es geht: sie sind nicht nur Störfaktoren im wissenschaftlichen Betrieb, sondern auch Triebkräfte der Forschung und der Hilfeleistung. Vorsicht mit Affektäußerungen ist immerhin dort angezeigt, wo es um medizinal-politische Gesichtspunkte geht. Kritikloser Optimismus und voreiliger Pessimismus können beide auf dem Weg über Enttäuschung und Resignation einen ungünstigen Einfluß auf die Bereitschaft der Öffentlichkeit zur Unterstützung psychotherapeutischer Institutionen ausüben.

Ungelöste Aufgaben der Verlaufsforschung bei Neurosen. Zunächst sind viele der referierten Resultate noch überprüfungsbedürftig. Vor allem aber handelt es sich bei der Neurosenforschung um ein Gebiet, auf dem *soziologische* Gegebenheiten und Auswahleffekte nachgewiesenermaßen eine große Rolle spielen. Schlüsse von einer Institution auf eine andersartige oder sogar von einer Zivilisation auf eine andere dürfen im Bereich der Neurosen nicht ohne weiteres gezogen werden. Jeder Kulturkreis muß seine Verlaufsforschung selber aufbauen. Praktisch ist dies freilich nur dort möglich, wo Patienten nach längerer Zeit in repräsentativer Anzahl wieder aufgefunden werden können.

Was auf der ganzen Welt noch weitgehend fehlt, das sind katamnestische Reihenuntersuchungen an der neurotischen Klientel der allgemeinärztlichen und psychiatrischen *Privat-* bzw. *Einzel-Praxis.* (Ausnahmen vgl. die Pionierarbeiten, die im Abschnitt a) 6. des 2. Kapitels erwähnt wurden). Hier liegt ein unermeßliches und aus soziologischen Gründen unersetzliches Forschungsgebiet brach. Es fällt dem Arzt schwer, es in konsequenter Weise in Angriff zu nehmen, weil sich in ihm u. a. wertvolle, der Diskretionsforderung nahestehende traditionelle Berufsmaximen dagegen sträuben: Die Gewohnheiten nämlich, sich ehemaligen Patienten nicht unerwünscht aufzudrängen und Außenstehenden über die eigene Praxisführung und Patientenauswahl keine Rechenschaft abzulegen. Ansätze zu solchen Forschungen sind immerhin vorhanden. Sie werden vielleicht im Zeitalter der Präventivmedizin, der Umfragen und der Interviews allmählich den Charakter des Außerordentlichen oder gar Anstößigen verlieren und häufiger von der unzuverlässigen brieflichen Auskunft zur persönlichen Nachuntersuchung fortschreiten. Heute schon bestehen Anhaltspunkte dafür, daß im privatärztlichen Krankengut neue Befunde über syndromatische Zusammensetzung, soziale Bewährung, Psychosegefährdung und Verlaufstendenzen zu erheben sein werden.

Ein weiteres Forschungsziel von großer Tragweite würde Reihenuntersuchungen an *Kindern* von Neurosekranken betreffen. Auch hier sind die methodischen Schwierigkeiten klar: die neurotischen Patienten wie ihre Ehepartner widersetzen sich in einem für Reihenuntersuchungen vielleicht prohibitiven Prozentsatz der eingehenden psychiatrischen Untersuchungen ihrer „gesunden" Kinder.

An diesem Beispiel wird überhaupt eine grundlegende Schwierigkeit jeder psychiatrischen Forschungsrichtung deutlich, die gleichzeitig ganze *Reihen* von Kranken erfassen und doch nicht auf die Erarbeitung möglichst vollständiger *Persönlichkeits- und Familienbilder* verzichten will: der Untersucher darf sich aus Diskretionsgründen nur soweit an nicht-ärztliche Auskunftspersonen wenden, als ihm der Patient dies erlaubt. Hier liegt auch einer der Gründe, warum die Untersuchung des *Familienbildes* bei zahlreichen sonst ausgezeichneten Verlaufsstudien beinahe instinktiv gemieden wird. So kommt es, daß auf diesem Gebiet besonders große Wissenslücken bestehen, die grundsätzlich durchaus geschlossen werden könnten.

Einseitigkeiten der Neurosen-Verlaufsforschung. Begrenztheit der Fragestellung und der methodischen Möglichkeiten bedeutet an sich noch keine Einseitigkeit. Bei einem kleinen Teil der referierten Arbeiten zeichnet sich aber doch in den Schlußfolgerungen eine Tendenz ab, die praktische Bedeutung statistischer Korrelationen dort zu überschätzen, wo dieselben bei großer Probandenzahl zwar hochsignifikant sind, aber nur geringe Prozentunterschiede betreffen. Die Befriedigung über einen statistischen Fund ist manchmal größer als die Kritik seinem praktischen Aussagewert gegenüber. Es wird auch gelegentlich übersehen, daß die statistische Unbrauchbarkeit psychogenetischer Differentialdiagnosen, wie sie hier eingangs diskutiert wurden, gar nichts gegen die praktisch-ärztliche Brauchbarkeit, ja Unersetzlichkeit dieser Begriffe aussagt. Gerade die Situationsabhängigkeit solcher diagnostischer Kategorien, die sie für Langstreckenuntersuchungen ungeeignet macht, befähigt sie andererseits, eine ärztliche Situation hier und jetzt richtig ausdrücken zu helfen. Wir haben dies im ersten Kapitel für die Begriffe der unmittelbaren abnormen Reaktion, der einfachen psychogenen Entwicklung, der Verdrängungsneurose und der Psychopathie zu zeigen versucht.

Auch ist es aus naheliegenden methodischen Gründen noch wenig gelungen, die Brücke von der Reihenuntersuchung zur Welt der verstehenden Psychologie und Psychopathologie zu schlagen — und zwar bemerkenswerterweise auch dort nicht, wo der Autor analytischer Psychotherapeut ist. Es ist zwar selbstverständlich, daß der Kranke in der statistischen Darstellung vor allem den Aspekt seiner Vergleichbarkeit und in der Einzeldarstellung denjenigen seiner Unvergleichbarkeit zeigt. Vielleicht gelingt es in Zukunft, noch deutlicher als bisher herauszuarbeiten, worin ein Mensch an anderen gemessen und worin er nicht an anderen gemessen werden kann. Jedenfalls darf aber nicht vergessen werden, daß weder auf dem Weg über die Statistik noch auf demjenigen über die Verlaufsforschung so etwas wie eine theoretisch umfassende oder auch nur praktisch genügende Neurosenlehre gewonnen werden kann. Hierfür kommt in den Reihenuntersuchungen regelmäßig das Erleben und Bedeuten gegenüber dem Erscheinen und Verhalten zu kurz.

Ergeben sich aus den Resultaten der Verlaufsforschung jetzt schon neue praktische Konsequenzen für Beratung und Therapie der Neurosekranken? — Wenn hier von Beratungsgrundsätzen die Rede ist, darf eine Bemerkung über die Frage nach der Ratsamkeit von *Eheschließungen* Neurosekranker vorausgeschickt werden. Es wird zwar häufiger vorkommen, daß Patienten und Angehörige vom Arzt die Ermunterung zum Heiraten hören wollen, als daß eine diesbezügliche Meinungsäußerung des Arztes tatsächlich ausschlaggebend ist. Immerhin sollte es nicht vorkommen, daß der Arzt auch nur „zwischen den Zeiten“ die Ehe als Therapeuticum empfiehlt. Daß Scheidungsziffern in neurosekatamnestischen Untersuchungen oft nicht wesentlich höher ausfallen als nach den Verhältnissen in der Gesamtbevölkerung zu erwarten ist, darf keinesfalls als Indiz für durchschnittlich günstige Ehen gelten. Es gibt ja ebensowohl neurotische Gründe zur Aufrechterhaltung einer zerrütteten Ehe wie zu ihrer Scheidung.

Große und gründliche Vergleichsuntersuchungen über den Verlauf der Ehen von neurotischen und von gesunden Probanden oder vergleichende Studien über die Auswirkung solcher Ehen auf die Kinder sind dem Referenten nicht bekannt geworden. Einigermaßen lückenlose und selektionsfreie Reihen dürften auf diesem Gebiet auch schwierig zu erreichen sein. Wo die uns bekannten Autoren aber ihre Eindrücke andeuten, weisen sie oft auf schwerste Eheschicksale hin. Wenn auch in Einzelfällen günstige Wechselwirkungen zwischen Neurosenbesserung und Eheschließung vorkommen mögen, so überwiegen eindrucksmäßig doch die gegenteiligen Erfahrungen massiv.

Dem Arzt wird in der Sprechstunde zwar oft berichtet, daß eine neurotische Depression die Folge der Heiratsunwilligkeit des Partners sei. Dem letzteren deswegen zur Heirat zu raten, dürfte indessen im Lichte katamnestischer Erfahrungen ein psychiatrischer Kunstfehler sein.

Für die Beratung und die Therapie von Neurosekranken sind vor allem *prognostische* Erwägungen maßgebend. In dieser Hinsicht ist nun ein Ergebnis bedeutungsvoll, das von der referierten Verlaufsforschung nicht gerade neu entdeckt, aber doch auf eine breitere Basis gestellt und mit neuen und differenzierteren Akzenten versehen worden ist: die Tatsache nämlich, daß Neurosen, die nach mehrjährigem manifestem Bestehen in ärztliche Untersuchung gelangen, sich nur selten später noch wesentlich verschlechtern — viel seltener jedenfalls als die Schizophrenien und wahrscheinlich auch als die Cycloidien. Nur ausnahmsweise führen solche Neurosen zu endogenen Psychosen, zu faßbaren chronischen Körperkrankheiten und zu psychogener Dauerinvalidität.

Darüber hinaus scheinen die oben angeführten prognostischen Regeln dem Arzt bis zu einem gewissen Grad Anhaltspunkte für die individuellen Besserungstendenzen des Einzelfalles zu vermitteln. Freilich sind sie mit großer Vorsicht zu verwenden: sie basieren nämlich fast durchwegs auf retrospektiven — und deswegen wohl teilweise unwillkürlich vom Nachuntersucher frisierten — Befunden und nicht auf umfassenden prospektiven Forschungen. Immerhin regen sie den Arzt dazu an, seine neurotischen Patienten nicht nur psychodynamisch, sondern auch psychopathologisch zu studieren. Nach Ansicht des Referenten ist die Psychogenese für das menschliche Verständnis wichtiger als für die Prognose des äußeren Krankheitsverlaufes.

Das bewußte oder unbewußte Bild, das sich der Arzt von der Prognose macht, beeinflußt zweifellos den Ton seiner Beratung und den Stil seiner Psychotherapie. Die Behandlung dürfte letzten Endes dem Kranken adäquater ausfallen, wenn der Therapeut von Anfang an über die prämorbide Persönlichkeit, über den Beginn der Störungen und über das psychopathologische Zustandsbild möglichst zutreffende Vorstellung erlangt. Die Frage z. B., ob die Stimmungslage des Patienten seinem Habitualzustand entspreche oder ob er verstimmt sei, spielt prognostisch eine eminente Rolle, wird aber ohne Drittauskünfte oft ebenso schwer zu entscheiden sein, wie die Frage nach den anderen soeben genannten prognostischen Kriterien. Den Patienten um sein Einverständnis zum Einholen solcher Auskünfte bei Angehörigen zu bitten, fällt dem Arzt in der ambulanten Praxis oft nicht leicht. Wenn er diese inneren Widerstände überhaupt überwinden will, muß er dies aber am Anfang der Therapie tun — später könnte es die Behandlung tatsächlich stören. — Eine solche Überlegung ist ein Beispiel dafür, daß die Verlaufsforschung das Interesse an der „klassischen" deskriptiven Psychopathologie auf neue Weise beleben kann — was nach unserer Ansicht keineswegs einen Rückschritt bedeutet.

Nicht selten wird die Frage gestellt, ob sich aus den Resultaten der Verlaufsforschung Einschränkungen hinsichtlich der Indikation zur regelmäßigen ambulanten Psychotherapie ergäben. Abgesehen von den zur Genüge diskutierten und praktisch unausweichlichen Phänomenen der Spontanselektion dürfte dies nun im allgemeinen kaum der Fall sein. Die Befürchtung z. B., durch intensive Psychotherapie bei neurotischen Patienten endogene Psychosen „auszulösen", erweist sich im allgemeinen als wenig begründet; besonders wenn diese Kranken beim ersten Kontakt mit dem potentiellen Psychotherapeuten bereits seit mehreren Jahren an manifesten Symptomen leiden, wie dies wohl heute noch für die meisten Fälle gilt. Leider werden übrigens chronifizierte Neurosen aus anderen Gründen allzu oft als ungeeignet für eine Psychotherapie betrachtet. Dabei sind es die chronischen und nicht die akuten Fälle, die schon FREUD in erster Linie psychoanalytisch behandeln wollte.

Da nicht ersichtlich ist, wieso eine ungünstige Spontanprognose (sie ist ja kaum je absolut ungünstig) eine Kontraindikation gegen eine Therapie darstellen sollte, lassen sich aus den Resultaten der Verlaufsforschung keine deutlichen Einschränkungen der Indikation zur regelmäßigen ambulanten Psychotherapie formulieren. Dagegen sind unter den Ergebnissen der Verlaufsstudien Warnsignale zu finden in bezug auf eine allzu freigiebige Indikation zur Hospitalisation — sei es nun ins allgemeine oder ins psychiatrische Krankenhaus. Denn die letzteren Maßnahmen „bahnen" leicht weitere Hospitalisierungen und schließlich gewisse Formen des neurotischen Hospitalismus. Wenn möglich, sollten deshalb nur solche Neurosekranke hospitalisiert werden, die sich oder ihre Angehörigen, insbesondere ihre Kinder, sozial, psychisch oder physisch gefährden — wobei wir uns freilich bewußt sind, daß „Gefährdung" kein scharf abgrenzbarer Begriff ist.

Damit bekommt die ambulante Neurosenbehandlung, abgesehen von ihrem individuellen Wert, noch eine öffentliche Bedeutung. Sollten nämlich die psychiatrischen Krankenhausbehandlungen weiterhin für die Patienten zugänglicher und weniger unangenehm werden und sollte die Bevölkerung der psychiatrischen Klinik allmählich vorurteilsfreier gegenüberstehen — was an sich beides zu wünschen ist —, so ist vorauszusehen, daß immer mehr Neurosekranke die Betten vital pflegebedürftiger Psychotiker und Alterskranker belegen werden. Diese Gefahr zeichnet sich jetzt schon ab, um so mehr, als diejenigen Kliniken, die Anmeldungen abweisen können, infolge ihres Personalmangels nur schwer der Versuchung widerstehen, leichtkranke Neurosen gegenüber pflegebedürftigen Psychosen zu bevorzugen. Auf der anderen Seite scheint der Kampf gegen unnötige Hospitalisierungen nicht aussichtslos zu sein — vorausgesetzt, daß die Gesellschaft den behandlungswilligen Neurosekranken leistungsfähige psychotherapeutische Ambulatorien zur Verfügung stellt.

Literatur *

(Ein (J) hinter der Nummer bedeutet, daß sich die Arbeit auf Kinder und Jugendliche bezieht.)

a) Verlaufsuntersuchungen an Reihen von Neurosekranken:

langfristige, durch Verfasser selber erhobene Katamnesen;
Beobachtungen über Reihen von langdauernden Psychotherapien.

* Den Herren Kollegen Prof. Dr. med. JULES ANGST, Psychiatrische Universitätsklinik Zürich; Dr. med. LUC CIOMPI, Clinique Psychiatrique Universitaire de Lausanne, und PD Dr. med. JOHANNES CREMERIUS, Psychosomatische Klinik der Justus Liebig-Universität Gießen, die mir ihre eigenen Literatursammlungen in uneigennütziger Weise zur Verfügung gestellt haben, sowie den zahlreichen anderen Kollegen, die mir bei dieser Arbeit behilflich gewesen sind, sei an dieser Stelle herzlich gedankt.

1. ADAM, R.: Beitrag zur Häufigkeit und Prognose psychogener Organkrankheiten. Analyt. Psychoth. u. Erziehungshilfe, Kongreßbericht, Berlin 1951, 74—75.
2. (J) ADAMS, S.: Interaction between individual interview therapy and treatment amenability in older youth authority wards. Monogr. No. 2, 27—44 (Board of Correction, State of California, Sacramento 1961).
3. ALEXANDER, F.: Five years report, 1932—37. Institute for Psychoanalysis, Chicago, 1937.
4. (J) ANNELL, ANNA-LISA: The prognosis of psychotic syndromes in children. A follow-up study of 115 cases. Acta psychiat. scand. **39**, 235—297 (1963).
5. (J) ANNERSLEY, P. T.: Psychiatric illness in adolescence: presentation and prognosis. J. ment. Sci. **107**, 268—278 (1961).
6. ARCHIBALD, H. C., and R. D. TUDDENHAM: Persistent stress-reaction after combat. A 20-year follow-up. Arch. gen. Psychiat. **12**, 475—481 (1965).
7. ASTRUP, CH., A. FOSSUM, and R. HOLMBOE: A follow-up study of 270 patients with acute affective psychoses. Acta psychiat. scand. **34**, Suppl. 135 (1959).
8. — Prognose der funktionellen Psychosen. T. norske Laege foren. **82**, 1573—1593 (1962) (norweg., engl. Resumé).
9. —, A. FOSSUM, and R. HOLMBOE: Prognosis in functional psychosis. Clinical, social and genetic aspects. Springfield, Ill.: Charles C. Thomas 1962.
10. AULD, F., and I. K. MYERS: Contribution to a theory for selecting psychotherapy patients. J. Clin. Psychol. **10**, 56—60 (1954).
11. BAERWOLFF, H.: Katamnestische Ergebnisse stationärer analytischer Psychotherapie. Z. psychosom. Med. **5**, 80—91 (1958).
12. BALSLEV-OLESEN, T., and E. GEERT-JORGESEN: The prognosis of obsessive-compulsive neurosis. Acta psychiat. scand. **34**, Suppl. 136, 232—241 (1959).
13. (J) BARBOUR, R. F.: Selected surveys prepared for the interclinic conferences. In: J. F. DAVIDSON (Ed.): Follow-up on child guidance cases. Ninth Child Guidance Inter-Clinic-Conference, London, 1951, pp. 49—59. (Zit. n. Levitt, E. E., 1957 b.)
14. (J) —, and C. J. BEEDELL: The follow-up of a child guidance clinic population. J. ment. Sci. **101**, 794—809 (1955).
15. BARENDREGT, I. T.: A psychological investigation of the effects of psychoanalysis and psychotherapy. In: BARENDREGT, I. T. (Ed.): Res. in psychodiagnostics. Paris: Mouton 1961.
16. BARRON, F., and T. F. LEARY: Changes in psychosomatic patients with and without psychotherapy. J. cons. Psychol. **19**, 239—245 (1955).
17. BARTLETT, MARION R.: A six-months follow-up of the effects of personal adjustment counseling of veterans. J. cons. Psychol. **14**, 393—394 (1950).
18. BAUMEYER, F.: Entwicklung und Reifung als Voraussetzung der Heilung. Z. psychosom. Med. **3**, 23—28 (1956).
19. BECK, D.: Vegetative Untersuchungen, Therapie und Prognose der Erschöpfungsdepressionen. Schweiz. Arch. Neurol. Psychiat. **90**, 370—391 (1962).
20. BEELI, A.: Psychotherapie-Prognose mit Hilfe der „Experimentellen Triebdiagnostik". Abhandlungen zur Experimentellen Triebforschung und Schicksalspsychologie. Hrsg. L. SZONDI. Nr. 4. Bern: Huber 1965.
21. (J) BENDER, L., and A. E. GRUGELT: A follow-up report on children who had atypical sexual experience. Amer. J. Orthopsychiat. **22**, 825—837 (1952).
22. BERGMANN, BÄRBELIES: Erfolgsstatistik der Individualtherapie. In: LEONHARD, K.: Individualtherapie der Neurosen. Jena: Fischer 1965, p. 261—283.
23. (J) BERLIN-HEIMENDAHL, SUSANNE, u. SIGRID ROSENBAUER-WILLEITNER: Zur Prognose neurotischer Verhaltensstörungen im Kindesalter. Münch. med. Wschr. **105**, 1328 bis 1331 (1963).
24. BERNER, P.: Das paranoische Syndrom. Monographien a. d. Gesamtgebiet d. Neurol. u. Psychiat. Berlin-Heidelberg-New York: Springer 1965 (Heft 110).
25. BIEN, E.: Die Angst vor dem Erröten. Zur Klinik u. Psychologie d. Ereuthophobie. Stuttgart: Enke 1930.
26. BLAIR, R., I. M. GILROY, and F. PILKINGTON: Some observation on outpatient psychotherapy; with a follow-up of 235 cases. Brit. med. J. **5014**, 318—321 (1957).

27. BOARD, F. A.: Patients and physicians judgement of outcome of psychotherapy in an outpatient clinic. Arch. gen. Psychiat. 185—196 (1959).
28. BOEHM, F.: Erhebung und Bearbeitung von Katamnesen. Zbl. Psychother. **14,** 17 (1942).
29. BOHMANN, F., u. G. ODSTEDT: Die Neurosenklientel in einer Nervenheilanstalt. Nord. Med. 2351—2354 (1939), schwed. m. engl. Resumé.
30. (J) BOLLEA, G., e R. STRAZZERI: Studi catamnestici in psichiatria infantile. Il gruppo degli instabili. Infanz. anorm. **24,** 508—520 (1953).
31. (J) — e R. TEPATTI: Résultats catamnestiques obtenus dans un groupe de 37 enfants caractériels. Sauvegarde, Numéro hors série, 91—94 (1959). (Zit. n. Cahn, R., 1962.)
32. BOND, E. D.: A review of the five years period following admission in one hundred and eleven mental patients. Amer. J. Insan. **77,** 385—394 (1921).
33. —, and F. I. BRACELAND: Prognosis in mental disease. Amer. J. Psychiat. **94,** 263—274 (1937).
34. BOOR, C. DE, u. E. KÜNZLER: Die psychosomatische Klinik und ihre Patienten. Erfahrungsbericht d. Psychosomat. Univ.-Klinik, Heidelberg. Bern: Huber u. Stuttgart: Klett 1963.
35. BOSTRØM, K., u. V. HOGILD: Nachuntersuchung weiblicher Patienten mit leichteren seelischen Störungen. Nord. Med. **47,** 775—784 (1952), dän. m. engl. Resumé.
36. (J) BOWLBY, I., M. AINSWORTH, M. BOSTON, and O. ROSENBLUM: The effects of mother-child-separation. A follow-up study. Brit. J. med. Psychol. **29,** 211—247 (1956).
37. (J) BRASK, B. M., and V. DAHL: The prognosis of mental disorders in children. Acta psychiat. scand. **34,** Suppl. **136,** 266—272 (1959).
38. BRAUCHLE, A.: Drei Jahre Klinik und Poliklinik der Massensuggestion. Münch. med. Wschr. **1929 II,** 1332—1335.
39. BRILL, N. Q.: A comparativ study of the effectiveness of psychotherapy. 6th Int. Congr. Psychother., London 1964.
40. — Results of psychotherapy. Calif. Med. **104,** 249—253 (1966).
41. —, and G. W. BEEBE: Follow-up study of psychoneuroses. Preliminary report. Amer. J. Psychiat. **108,** 417—425 (1951).
42. — — Psychoneuroses. Military application of a follow-up study. U.S. armed Forces med. J. **3,** 15—33 (1952).
43. — — A follow-up study of war neuroses. VA Med. Monographs, Washington 1955.
44. —, R. R. KOEGLER, L. J. EPSTEIN, and E. W. FORGY: Controlled study of psychiatric outpatient treatment. Arch. gen. Psychiat. **10,** 581—595 (1964).
45. —, and H. A. STORROW: Prognostic factors in psychotherapy. J. Amer. med. Ass. **183,** 913—916 (1963).
46. BRIXEN-RASMUSSEN, LILLI, T. NARVESTAD, and T. ØSTERGAARD: Sanatorium treatment of neuroses. A follow-up study of patients admitted during two years. Acta psychiat. scand. **34,** Suppl. **136,** 141—147 (1959).
47. (J) BROCK, H.: Vergleich zwischen psychotherapierten und unbehandelten kindlichen Bettnässern. Mschr. Kinderheilk. **100,** 86 (1951).
48. (J) BRONNER, AUGUSTA F.: Treatment and what happened afterwards. Amer. J. Orthopsychiat. **14,** 28—35 (1944).
49. (J) BROWN, I. L.: The follow-up procedure of an intermittent child-guidance clinic. Smith College, unpublished Master's Thesis (1931) (zit. b. Levitt, 1957).
50. (J) — Follow-up of children with atypical development (infantile psychosis). Amer. J. orthopsychiat. **33,** 855—861 (1963).
51. (J) BRUNOLD, H.: Beobachtungen und katamnestische Feststellungen nach im Kindesalter erlittenen Sexualtraumen. Praxis **51,** 965—971 (1962).
52. (J) CAHN, R., M. CAPUL et D. CAHN-FILACHET: Le devenir des enfants inadaptés. Bilan psychiatrique, intellectuel, scolaire et socioprofessionel chez 450 enfants, 8—12 ans après leur séjour en Centre d'Observation. Sauvegarde **16,** 7—8, 528—602 (1961).
53. (J) — L'Evolution des structures psychopathologiques des enfants inadaptés. À propos de l'étude catamnestique à 10 ans d'intervalle de 450 enfants ayant séjourné en Centre d'Observation. Psychiat. enfant. **5,** 255—316 (1962).
54. CAMPBELL, D. P.: The results of counseling: twenty-five years later. Philadelphia u. London: Saunders 1965.

55. CANESTRINI, L., e M. MORENO: Studio catamnestico delle personalità neurotiche. Collana di studi sui problemi medico-sociali, XLII, Roma 1957.
56. CAPPON, D.: The results of psychotherapy. An evaluation of analytical type psychotherapy in private practice. Verh. V. internat. Psychotherapiekongr. Wien 1961, Part II. Basel: Karger 1963, pp. 259—274.
57. CARMICHAEL, H. T., and I. H. MASSERMANN: Results of treatment in a psychiatric outpatient department. A follow-up study of 66 cases. J. Amer. med. Ass. **113**, 2292 to 2298 (1939).
58. CARP, E.: Die individual-psychologische Behandlungsmethode. LOCHEM, N. U. (Herausgeber): maatschapij „De Tijdstroom", 1938 (holländisch).
59. CARTER, A. B.: The prognosis of certain hysterical symptoms. Brit. med. J. **1**, 1076—1079 (1949).
60. CARTWRIGHT, D. S.: Success in psychotherapy as a function of certain actuarial variables. J. cons. Psychol. **19**, 357—363 (1955).
61. —, and I. L. VOGEL: A comparison of changes in psychoneurotic patients during matched periods of therapy and no therapy. J. cons. Psychol. **24**, 121—127 (1960).
62. CARUSO, I. A., u. H. I. URBAN: 1. Jahresbericht über die psychotherapeutische Ambulanz an der Nervenklinik Innsbruck. Wien. Z. inn. Med. **29**, 81—93 (1948).
63. CATTELL, I. P.: Pseudoneurotic schizophrenia: clinical course and social outcome. Int. Psychiat. Clin. **1**, 753—772 (1964).
64. CHRISTIAN, P., K. FINK-EITEL u. W. HUBER: Verlaufsbeobachtungen über 10 Jahre bei 100 Patienten mit vegetativen Herz- und Kreislaufstörungen. Z. F. Kreisl. Forsch. **55**, 342—357 (1966).
65. CIOMPI, L.: Hystérie et vieillesse; étude catamnestique. 63° congrès psychiat. neurol. de langne française, Lausanne 1965. (Compte rendu, p. 418—425.)
66. — Le vieillissement des hystériques; étude catamnestique. Encéphale **55**, 287—335 (1966).
67. CLAUDE, H.: La psychanalyse dans la thérapeutique des obsessions et des impulsions. Paris méd. **13**, 295—299 (1923).
68. COBB, ST.: Treatment of psychoneurosis and results of follow-up study. Mschr. Psychiat. Neurol. **120**, 316—325 (1950).
69. (J) COHEN, M., and E. DAVIS: Factors related to the outcome of treatment in a child-guidance clinic. Smith Coll. Stud. Soc. Work **5**, 212—214 (1934) (zit. nach LEVITT, 1957).
70. (J) COHEN, D. W., and M. L. CARPER: Long range prognosis of child-guidance clinic cases. Psychiat. Quart. Suppl. **19**, 20—47 (1947).
71. COMROE, B. I.: Follow-up study of 100 patients diagnosed as "neurosis". J. nerv. ment. Dis. **83**, 679—684 (1936).
72. (J) COOLIDGE, I.: A ten year follow-up study of sixty-six school-phobic children. Amer. J. Orthopsychiat. **34**, 675—684 (1964).
73. COON, G., and A. F. RAYMOND: A review of the psychoneuroses at Stockbridge. Austin Riggs Foundation Inc. 1940 (zit. nach WHEELER, 1950).
74. COOPER, I. E.: A study of behaviour therapy in thirty psychiatric patients. Lancet **1**, 411—415 (1963).
75. —, M. G. GELDER, and I. M. MARKS: Results of behaviour therapy in 77 psychiatric patients. Brit. med. J. **1965 I**, 1212—1225.
76. (J) CORBOZ, R. J.: Spätreife und bleibende Unreife. Eine Untersuchung über den psychischen Infantilismus anhand von 80 Katamnesen. Berlin: Springer 1967 (123 S.).
77. CORIAT, I. H.: Some statistical results of the psychoanalytic treatment of the psychoneuroses. Psychoanalyt. Rev. **4**, 209—216 (1917).
78. COWEN, E. L., and A. W. COMBS: Follow-up study of 32 cases treated by non-directive psychotherapy. J. abnorm. Psychol. **45**, 232—258 (1950).
79. CREMERIUS, J.: Die Beurteilung des Behandlungserfolges in der Psychotherapie. 523 acht- bis zehnjährige Katamnesen psychotherapeutischer Behandlungen von organneurotischen und psychosomatischen Erkrankungen. Monographien a. d. Gesamtgebiet d. Neurol. u. Psychiat. Berlin: Springer 1962.
80. — Die Prognose funktioneller Syndrome. Ein Beitrag zu ihrer Naturgeschichte. Stuttgart: Enke 1968.

81. (J) Cumming, Jean D.: A follow-up study of emotional symptoms in school children. Brit. J. Educ. Psychol. **16**, 163—177 (1946).
82. (J) Cunningham, I. M., M. H. Westermann, and I. Fischhoff: A follow-up study of patients seen in a psychiatric clinic for children. Amer. J. Orthopsychiat. **26**, 602—611 (1956).
83. Curran, D.: The problem of assessing psychiatric treatment. Lancet **2**, 1005—1009 (1957).
84. Degler, R., R. Diedrich, H. Enke u. H. H. Studt: 5-Jahres-Katamnesen stationär psychotherapeutisch behandelter Patienten. Münch. med. Wschr. **108**, 2280—2286 (1966), **109**, 467—471 u. 925—934 (1967).
85. Delius, L.: Kreislaufkrankheiten und Nierenkrankheiten bei Kriegsbeschädigten. Häufigkeit, Erscheinungsform und Verlauf. Arbeit u. Gesundheit, Heft 28. Leipzig: Thieme 1936.
86. — Zeitgeschehen, Kriegsschäden und Kreislaufstörungen. Lebensversicherungsmedizin **3**, 23 (1953).
87. Delkeskamp, H.: Langstrecken-Katamnesen von Zwangsneurosen. Acta psychiat. scand. **41**, 564—581 (1965).
88. Denker, P. G.: The prognosis of insured neurotics. N. Y. St. J. Med. **39**, 238—247 (1939).
89. — Results of treatment of psychoneurosis by the general practitioner. N. Y. St. J. Med. **46**, 2164—2166 (1946).
90. (J) De Sanctis, C.: La destinée des anormaux psychiques assistés dans les institutions romaines de 1933 à 1943. Sauvegarde, Nr. hors série, 102—103 (1951).
91. Dührssen, Annemarie: Die Überprüfung prognostischer Urteile bei psychogenen Erkrankungen. Z. Psychother. **2**, 174—186 (1952).
92. — Katamnestische Untersuchungen bei Patienten nach analyt. Psychotherapie. Z. Psychother. **3**, 167—170 (1953).
93. — Die Beurteilung des Behandlungserfolges in der Psychotherapie. Z. psychosom. Med. **3**, 201—210 (1957).
94. — Katamnestische Ergebnisse bei 1004 Patienten nach analytischer Psychotherapie. Z. psychosom. Med. **8**, 94—114 (1962).
95. (J) — Katamnestische Untersuchungen bei 150 Kindern und Jugendlichen nach analytischer Psychotherapie. Praxis Kinderpsychol. **13**, 241—255 (1964).
96. — Katamnestische Untersuchungen zur Gruppentherapie. Ergebnisse bei 270 behandelten Patienten 5 Jahre nach Abschluß der Therapie. Z. psychosom. Med. **10**, 120—126 (1964).
97. (J) — Wissenschaftliche und medizinalpolitische Aspekte in der Kinderpsychiatrie. Psychother. Psychosom. **13**, 47—57 (1965).
98. —, u. E. Jorswieck: Eine empirisch-statistische Untersuchung zur Leistungsfähigkeit psychoanalytischer Behandlung. Nervenarzt **36**, 166—169 (1965).
99. (J) Durham, Mary S.: Some observations concerning external criteria of success in psychotherapy. J. Psychol. **33**, 175—181 (1952).
100. Dymond, Rosalind F.: Adjustment changes in the absence of psychotherapy. J. cons. Psychol. **19**, 103—107 (1955).
101. (J) Eisenberg, L., K. C. Conners, and L. Sharpe: A controlled study of the differential application of outpatient psychiatric treatment for children. 6th Internat. Congr. Psychother., London 1964.
102. Eitinger, L.: Studies in Neurosis. Acta psychiat. neurol. scand., Suppl. **101** (1955).
103. — A follow-up study of neuroses. Acta psychiat. scand., Suppl. **106**, 265—275 (1956).
104. Eitingon, M.: Bericht über die Berliner psychoanalytische Poliklinik. Mit einem Vorwort von S. Freud. Leipzig, Wien u. Zürich: Internat. psychoanal. Verlag 1923.
105. — Zweiter Bericht über die Berliner psychoanalytische Poliklinik. Int. Z. Psychoanal. **10**, 229—240 (1924).
106. Elisséev, Y. I.: La dynamique clinique de la dépression réactive d'après les donnees de l'observation catamnestique. Z. nevropat. psychiat. (Moskau) **66**, 1841—1848 (1966). (Frz. Zus.fass.)
107. Ellis, A.: Outcome of employing three techniques of psychotherapy. J. clin. Psychol. **13**, 344—350 (1957).

108. (J) ELSON, A., C. PEARSON, C. D. JONES, and ELEANOR SCHUHMACHER: Follow-up study of childhood elective mutism. Arch. Gen. Psychiat. **13**, 182—187 (1965).
109. ENDICOTT, N. A., and J. ENDICOTT: "Improvement" in untreated psychiatric patients. Arch. Gen. Psychiat. **9**, 575—585 (1963).
110. ENKE, H., R. BLEICHER u. K. ÜBERLA: Psychotherapie und Intelligenz. IV. Katamnesenzusammenfassung. Prax. Psychother. **7**, 33—37 (1962).
111. — Der Verlauf in der klinischen Psychotherapie. Berlin: Springer 1965.
112. ERNST, K.: Die Prognose der Neurosen. 120 jahrzehntelange Katamnesen poliklinischer Fälle. Monographien a. d. Gesamtgebiet d. Neurol. u. Psychiat., Heft **85**. Berlin: Springer 1959.
113. — Neurotische und endogene Residualzustände. Arch. Psychiat. Z. Neurol. **203**, 61—84 (1962).
114. — Die psychiatrische Behandlung im Rückblick von Patient und Nachuntersucher. Nervenarzt **35**, 248—256 (1964).
115. — Wann besteht Verdacht auf eine schizophrene Psychose? Schweiz. med. Wschr. **94**, 776—780 (1964).
116. —, u. CÉCILE ERNST: 70 zwanzigjährige Katamnesen hospitalisierter neurotischer Patientinnen. Schweiz. Arch. Neurol. **95**, 359—415 (1965).
117. ERRERA, P., and J. V. COLEMAN: A long-term follow-up study of neurotic-phobic patients in a psychiatric clinic. J. nerv. ment. Dis. **136**, 267—271 (1963).
118. (J) EUZIÈRE, I., R. LAFON, I.-L. FAURE et MICHOUD: Recherches sur le pronostic des inadaptations juvéniles. Sauvegarde, Nr. hors série, 23—38 (1951).
119. FAIRWEATHER, G. W., R. SIMON, M. E. GEBHARD, E. WEINGARTEN, I. L. HOLLAND, R. SAUNDERS, B. STONE, and I. E. REAHL: Relative effectiveness of psychotherapeutic programs: a multilateral comparison of four programs for three different patient groups. Psychological Monographs **74**, No. 492 (1960).
120. FARR, C. B., and G. M. STEWART: Psychoneurosis in a hospital for mental disease. J. nerv. ment. Dis. **95**, 133—145 (1942).
121. FENICHEL, O.: Statistischer Bericht über die therapeutische Tätigkeit. In: Zehn Jahre Berliner psychoanalytisches Institut. Wien: Internat. psychoanalyt. Verlag 1930.
122. — Die Wirksamkeit der psychoanalytischen Therapie. Int. Z. Psychoanal. **23**, 37—42 (1937).
123. (J) FENTON, N., and R. WALLACE: Child guidance in California communities. J. Juv. Res. **22**, 43—60 (1938).
124. FISCHER, F.: Kopftrauma und Neurose. Z. Unfallmed. Berufskr. **51**, Nr. 3/4 (1958).
125. FLEISCHHAUER, H. J.: Die Prognose der funktionellen Herzbeschwerden. Katamnestische Untersuchungen über den Ausgang funktioneller Herzbeschwerden 10 Jahre nach Diagnosenstellung. Diss., München 1965.
126. FLEISCHHAUER-HARDT, HELGA: Die Prognose der funktionellen Magenbeschwerden. Diss., München 1963.
127. (J) FÖRSTER, E.: Über den spontanen Verlauf neurotischer Störungen im Kindesalter. Nervenarzt **26**, 285—287 (1955).
128. FRANK, J. D.: Persuasion and Healing. A comparative study of psychotherapy. London: Oxford University Press 1961.
129. —, E. H. NASH, A. R. STONE, and S. D. IMBER: Immediate and long-term symptomatic course of psychiatric out-patients. Amer. J. Psychiat. **120**, 429—439 (1963).
130. FREEMAN, TH.: Psycho-analytical psychotherapy in the national health service. Brit. J. Psychiat. **113**, 321—327 (1967).
131. FRIEDMANN, D. E. J., and J. T. SILVERSTONE: Treatment of phobic states by systematic desensitization. Lancet I, 470—472 (1967).
132. FRIEDMANN, I. H.: Short-term psychotherapy of phobia of travel. Amer. J. Psychother. **4**, 259—278 (1950).
133. FRIEDMANN, L. I.: Virginität in der Ehe. Forschungsergebnisse eines ärztlich-psychotherapeutischen Seminars über hundert Fälle nicht vollzogener Ehe. Psychol. Verständnis u. med. Praxis. Herausgegeben von M. Balint u. A. Mitscherlich. Bd. 2. Bern: Huber u. Stuttgart: Klett 1963.

134. Friesen, H., and W. A. Mann: Follow-up study of hysterical amblyopia. Amer. J. Ophthal. **62**, 1106—1115 (1966).
135. Friess, C., and M. I. Nelson: Psychoneurosis five years later. Amer. J. med. Sci. **203**, 539—558 (1942).
136. Fry, I.: What happens to our neurotic patients? Practitioner **185**, 85—89 (1960).
137. Fuller, R. G.: What happens to mental patients after discharge from hospital? Psychiat. Quart. **9**, 95—104 (1935).
138. (J) Galm, D.: Katamnestische Erhebungen der psychosomatischen Beratungsstelle über die Jahre 1954—1956. 2. Tätigkeitsbericht d. psychosomat. Beratungsstelle f. Kinder b. d. Univ.-Kinderpoliklinik, München, 1955—1961.
139. Garfield, S. L., and M. Kurz: Evaluation of treatment and related procedures in 1216 cases referred to a mental hygiene clinic. Psychiat. Quart. **26**, 414—424 (1952).
140. (J) Gartmann, Andrea: Zur Prognose verwahrloster Jugendlicher. Schweiz. Arch. Neurol. **96**, 68—96 (1965).
141. Gatfield, P. D., and S. B. Guze: Prognosis and differential diagnosis of conversion reactions. A follow-up study. Dis. nerv. Syst. **23**, 623—631 (1962).
142. Gelder, M. G.: Assessment of Behaviour Therapy. Proc. roy. Soc. Med. **58**, 525—529 (1965).
143. —, J. M. Marks, and H. H. Wolff: Desensitization and psychotherapy in the treatment of phobic states: a controlled inquiry. Brit. J. Psychiat. **113**, 53—73 (1967).
144. Gerz, H. O.: The treatment of the phobic and the obsessive-compulsive patient using paradoxical intention sec. V. E. Frankl. J. Neuropsychiat. (Chicago) **3**, 375—378 (1962).
145. Giel, R.: Een catamnestisch onderzoek van 100 neurotische Patiënten. Diss., Groningen 1965.
146. —, R. S. Knox, and G. M. Carstairs: A five years follow-up of 100 neurotic outpatients. Brit. med. J. II, 160—163 (1964).
147. Gittleson, N.: The Fate of obsessions in depressive psychosis. Brit. J. Psychiat. **112**, 705—708 (1966).
148. — Depressive psychosis in the obsessional neurotic. Brit. J. Psychiat. **112**, 883—887 (1966).
149. Goldfarb, A. J., and Helen Turner: Psychotherapy of aged persons. II. Utilization and effectiveness of "brief" therapy. Amer. J. Psychiatr. **109**, 916—921 (1953).
150. (J) Gollander, Barbara: A study of overinhibited and unsocialized aggressive children. III. Later adjustment. Unpublished Master's Thesis, Smith College 1944 (zit. nach Levitt, 1957).
151. Göring, M. H.: Erfolgsmöglichkeiten der Psychotherapie. Zbl. Psychother. **8**, 219—227 (1935).
152. Gottschalk, L. A., P. Mayerson, and A. A. Gottlieb: Prediction and evaluation of outcome in an emergency brief psychotherapy clinic. J. nerv. ment. Dis. **144**, 77—96 (1967).
153. Götz, R., E. Schröder u. J. Schröder: Beschwerden in der Herzgegend. Münch. med. Wschr. **103**, 2068—2075 (1961).
154. Grant, R. T.: Observations on the after histories of men suffering from the effort syndrome. Heart **12**, 121 (1925/26).
155. Greer, H. S., and R. H. Cawley: Some observations on the natural history of neurotic illness. Australian med Ass., Mervyn Archdall med. Monogr. Nr. 3. Glebe, N. S. W.: Austral. Publ. Co. ltd., 1966.
156. Grimshaw, L.: The outcome of obsessional disorder. A follow-up study of 100 cases. Brit. J. Psychiat. **3**, 1051—1056 (1965).
157. Gutheil, E.: Ergebnisse der aktiven analytischen Impotenztherapie. Zschr. Sex.-Wiss. **14**, 412—426 (1928).
157 a. Guttmann, E., and E. Thomas: Publ. Health Med. Subjects No. 93; Ministry of Health Reports, H.M.S.O., London 1946 (zit. n. Greer u. Cawley, 1966).
158. Hain, J. D., R. H. G. Butcher, and J. Stevenson: Systematic desensitization therapy: an analysis of results in twenty-seven patients. Brit. J. Psychiat. **112**, 295—307 (1966).

159. HAMILTON, D. M., and J. H. WALL: Hospital treatment of patients with psychoneurotic disorders. Amer. J. Psychiatr. **98**, 551—557 (1941—42).
160. —, M. J. VARNEY, and J. H. WALL: Hospital treatment of patients with psychoneurotic disorders. Amer. J. Psychiat. **99**, 243—247 (1942).
161. (J) HARBAUER, H.: Katamnestische Studie verhaltensgestörter und psychogen-funktionell erkrankter Kinder. Habilitationsschrift, Köln 1960.
162. (J) HARE, MARJORIE K.: Shortened treatment in a child guidance clinic: the results in 119 cases. Brit. J. Psychiat. **112**, 613—616 (1966).
163. HARDCASTLE, DOROTHY H.: A follow-up study of one hundred cases made for the department of psychological medecine. J. ment. Sci. **80**, 536—549 (1934).
164. HARRIS, A.: The prognosis of anxiety states. Brit. med. J. 1938/II, 649—654.
165. — A comparative study of results in neurotic patients treated by two different methods. J. ment. Sci. **100**, 718—721 (1954).
166. HASTINGS, D. W.: Follow-up results in psychiatric illness. Amer. J. Psychiat. **114**, 1057—1066 (1958).
167. (J) HEALY, V., A. F. BRONNER, E. M. BAYLOR, and J. P. MURPHY: Reconstruction behaviour in youth: a study of problem children in foster families. New York: Knopf, 1929 (zit. n. E. LEVITT, 1957 b).
168. — — Treatment and what happened afterward. Boston, Judge Baker Guidance Clinic, 1939 (zit. n. E. LEVITT, 1957 b).
169. (J) HEGE, MARIANNE, u. RENATE BIRCHLMAIER: Katamnestische Untersuchung über 5jährige Beratungsarbeit an einer öffentlichen Erziehungsberatungsstelle. Prax. Kinderpsychol. **14**, 141—146 (1965).
170. HEILBRUNN, G.: Results with psychoanalytic therapy. Report of 241 cases. Amer. J. Psychother. **17**, 427—435 (1963).
171. HELSBORG, H. C.: Psychiatric investigations of patients in a medical department. Acta psychiatr. scand. **33**, 303—335 (1958).
172. (J) HEUYER, G.: Enquête sur le pronostic des troubles du caractère chez l'enfant et enquête de contrôle. A Criança Port. (morfol., psicol., médicopaed.) 203—220 (1953/54).
173. HEYER, G. R., u. K. BÜGLER: Möglichkeiten und Grenzen der Psychotherapie bei Organneurosen. Dtsch. Z. Nervenheilk. **98**, 123—150 (1927).
174. HOCH, P. H., J. P. CATTELL, M. P. STRAHL, and H. H. PENNES: The course and outcome of pseudoneurotic schizophrenia. Amer. J. Psychiat. **119**, 106—115 (1962).
175. HOLT, SHIRLEY M.: Prognostic factors in psychoneurosis, mixed type. Unpubl. Ph. D. Thesis, Univ. of Minnesota, 1955.
176. (J) HOPKINS, C. D., and A. R. HAINES: A study of 100 problem children for whom foster care was advised. Amer. J. Orthopsychiat. **1**, 107—119 (1931).
177. HOPPE, CHRISTA: Katamnestische Untersuchungen zum Problem der sogenannten „Manager-Krankheit". Psychiatr. Neurol. med. Psychol. (Lpz.) **13**, 123—128 (1961).
178. HUDDLESON, J. H.: Psychotherapy in two hundred cases of psychoneurosis. Milit. Surg. **60**, 161—170 (1927).
179. INGRAM, J. M.: Obsessional illness in mental hospital patients. J. ment. Sci .**107**, 382—402 (1961).
180. (J) IRGENS, E. M.: Must parents' attitudes be modified in order to bring about adjustment in problem children? Smith Coll. Studies Soc. Wk. **7**, 17—45 (1936).
181. (J) ISEMANN, K.: Bericht über die Abteilung für jenseits der Pubertät stehende Psychopathen im Jugendsanatorium Nordhausen a. Harz. Z. Kinderforsch. **32**, 1—17 (1926).
182. JÄGER, H.: Die Prognose der sog. vegetativen Dystonie. Katamnestische Untersuchung über den Ausgang der sog. vegetativen Dystonie, zehn Jahre nach der Diagnosestellung. Diss., München 1962.
183. JACOBS, H., W. R. RUSSELL: Functional disorders. Brit. med. J. **11**, 346 (1961).
184. JENKINS, R. L., E. L. BEMISS, and M. LORR: Duration of hospitalization, readmission rate and stability of diagnoses in veterans hospitalized with neuro-psychiatric diagnoses. Psychiat. Quart. **27**, 59—72 (1953).
185. JILEK, W. G.: The residual dimension. A study of residual syndromes in veterans with chronic psychiatric illness. Diss., McGill Univ., Montreal, Canada 1966.

186. Johnson, J.: Prognosis of disorders of sexual potency in the male. J. psychosom. Res. **9**, 195—200 (1965).
187. Jolly, Ph.: Über den weiteren Verlauf hysterischer Reaktionen bei Kriegsteilnehmern. Arch. Psychiat. **89**, 589—643 (1930).
188. Jones, E.: Report of the clinic work 1926—1936. In: The London clinic of psychoanalysis, decennial report, 1926—1936, London 1936.
189. Jones, H. G.: The behavioural treatment of enuresis nocturna, in H. Eysenck, ed.: Behaviour therapy and the neuroses. London: Pergamon Press 1960, pp. 377—403.
190. Jores, A.: Psychotherapie als Behandlungsmethode in der internen Klinik. Klin. Wschr. **35**, 786—791 (1957).
191. Joyston-Bechal, M. P.: The clinical features and outcome of stupor. Brit. J. psychiat. **112**, 967—981 (1966).
192. Kamin, J., and Jeanne Caughlan: Subjective experiences of outpatient psychotherapy — a follow-up study. Amer. J. Psychother. **17**, 660—668 (1963).
193. (J) Kane, Ruth P., and G. S. Chambers: Improvement — real or apparent? A seven-year follow-up of children hospitalized and discharged from a residential setting. Amer. J. Psychiat. **117**, 1023—1026 (1961).
194. Kanter, A.: Klinische Neurosestudien. Nord. psykiatr. Medlemsbl. **11**, 95—108 (1957) (norweg. mit engl. Zusfass.).
195. Kay, D. W. K., Vera Norris, and F. Post: Prognosis in psychiatric disorders of the elderly. J. ment. Sci. **102**, 129—140 (1956).
196. Kedward, H. B., and B. Cooper: Neurotic disorders in urban practice. A three year follow-up. J. Coll. gen Practit. **12**, 148—163 (1966).
197. Kenyon, F. E.: Hypochondriasis, a clinical study. Brit. J. Psychiat. **110**, 478—488 (1964).
197 a. Kessel, L., and H. T. Hyman: The value of psychoanalysis as a therapeutic procedure. J. Amer. med. Ass. **101**, 1612—1615 (1933).
198. Kind, H., u. M. Rotach-Fuchs: Die Bedeutung der psychotherapeutischen und medikamentösen stationären Behandlung im langen Verlauf neurotischer Syndrome. In diesem Band.
199. King, A., and J. C. Little: Thiopentone treatment of the phobic anxiety-depersonalization syndrome. Proc. roy. Soc. Med. **52**, 595—596 (1959).
200. — Phenelzine treatment of Roth's calamity syndrome. Med. J. Austr. **49**, 879—883 (1962).
201. Klajn, V., and D. Petrović: Clinical Psychotherapy. Neuropsihijatrija **5**, 34—41 (1957).
202. Kleinsorge, H., u. G. Klumbies: Psychotherapie in einer medizinischen Universitäts-Poliklinik. Ärztl. Wschr. **1950**, 665—668.
203. — — Kritische Prüfung einer Stichprobe von 100 Psychotherapiefällen. Dtsch. Gesundh.-Wes. **42**, 1298—1309 (1957).
204. — — Psychotherapie in Klinik und Praxis. München-Berlin: Urban- u. Schwarzenberg 1959.
205. Klumbies, G.: Internistische Erfolgsstatistik unterschiedlicher psychotherapeut. Methoden. Int. J. soc. Psychiat. **5**, 151—152 (1959).
206. Knapp, P. H., S. Levin, R. H. McCarter, H. Wermer, and Elisabeth Zetzel: Suitability for psychoanalysis. A review of one hundred supervised analytic cases. Psychoanal. Quart. **23**, 459—477 (1960).
207. Knight, R. P.: An evaluation of the results of psychoanalytic therapy. Amer. J. Psychiat. **98**, 434—446 (1941).
208. Knobloch, F., H. Junova, E. Martinikova, and M. Schanilcova: Results of psychotherapy in the service for the rehabilitation of neurotics in Lobec. Activ. Nerv. Sup. (Praha) **5**, 36—43 (1963) (tschechisch).
209. Kobayashi, J.: A catamnestic study of neurosis. Psychiat. Neurol. jap. **62**, 1414—1433 (japanisch, engl. Zusfassg.).
210. Köhler, A.: Funktionelle Gangstörungen. Z. psychosom. Med. **1**, 193—200 (1955).
211. — Statistische Untersuchungen einiger prognostischer Merkmale. Z. psychosom. Med. **11**, 137—146 (1965).
212. Köndgen, R., u. K. Überla: Einjahreskatamnesen von 150 stationär psychotherapeutisch behandelten Patienten. Psychother. med. Psychol. **12**, 246—252 (1962).

213. Kogan, L. S., J. M. Hunt, and P. Bartelme: A follow-up study of the results of social case-work. Family Service Ass. of America, New York 1953.
214. Kolle, K.: Psychotherapie. Vorlesungen zur Einführung in das Wesen und die Probleme der seelischen Krankenbehandlung. Basel-New York: Karger 1953.
215. Kouliev, J. L.: Sur la dynamique clinique des psychopathies appelleés organiques (d'après les donneés catamnestiques). Zurnal nevropatologii psichiatrii (Korsakow) **64**, 730—735 (1964) (russisch, franz. Zusfg.).
216. Kraepelin, E.: Psychiatrie, Bd. IV, 3. Teil, 8. Aufl. Leipzig: J. A. Barth 1915.
217. Krapf: Über die Behandlung der Kriegsneurosen. Vortrag a. d. 21. Vers. mitteldtsch. Psychiater u. Neurol., Leipzig, 27. 10. 1918. Zbl. ges. Neurol. **17**, 486 (1919).
218. Kraulis, W.: Zur Vererbung der hysterischen Reaktionsweise. Z. ges. Neurol. Psychiatr. **136**, 174—258 (1931).
219. Kringlen, E.: The prognosis in obsessional illness. A follow-up study. Acta psychiat. scand. **40**, Suppl. **180**, 155—157 (1965).
220. — Obsessional neurotics. A long-term follow-up. Brit. J. Psychiat. **111**, 709—722 (1965).
221. Kronfeld, A.: Über psychische Impotenz. Nervenarzt **2**, 521—532 (1929).
222. Ladee, G. A.: Hypochondrische Syndromen. Doctoral Thesis. Amsterdam 1961.
223. — Hypochondriacal syndromes. Amsterdam: Elsevier 1966.
224. Lakochina, N. D., et B. A. Tselibeev: Catamnèse des malades souffrant de névroses, d'états d'obsession et de psychasthénie. Zurnal nevropatologii i psichiatrii (Korsakow) **61**, 1534—1537 (1961) (russisch, mit franz. Zus.fassg.).
225. Landis, C.: A statistical evaluation of psychotherapeutic methods. In: L. E. Hinsie: Concepts and problems of psychotherapy. London: Heinemann u. New York: Columbia University Press 1938.
226. Lang, P. J., and A. D. Lazovik: The experimental desensitization of a phobia. In: H. J. Eysenck (ed.): Experiments in behaviour therapy. Oxford: Pergamon Press, 1964, pp. 40—50.
227. (J) Langen, D.: The psychotherapy of puberal crisis from the point of view of their subsequent development. Psychother. Psychosom. **13**, 285—291 (1965).
228. (J) — Die Psychotherapie der Pubertätskrisen unter dem Gesichtspunkt ihrer Weiterentwicklung. Med. Welt **52**, 2917—2920 (1965).
229. — Faktoren der Spontanheilung bei psychoreaktiven Störungen. Acta psychiat. scand. **41**, 428—435 (1965).
230. (J) — u. A. Jaeger: Die Pubertätskrisen und ihre Weiterentwicklungen. Eine katamnestische Untersuchung. Arch. Psychiatr. Nervenkr. **205**, 19—36 (1964).
231. — u. H. Veit: Katamnesen nach stationärer Psychotherapie. Z. Psychother. **4**, 281—296 (1954).
232. — u. R. Volhard: Mehrdimensionale Psychotherapie. Erfahrungsbericht von 200 ambulanten psychotherapeutischen Behandlungen. Z. Psychother. **3**, 1—18 (1953).
233. Langfeldt, G.: Bidrag Eil Studiet av tvangsfenomenenes forekomst, genese, klinikk og prognose. Tidsskr. norske laegef. **13**, 822—846, 887—899, 951—961 (1936) (norw.).
234. Lapité, A.: La catamnèse des malades souffrant d'obsessions. Z. Nevropat. Psichiat. **60**, 1324—1328 (1960) (russ. m. franz. Résumé).
235. Lasky, J. J., G. L. Hover, P. A. Smith, D. W. Bostian, S. C. Duffendack, and C. L. Nord: Posthospital adjustment as predicted by psychiatric patients and by their staff. J. cons. Psychol. **23**, 213—218 (1959).
236. (J) Lazarus, A. A.: The elimination of childhood phobias by deconditioning. In: H. Eysenck (ed.): Behaviour therapy and the neuroses. Pergamon Press: London 1960, p. 114—122.
237. — Group therapy of phobic disorders by systematic desensitization. J. abnorm. soc. Psychol. **63**, 504—510 (1961).
238. The results of behaviour therapy in 126 cases of severe neurosis. Behav. Res. Ther. **1**, 69—79 (1963).
239. Lee, P. R., and M. G. Kenworthy: Mental hygiene and social work. New York: Commonwealth Fund 1929 (zit. nach Levitt, 1957).

240. (J) Lehnhardt, K.: Praktische Erfahrungen mit offenen Elterngruppen in einer Erziehungsberatungsstelle. Bericht anhand einer katamnestischen Elternbefragung. Prax. Kinderpsychol. **14**, 125—140 (1965).
241. (J) Lehrman, L. J., M. Sirluck, B. J. Black, and S. J. Glick: Success and failure of treatment of children in the child guidance clinics of the jewish branch of guardians. New York City. Jewish Bd. Guard. Res. Monogr. Nr. 1 (1949). Zit. nach Levitt, 1957 (s. Abschn. b).
242. Levenstein, S., D. F. Klein, and M. Pollack: Follow-up study of formerly hospitalized voluntary psychiatric patients; the first two years. Amer. J. Psychiat. **122**, 1102—1109 (1966).
243. Levey, A. B., and C. M. Smith: Follow-up and the measurement of change in psychiatric patients. A study based on patients self-reports. Acta psychiat. scand. **41**, 236—250 (1963).
244. (J) Levitt, E. E., H. R. Beiser, and R. E. Robertson: A follow-up evaluation of cases treated at a community child guidance clinic. Amer. J. Orthopsychiat. **29**, 337—347 (1959).
245. (J) — Psychotherapy with children, a further evaluation. Behav. Res. Ther. **1**, 45—51 (1963).
246. Lewis, A.: Problems of obsessional illness. Proc. roy. Soc. Med. **29**, 325—336 (1936).
247. Lewis, E. P., and D. G. McKerracher: The diagnosis and treatment of neurotic disorders. Canad. med. Ass. J. **41**, 366—373 (1939).
248. Linneman, E.: On anxiety states. Acta psychiat. neurol. Scand. **34**, Suppl. 136, 153—164 (1959).
249. Ljungberg, L.: Hysteria. A clinical, prognostic and genetic study. Acta psychiat. scand. **32**, Suppl. 112 (1957).
250. Lo, W. H.: A follow-up study of obsessional neurotics in Hong-Kong Chinese. Brit. J. Psychiat. **113**, 823—832 (1967).
251. Lockhart, H. B.: Globus hystericus, a follow-up study. Canad. med. Ass. J. **84**, 316—318 (1961).
252. Luborsky, L., and H. Strupp: Research problems in psychotherapy. A 3 year follow-up. In: Conference on research in psychotherapy. Ed. by H. Strupp and L. Luborsky, Washington DC. Amer. Psychol. Ass., 1962.
253. Ludwig, A. M., and J. Levine: A controlled comparison of five brief treatment techniques employing LSD, hypnosis and psychotherapy. Amer. J. Psychiat. **19**, 417—435 (1965).
254. Luff, Mary, and M. Garrod: The after-results of psychotherapy in 500 adult cases. Brit. med. J. **2**, 54—59 (1935).
255. (J) Lutz, J.: Langfristig beobachtete Lebensläufe psychisch auffälliger Kinder. In: H. Stutte (Hrsg.): Jb. f. Jugendpsychiatrie und ihre Grenzgebiete. Bd. V. Bern: Huber 1967, pp. 47—56.
256. (J) Maas, H. S. et al.: Socio-cultural factors in psychiatric clinic services for children. Smith Coll. Stud. Soc. Wk. **25**, 1—90 (1955) (zit. nach Levitt, 1957).
257 (J) Maberly, G., and B. Sturge: After-results of child guidance. Brit. med. J. **1**, 1130—1134 (1939) (zit. nach Levitt, 1957).
258. Malan, D. H.: Psychoanalytische Kurztherapie. Eine kritische Untersuchung. Bern: Huber und Stuttgart: Klett 1965.
259. Marks, J. M., and M. G. Gelder: A controlled retrospective study of behaviour therapy in phobic patients. Brit. J. Psychiat. **111**, 561—573 (1965).
260. Masserman, J. H., and H. T. Carmichael: Diagnosis and prognosis in Psychiatry. With a follow-up study of the results of short term general hospital therapy of psychiatric cases. J. ment. Sci. **84**, 893—946 (1938).
261. (J) Masterson, J. F.: Prognosis in adolescent disorders. Amer. J. Psychiat. **114**, 1097—1103 (1958) (zit. nach L. N. Robins, 1966).
262. Matz, P. B.: Outcome of hospital treatment of ex-service patients with nervous and mental disease in the U. S. Veterans' Bureau. U. S. Vet. Bur. Med. Bull. **5**, 829—842 (1929).

263. McNair, D. M., M. Lorr, H. H. Young, J. Roth., and R. W. Boyd: A three year follow up of psychotherapy patients. J. clin. Psychol. 20, 258—264 (1964).
264. McPartland, T. S., and R. H. Richart: Social and clinical outcomes of psychiatric treatment. Arch. gen. psychiat. **14**, 179—184 (1966).
265. (J) Mertz, A. W.: Follow-up study of adolescent patients admitted to Hawaii State Hospital in 1957 and 1958. Hawaii med. J. **23**, 189—197 (1964).
266. (J) Meyer, J. E., u. H. Dittmar: Katamnestische Untersuchungen an jugendlichen Fortläufern. Z. Psychother. med. Psychol. **12**, 49—58 (1962).
267. Meyer, V., and M. G. Gelder: Behaviour therapy and phobic disorders. Brit. J. Psychiat. **109**, 19—28 (1963).
268. (J) Meyerhoff, H.: Katamnestische Untersuchungen bei Encopresis. In: H. Stutte (Hrsg.): Jb. f. Jugendpsychiat. u. ihre Grenzgebiete, Bd. V. Bern: Huber 1967, pp. 71—76.
269. (J) Michael, C. M.: Follow-up studies of introverted children. III: Relative incidence of criminal behaviour. J. Crimin. Law (Chicago) **47**, 412—422 (1956).
270. (J) —, D. P. Morris, and E. Soroker: Follow-up study of shy, withdrawn children. II: relative incidence of schizophrenia. Amer. J. Orthopsychiat. **27**, 331—337 (1957).
271. Middendorp-Moor, Verena: Katamnestische Untersuchungen nach poliklinisch durchgeführten Kurzpsychotherapien. Psyche **10**, 662—675 (1957).
272. Miles, H. H. W., E. L. Barrabee, and J. E. Finesinger: Evaluation of psychotherapy. With a follow-up study of 62 cases of anxiety neurosis. Psychosom. Med. **13**, 83—105 (1951).
273. (J) Mooney, M., and H. L. Witmer: Problem children who later became psychotic. Smith. Coll. Stud. Soc. Wk. **2**, 109—150 (1932).
274. (J) Moorhead, H. H., and J. F. O'Neil: Results of hospital treatment of adolescent girls. Dis. nerv. Syst. **26**, 769—776 (1965).
275. (J) Morris, D. P., and E. A. Soroker: A follow-up study of a guidance clinic waiting list. Ment. Hyg. **37**, 84—88 (1953).
276. (J) —, E. Soroker, and G. Burrus: Follow-up studies of shy, withdrawn children. I. Evaluation of later adjustment. Amer. J. Orthopsychiat. **24**, 743—754 (1954).
277. (J) Morris, H. H., P. J. Escoll, and W. Wexler: Aggresive behaviour disorders of childhood: a follow-up study. Amer. J. Psychiat. **112**, 991—997 (1956).
278. Mosak, H. H.: Evaluation in psychotherapy; a study of some current measures. Ph. D. Diss., Univ. Chicago, 1950.
279. (J) Moses, Jane: A study of overinhibited and unsocialized aggressive children. Part IV: the later adjustment of unsocialized aggressive children. Unpubl. Master's Thesis, Smith College 1944 (zit. b. Levitt, 1957).
280. Müller, Ch.: Vorläufige Mitteilung zur langen Katamnese der Zwangskranken. Nervenarzt **24**, 112—115 (1953).
281. — Der Übergang von Zwangsneurosen in Schizophrenie im Lichte der Katamnese. Schweiz. Arch. Neurol. Psychiat. **72**, 218—225 (1953).
282. (J) — Zur Katamnese der Enuresis nocturna. Schweiz. Arch. Neurol. Psychiat. **75**, 172 bis 180 (1955).
283. — Weitere Beobachtungen zum Verlauf der Zwangskrankheit. Mschr. Psychiat. Neurol. **133**, 80—94 (1957).
284. Neustatter, W.: The results of fifty cases treated by psychotherapy. Lancet **228**, 796 to 799 (1935).
285. Okumura, N.: Japanische Psychotherapie und Zen. Kongr.ber. dtsch. allg. ärztl. Ges. Psychother., 183—202 (1941).
286. (J) O'Neal, P., J. Bergmann, and J. Schaefer: The relation of childhood behaviour problems to adult psychiatric status: A 30-years follow-up study of 262 subjects. Scientific papers and discussions, Amer. psychiat. Assoc., District branches publ. No. 1, VII, 99—117, Washington D. C. 1960.
287. (J) —, and L. N. Robins: The relation of childhood behaviour problems to adult psychiatric status. A 30-years follow-up study of 150 subjects. Amer. J. Psychiat. **114**, 961—969 (1958).

288. (J) O'Neal, P., and L. N. Robins: Childhood patterns predictive of adult schizophrenia: A 30-years follow-up study. Amer. J. Psychiat. **115,** 385—391 (1958).
289. (J) —, J. Schaefer, J. Bergmann, and L. N. Robins: A psychiatric evaluation of adults who had sexual problems as children: A 30-year follow-up study. Human Organisation **19,** 32—39 (1960).
290. Oserezkovski, D.: Die Behandlung der Zwangsneurosen durch Kollektivpsychotherapie. Žurnal nevropatologii psichiatrii **20,** 587—594 (1927) (russ.).
291. (J) Pasamanicke, B., F. Knobloch, and J. Lilienfeld: A follow-up study of patients seen in a psychiatric clinic for children. Amer. J. Orthopsychiat. **26,** 602—612 (1956).
292. Pascal, G., C. Swensen, D. Feldman, M. Cole, and J. Bayard: J. cons. Psychol. **17,** 163 (1953) (zit. n. Greer u. Cawley, 1966).
293. Paulett, J.: Lancet **2,** 36 (1956) (zit. n. Greer u. Cawley, 1966).
294. Pauser, H.: Erfahrungen mit der „gestuften Aktivhypnose" nach Kretschmer. Svenska Läk.-Tidn. **60,** 377—385 (1963).
295. Peck, R. E.: Comparison of adjunct group therapy with individual psychotherapy. Arch. Neurol. **62,** 173—177 (1949).
296. (J) Perez-Reyes, M. et al.: The diagnostic evaluation process. A follow-up of 49 children studied in an outpatient clinic. Arch. gen. Psychiat. **16,** 609—620 (1967).
297. Perley, M. J., and S. B. Guze: Hysteria. The stability and use fulness of clinical criteria. A quantitative study based on a follow-up period of six to eight years in 39 patients. New Engl. J. Med. **266,** 421—426 (1961).
298. (J) Phillips, E. L.: Psychotherapy, a modern theory and practice. London: Staples Press 1957.
299. (J) — Parent-child psychotherapy: A follow-up study comparing two techniques. J. Psychol. **49,** 195—202 (1960).
300. (J) Piecha, W.: Die Lebensbewährung der als „unerziehbar" entlassenen Fürsorgezöglinge. Göttinger rechtswissenschaftl. Studien, Bd. 27. Göttingen: Schwarz 1957.
301. Pivarova, G. N.: Les données de l'examen catamnestique des malades souffrant des formes prolongées de l'état reactif. Z. nevropatologii i psichiatrii **60,** 896—900 (1960) (russ., franz. Résumé).
301 a. Plag, J. A., and R. J. Arthur: Psychiatric re-examination of unsuitable naval recruits: a two years follow-up. Amer. J. Psychiat. **122,** 534—541 (1965).
302. Pollitt, J. D.: Natural history of obsessional states. A study on 150 cases. Brit. med. J. **1,** 194—198 (1957).
303. — Natural history studies in mental illness. J. ment. Sci. **106,** 93—113 (1960).
304. (J) Popella, E.: Psychogener Mutismus bei Kindern. Nervenarzt **31,** 257—263 (1960).
305. Post, F.: The significance of affective symptoms in old age. A follow-up study of 100 patients. Maudsley Monographs, X. London: Oxford Univ. Press 1962, 161 S.
306. (J) Powers, E.: An experiment in prevention of delinquency. Ann. Amer. Acad. Pol. Soc. Science, 1949, 77—88.
307. (J) —, and H. Witmer: An experiment in the prevention of delinquency. The Cambridge-Sommerville youth study. New York: Columbia Univ. Press 1951.
308. Rasch, P. J.: Om postpuerperale anankasmer. Nord. psychiat. Medlemsbl. **12,** suppl. 1, 157—163.
309. Rennie, T. A. C.: Prognosis in the psychoneuroses: benign and malignant developments. In: Zubin, J., and P. H. Hoch: Current problems in psychiatric diagnosis. New York 1953.
310. (J) Rexford, E. N., M. Schleifer, and S. T. van Amerongens: A follow-up of a psychiatric study of 57 antisocial young children. Ment. Hyg. (N. Y.) **40,** 196—214 (1956).
311. (J) Richards, E. L.: Following the hypochondriacal child for a decade. J. Pediat. **18,** 528—537 (1941).
312. Riess, B. F., and L. W. Brandt: What happens to applicants for psychotherapy? Community mental health (Lexington) **1,** 175—180 (1965).
313. Riggs, A. F., and W. B. Terhune: The psychoneuroses. A problem in reeducation. Amer. J. Psychiat. **4,** 407—417, 442—448 (1925).

314. Rioch, M. J., and A. Lubin: Prognosis of social adjustment for mental hospital patients under psychotherapy. J. cons. Psychol. **23**, 313—318 (1959).
315. Roberts, A. H.: Housebound housewifes. A follow-up study of a phobic anxiety state. Brit. J. Psychiat. **110**, 191—197 (1964).
316. (J) Robins, L. N.: Deviant children grown up. A sociological and psychiatric study of sociopathic personality. Baltimore: Williams and Wilkins Co. 1966, 349 p.
317. (J) —, and P. O'Neal: Clinical features of hysteria in children with a note on prognosis. A two to seventeen year follow-up study of 41 patients. Nerv. Child **10**, 246 to 271 (1953).
318. (J) — — Mortality, morbidity and crime: problem children 30 years later. Amer. soc. Rev. **23**, 162—171 (1958).
319. (J) — — The adult prognosis for runaway children. Amer. J. Orthopsychiat. **29**, 752 to 761 (1959).
320. Rödel, Renate: Psychotherapie bei älteren Menschen. Zur Prognostik psychotherapeutischer Kurzverfahren im Rahmen der internen Medizin bei Patienten im fortgeschrittenen Lebensalter. Psychiat. Neurol. med. Psychol. **9**, 19—22 (1957).
321. (J) Rodriguez, A., M. Rodriguez, and L. Eisenberg: The outcome of school phobia; a follow-up study based on 41 cases. Amer. J. Psychiat. **116**, 540—544 (1959).
322. Rogers, C. R., and R. F. Dymond: Psychotherapy and personality change. Chicago: Univ. of Chicago Press 1954.
323. Rogers, L. S.: Drop-out rates and results of psychotherapy in government aided mental hygiene clinics. J. clin. Psychol. **16**, 89—92 (1960).
324. Rosenbaum, M.: Evaluation of results of psychotherapy. Psychosom. Med. (N. Y.) **18**, 113—132 (1956).
325. Rosenthal, D., and J. D. Frank: The fate of psychiatric clinic outpatients assigned to psychotherapy. J. nerv. ment. Dis. **127**, 330—343 (1958).
326. Ross, T. A.: An inquiry into prognosis in the neuroses. London: Cambridge Univ. Press 1936.
327. Rotach-Fuchs, Margrit: Hundert zehnjährige Katamnesen von stationär behandelten Neurosekranken. In diesem Band.
328. Rubinstein, E. A., and M. Lorr: A comparison of terminaters and remainers in outpatient psychotherapy. J. clin. Psychol. **12**, 345—349 (1956).
329. Rüdin, Edith: Ein Beitrag zur Frage der Zwangskrankheit, insbesondere ihrer hereditären Beziehungen. Arch. Psychiat. Z. Neurol. **191**, 14—54 (1953).
330. Sager, C. J., B. F. Riess, and R. Gundlach: Follow-up study of the results of extramural analytic psychotherapy. Amer. J. Psychother. **18**, Suppl. 1, 161—173 (1964).
331. Saslow, G., and A. D. Peters: A follow-up study of "untreated" patients with various behaviour disorders. Psychiat. Quart. **30**, 283—302 (1956).
332. Schilder, P.: Results and problems of group psychotherapy in severe neuroses. Ment. Hyg. **23**, 87—98 (1939).
333. Schielderup, H.: Psychiatry **18**, 109 (1955) (zit. n. Greer u. Cawley, 1966).
334. Schmitz, H.: Erfahrungen mit der individual-psychologischen Behandlung nach Adler. Z. Neurol. Psychiat. **112**, 793—806 (1928).
335. Schou, H. I.: Laboratory and catamnestic investigation into the so-called neuroses. Acta psychiat. scand. **13**, 383—398 (1938).
336. —, og H. Vorbeck: Nevrastheniens og hysteriens prognose belyst ved efter undersökelser. Ugeskr. Laegerforen. **103**, 1655 (1941).
337. (J) Schwidder, W.: Zur poliklinischen Behandlung psychogener Erkrankungen des Kindes- und Jugendalters. Praxis Kinderpsychol. **1**, 33—39 (1952).
338. (J) Shepherd, M., A. N. Oppenheim, and S. Mitchell: The definition and outcome of deviant behaviour in childhood. Proc. roy. Soc. Med. **59**, 379—382 (1966).
339. (J) Shirley, Mary, B. Baum, and S. Polsky: Outgrowing childhood's problems: a follow-up study of child guidance patients. Smith Coll. Stud. soc. Wk. **11**, 31—60 (1940).
340. Shlien, I. M., H. H. Mosak, and R. Dreikurs: Effect of time limits: a comparison of client centered and Adlerian psychotherapy. J. counsel. Psychol. **9**, 318 (1962).

341. Shlien, I. M.: Comparison of results with different forms of psychotherapy. Amer. J. Psychother. **18**, 15—22 (1964), Suppl. 1.
342. — Cross-theoretical criteria in time-limited therapy. 6th Internat. Congr. of Psychotherap., London. Basel/New York: Karger 1965, pp. 118—126.
343. Sim, H., and H. Houghton: Phobic anxiety and its treatment. J. nerv. ment. Dis. **143**, 484—491 (1966).
344. Sinnett, E. R., W. E. Stimpert, and E. Straight: A five-year follow-up study of psychiatric patients. Amer. J. Orthopsychiat. **35**, 573—580 (1965).
345. Skottowe, J., and M. R. Lockwood: The fate of 150 psychiatric out-patients. J. ment. Sci. **81**, 502—508 (1935).
346. Slater, E.: The thirty-fifth Maudsley Lecture: "Hysteria 311". J. ment. Sci. **107**, 359 to 381 (1961).
347. — Diagnosis of "hysteria". Brit. med. J. **1965 I**, 1395—1399.
348. Slater, E. T. O., and E. Glithero: A follow-up of patients diagnosed as suffering from "hysteria". J. psychosom. Res. **9**, 9—13 (1965)
349. (J) Somerfeld, E., and I. E. Jacobson: One hundred nervous children. Twenty-five year follow-up. Bull. Los Angeles Neurol. Soc. **29**, 179—190 (1964).
350. Stenstedt, A.: Genetics of neurotic depression. Acta psychiat. scand. **42**, 392—409 (1966).
351. Stevenson, J.: Direct instigation of behavioral changes in psychotherapy. Arch. Gen. Psychiat. **1**, 99—107 (1959).
352. Stokvis, B.: Psychotherapeutische Ergebnisse. Z. Psychother. **2**, 262—263 (1952).
353. — Erfolge der Psychotherapie. In: E. Stern (Hrsg.): Die Psychotherapie in der Gegenwart. Zürich: Rascher 386—409.
354. — Results of psychotherapy. In: Topic problems of Psychotherapy, Vol. I, 65—73. Basel/New York: Karger 1960.
355. — Psychotherapie und Psychopharmakologie bei Psycho- und Somatoneurotikern. Heil-Erfolge oder Schein-Erfolge? Vortr. V. Internat. Kongr. f. Psychotherap., Wien 1961, Part I. Basel: Karger 1963, p. 246—264.
356. Stone, A. R., I. D. Frank, E. H. Nash, and S. D. Imber: An intensive five-year follow-up study of treated psychiatric out-patients. J. nerv. ment. Dis. **133**, 410—422 (1961).
357. Strotzka, H.: Psychotherapeutische Erfahrungen in der Sozialversicherung. Wien. med. Wschr. **1952**, 859—861.
358. — Sozialpsychiatrische Untersuchungen. Wien: Springer 1958.
359. — Beobachtungen zur Frage des Psychotherapieerfolges. Acta psychother. **12**, 341—353 (1964).
360. (J) Strunk, P.: Katamnestische Erhebungen bei Entwicklungsstörungen im Jugendalter. In: H. Stutte (Hrsg.): Jb. f. Jugendpsychiat. u. ihre Grenzgebiete. Bd. V. Bern: Huber 1967, pp. 84—91.
361. Strupp, H. H., M. S. Wallach, M. Wogan, and J. W. Jenkins: Psychotherapist's assessment of former patients. J. nerv. ment. Dis. **137**, 222—230 (1963).
362. (J) Stutte, H.: Vom Lebenserfolg der Fürsorgeerziehung. Kinderärztl. Praxis **17**, 109 bis 113 (1949).
363. (J) — Methodik und Ergebnisse der Bewährungsprüfungen bei ehemaligen Fürsorgezöglingen. Handbuch der Heimerziehung. Frankfurt a. M.: Diesterweg 1956, 553 bis 566.
364. Sullivan, P. L., Ch. Miller, and W. Smelsen: Factors in length of stay and prognosis in psychotherapy. J. cons. Psychol. **22**, 1—9 (1958).
365. Sylvester, I. D., and L. A. Liversedge: Conditioning and the occupational cramps. A follow-up study of patients treated for writers cramp by conditioning techniques. In: H. Eysenck (Ed.): Behaviour therapy and the neuroses. London: Pergamon Press 1960, pp. 334—348.
366. Szydlik, H.: Klinisch-statistische Analyse und Therapieerfolge der Neurosen-Abteilung der psychiatrischen Klinik in Wroclaw in den Jahren 1959—1963. Diss. Med. Fakultät Wroclaw, Polen, 1965 (polnisch).
367. Terhune, W. B.: The phobic syndrome. A study of eighty-six patients with phobic reactions. Arch. Neurol. Psychiat. **62**, 162—172 (1949).

368. (J) Thom, D. A., and D. C. Winslow: A follow-up study of 50 problem children with poor prognosis and 50 problem children with good prognosis. Bull. Mass. Dept. ment. Dis. **19**, 24—37 (1935).
369. Thorley, A. S., and N. Craske: Comparison and estimate of group and individual treatment. Brit. med. J. **1**, 97—100 (1950).
370. Überla, K., u. H. Enke: Erfahrungsbericht: Drei Jahre klinische Psychotherapie innerer Krankheiten. Münch. med. Wschr. **104**, 504—510 (1962).
371. Vartio, T.: Earlier and later diagnoses of hospitalized patients with so-called functional disorders. Ann. med. int. Finniae **48**, 45—54 (1959).
372. Vielwerth, O., and T. Østergaard: Follow-up examination of patients with traumatic neuroses. Acta psychiat. scand. **34**, Suppl. 136, 148—152 (1959).
373. (J) Vlassova, N. V.: L'efficacité du traitement du begaiement chez l'enfant d'après les données de la catamnèse. Ž. nevropatologii psichiatrii **58**, 873—877 (1958) (russ., franz. Resumé).
374. (J) Vogl, M.: Katamnestische Erhebungen bei sexuellen Verhaltensstörungen im Kindesalter. In H. Stutte (Hrsg.): Jb. f. Jugendpsychiatrie und ihre Grenzgebiete. Bd. V. Bern: Huber 1967, pp. 98—103.
375. Voinescu, J., and J. Lazar: Katamnesen asthenischer Neurosen. Psychiat. Neurol. med. Psychol. (Lpz.) **10**, 42—45 (1958).
376. Volsky, Th., Th. M. Magoon, W. T. Norman, and D. P. Hoyt: The outcomes of counseling and psychotherapy; theory and research. Minneapolis: Univ. of Minnesota Press 1965.
377. Vorster, D.: Psychotherapy and the results of Psychotherapy. S. Afr. med. J. **40**, 934 to 936 (1966).
378. (J) Waage, G.: Selbstmordversuche bei Kindern und Jugendlichen. Praxis Kinderpsychol. **15**, 1 (1966).
379. Walker, L.: The prognosis for affective illness with overt anxiety. J. Neurol. Neurosurg. Psychiat. **22**, 338—341 (1959).
380. Wallace, H. E. R., and M. B. H. White: Natural history of the psychoneuroses. Brit. med. J. **1**, 144—148 (1959).
381. Walser, H., u. U. Ehebald: Drei Jahre Psychoanalyse an einem hamburgischen Krankenhaus (Ochsenzoll). Hamburger Ärzteblatt **12** (1958).
382. (J) Warren, W.: A study of the adolescent psychiatric in-patients and the outcome six ore more years later. I. Clinical histories and hospital findings. J. Child Psychol. Psychiat. **6**, 1—17 (1965).
383. (J) — A study of adolescent psychiatric in-patients and the outcome six or more years later. II. The follow-up study. J. Child Psychol. **6**, 141—160 (1965).
384. Watson, R. J., and J. N. Mensh: The evaluation of the effects of psychotherapy. J. Psychol. **32**, 259—273, 275—291, 293—308 (1951).
385. Wegelius, C. O.: Follow-up examination of wartime cases of cardiac neurosis. Nord. med. **45**, 955 (1951).
386. Weiss, J. M. A., B. B. Willis, J. M. Jones, K. W. Schaie, A. I. Robins, and G. L. Fields: Predicting the psychiatric problems of older persons: a follow-up study. Comprehens. Psychiat. **2**, 350—357 (1961).
387. Wenger, P.: Über weitere Ergebnisse der Psychotherapie im Rahmen einer medizin. Poliklinik. Wiener med. Wschr. **84**, 320 (1934).
388. Wenke, Renate: Katamnesen von Behandelten und Unbehandelten. Diss., Tübingen, 1966 (zit. nach D. Langen, 1965 a).
389. Wheeler, E. O., P. D. White, E. W. Reed, and M. E. Cohen: Neurocirculatory asthenia (anxiety neurosis, effort syndrome, neurasthenia). A twenty year follow-up of 173 patients. J. Amer. med. Ass. **142**, 878—889 (1950).
390. Wiegmann, H.: Arbeitsweise einer Klinik für psychogene Störungen. Med. Mschr. **9**, 14—18, 91—96 (1955).
391. Wilbur, D. L.: Functional disorders of the gastrointestinal tract. Med. Clin. N. Amer. **40**, 329 (1956).
392. Wishaw, R.: A review of the physical condition of one hundred and thirty returned soldiers suffering from the effort syndrome. Med. J. Austr. **2**, 891 (1939).

393. (J) Witmer, Helen L., and J. Keller: Outgrowing childhood problems: a study in the value of child guidance treatment. Smith Coll. Stud. Soc. Wk. **13,** 74—90 (1942).
394. Wolpe, J.: Objective psychotherapy of the neuroses. S. Afr. med. J. **26,** 825—829 (1952).
395. — Psychotherapy by reciprocal inhibition. Stanford Univ. Press 1958.
396. — The prognosis in unpsychoanalysez recovery from neurosis. Amer. J. Psychiat. **118,** 35—39 (1961).
397. (J) Wyss, R.: Nachuntersuchungen an Gelegenheitsstrichjungen. Schweiz. Arch. Neurol. Psychiat. **92,** 507—510 (1963).
398. Yakovleva, E. K., et R. A. Zaptchepitski: La catamnèse des malades de névroses. Nevropat. Psikhiat. **61,** 1529—1533 (1961) (russ., franz. Resumé).
399. Yaskin, I. C.: The psychoneuroses and neuroses. A review of 100 cases with special reference to treatment and results. Amer. J. Psychiat. **93,** 107—125 (1936).
400. Ziegler, L. H., and P. H. Heershema: A follow-up study of 111 non-hospitalized depressed patients after 14 years. Amer. J. Psychiat. **99,** 813—817 (1942).
401. Ziegler, D. K., and N. Paul: On the natural history of hysteria in women. Dis. nerv. Syst. **15,** 301—306 1954).
402. (J) Zumpe, Lenore: Selbstmordversuche von Kindern und Jugendlichen. Persönlichkeitsmerkmale und Entwicklungsverläufe anhand von 34 Katamnesen. Z. Psychother. med. Psychol. **9,** 224 (1959).

b) Verschiedenes

Verlaufsuntersuchungen an anderen als neurotischen Störungen (Charakter- bzw. Verhaltensstörungen, Sexualperversionen, Suchtkrankheiten, psychosomatische Körperkrankheiten, psychische Spätschäden nach Terroreinwirkung); Verlaufsuntersuchungen mit anderen als reihenkatamnestischen Methoden (Einzelkatamnesen, Reihenanamnesen); Referate; Randgebiete; Grundlegendes.

403. Abraham, G.: Le probléme de la catamnèse des psychothérapies et la question des criterès objectifs d'appréciation des résultats thérapeutiques. Acta psychother. **12,** 203—236 (1964).
404. Abraham, K.: Zur Prognose psychoanalytischer Behandlungen im fortgeschrittenen Lebensalter. Internat. Z. Psychoanalyse VI/2, 1920.
405. Adler, A.: Über neurotische Disposition. Zugleich ein Beitrag zur Ätiologie und zur Frage der Neurosenwahl. Jb. psychoanal. psychopathol. Forsch. **1,** 526—545 (1909).
406. — Studie über Minderwertigkeit von Organen. München: Bergmann 1927.
407. Ajuriaguerra, J.: Le problème de l'hystérie. Encéphale **40,** 50—87 (1951).
408. Alarcon, R. de: Hypochondriacal complaints in the aged. D.P.M. Dissertation, Univ. of London, 1956.
409. Alby, I. M.: Névroses de caratère et caractères névrotiques. Encéphale **47,** 1—17 (1958).
410. Alexander, F.: Evaluation of psychotherapy. Proc. Amer. Psychopath. Ass. **52,** 176 to 193 (1963).
411. Allan, F. N., and M. Kaufmann: Nervous factors in general practice. J. Amer. med. Ass. **138,** 1135—1138 (1948).
412. Alsen, V.: Zur Einteilung neurotischer und verwandter Störungen. Nervenarzt **25,** 339 bis 342 (1954).
413. Alves-Garcia, J.: Eine in Umwandlung begriffene Krankheit (Man.-depr. Psychose). J. brasil. psiquiatr. **6,** 5—25 (1957) (portug.).
414. Amtenbrink, H.: Aus der Kartei eines Nervenarztes (Bilanz nach $2^1/_2$jähriger Praxis). Nervenarzt **34,** 183—187 (1963).
415. Angst, J.: Zur Ätiologie und Nosologie endogener depressiver Psychosen. Eine genetische, soziologische und klinische Studie. Monogr. a. d. Gesamtgebiet d. Neurol. u. Psychiat., 112. Heft. Berlin-Heidelberg-New York: Springer 1966.
416. Appel, K. E., W. T. Lhamon, J. M. Myers, and W. A. Harvey: Long term psychotherapy. Res. Publ. Ass. nerv. ment. Dis. **31,** 21—34 (1953).
417. —, J. M. Myers, and A. B. Scheflen: Prognosis in Psychiatry. Results of psychiatric treatment. Arch. Neurol. Psychiat. **70,** 459—468 (1953).

418. Arkonac, O., and S. B. Guze: A familial study of hysteria. New Engl. J. Med. **268,** 239—242 (1963).
419. Ascher, E.: A criticism of the concept of neurotic depression. Amer. J. Psychiat. **108,** 901—908 (1952).
420. Astrup, Ch.: Discussion to H. Eysenck: The effects of psychotherapy. A critical review. Int. J. Psychiat. **1,** 152—153 (1965).
421. — The prognostic importance of genetic factors in functional psychoses. Brit. J. Psychiat. **112,** 1293—1297 (1966).
422. Baeyer, W. v.: Zur Genealogie psychopathischer Schwindler und Lügner. Leipzig: Thieme 1935. 234 S.
423. — Zur Statistik und Form der abnormen Erlebnisreaktionen der Gegenwart. Nervenarzt **19,** 402—408 (1948).
424. — Die moderne psychiatrische Schocktherapie. Stuttgart: Thieme 1951.
425. — Erlebnisbedingte Verfolgungsschäden. Nervenarzt **32,** 534—538 (1961).
426. —, H. Häfner u. K. P. Kisker: Psychiatrie der Verfolgten; psychopathologische und gutachtliche Erfahrungen an Opfern der nationalsoz. Verfolgung und vergleichbarer Extrembelastungen. Berlin: Springer 1964.
427. Bailey, M. B., P. Habermann, and H. Alksne: Outcome of alcoholic marriages: endurance, termination, or recovery. Quart. J. Stud. Alcohol **23,** 610—623 (1962).
428. Bash, K. W.: Psychotherapeutische Erfolgsstatistik. Eine literaturkritische Studie. Dtsch. med. Wschr. **91,** 2089—2094 (1966).
429. — Die Psychiatrie und das Glück. Schweiz. med. Wschr. **94,** 970—974 (1964).
430. Batschelet, E., u. W. Klunker: Zur Frage der Zuverlässigkeit anamnestischer Zeitangaben. Schweiz. med. Wschr. **94,** 564—566 (1964).
431. Battegay, R.: Individuelle und soziale Ursachen, Prognose und Prophylaxe der Sucht mit Analgetica. Schweiz. med. Wschr. **88,** 89—92 (1958).
432. — Medikamentensucht als psychiatrisches Problem. Schweiz. med. Wschr. **95,** 1247 bis 1250 (1965).
433. — Selbstmordprophylaxe bei Süchtigen. Z. Präventivmed. **10,** 440—454 (1965).
434. Baumeyer, F.: Spezifische und unspezifische Faktoren bei der Organwahl. Z. Psychother. med. Psychol. **7,** 93—98 (1957).
435. Beck, I. C., and K. Brøchner-Mortensen: Observation on the prognosis in anorexia nervosa. Acta med. scand. **149,** 409—430 (1954).
436. Beck, S., u. R. Lempp: Die Bedeutung der Stellung in der Geschwisterreihe für Entstehung und Art psychoreaktiver Störungen. Z. Psychother. med. Psychol. **15,** 145 bis 154 (1965).
437. Bennett, A. E., and B. Eagle: J. Amer. med. Ass. **130,** 1203 (1946) (zit. nach H. Carpelan, 1959).
438. Beno, N.: Le symptome nerveux dans ses relations avec le trouble mental. Praxis (Bern) **1950,** 127—132.
439. Bensheim, H.: Die KZ-Neurose rassisch Verfolgter. Ein Beitrag zur Psychopathologie der Neurosen. Nervenarzt **31,** 462—469 (1960).
440. Bergler, E.: Zur Theorie der therapeutischen Resultate. Internat. Z. Psychoanalyse **23,** 6—18 (1937).
441. Bergmann, G. v.: Funktionelle Pathologie. Berlin: Springer 1953.
442. Berlit, B.: Erblichkeitsuntersuchungen bei Psychopathen. Z. Neurol. **134,** 382—498 (1931).
443. Bettermann, A. O.: Neurosebegriff und Neurosetherapie. Nervenarzt **22,** 266—269 (1951).
444. Beyme, F.: Die Beurteilung des psychotherapeutischen Behandlungsergebnisses am Beispiel der Migräne. Prax. Psychother. **10,** 101—114 (1965).
445. Bieber, J., H. J. Dain, P. R. Dince, M. G. Drellich, and H. G. Grand: Homosexuality: a psychoanalytic study of male homosexuals. New York: Basic Books Inc. 1962.
446. Bien, E.: Probleme der psychischen Heilung. Fortschr. Sex.-Wiss. **3,** 131—144 (1928).
447. Bierich, J. R.: Fettsucht. In: F. Linneweh (Hrsg.): Die Prognose chronischer Erkrankungen. Berlin: Springer 1960, pp. 194—197.

448. Binder, H.: Zur Psychologie der Zwangsvorgänge. Abhandl. a. d. Neurol., Psychiat., Psychol. u. ihren Grenzgebieten. Heft 78. Berlin: Karger 1936.
449. — Die uneheliche Mutterschaft. Bern: Huber 1941.
450. — Der Begriff der Neurose. Schweiz. med. Wschr. **77**, 157—163 (1947).
451. — Ist die Psychopathie ein überlebter Begriff? Schweiz. med. Wschr. **88**, 827—831 (1958).
452. — Psychopathische Typen. Schweiz. med. Wschr. **88**, 893—897 (1958).
453. — Die psychopathischen Dauerzustände und die abnormen seelischen Reaktionen und Entwicklungen. Psychiatrie d. Gegenwart. Hrsg. Gruhle, Jung, Mayer-Gross, Müller, Bd. II, 180—202. Berlin: Springer 1960.
454. — Der psychopathologische Begriff der Neurose. Schweiz. Arch. Neurol. Neurochir. Psychiat. **89**, 185—198 (1962).
455. Bini, Lucio: The problem of psychoneurosis in Italy. Sci. med. ital. (engl. Ed.) **1**, 287 to 302 (1950).
456. Binswanger, L.: Schizophrenie. Pfullingen: Neske 1957.
457. Blake, B. G.: A follow-up of alcoholics treated by behaviour therapy. Behav. Res. Ther. **5**, 89—94 (1967).
458. Bleuler, E.: Dementia praecox oder Gruppe der Schizophrenien. In: Aschaffenburgs Handbuch der Psychiatrie. Leipzig u. Wien: Deuticke 1911.
459. — Lehrbuch der Psychiatrie, 2. Aufl. Berlin: Springer 1918.
460. — Lehrbuch der Psychiatrie, umgearbeitet von M. Bleuler. Berlin-Heidelberg-New York: Springer 1966.
461. — Krankheitsverlauf, Persönlichkeit und Verwandtschaft Schizophrener und ihre gegenseitigen Beziehungen. Leipzig: Thieme 1941.
462. — Das Wesen der Schizophrenieremission nach Schockbehandlung. Z. Neurol. **173**, 553 bis 597 (1941).
463. — Die spätschizophrenen Krankheitsbilder. Fortschr. Neurol. Psychiat. **15**, 259—297 (1943).
464. Blumencron, W.: Konstitutionsmedizinischer Beitrag zum Neuroseproblem. Wien. Z. Nervenheilk. **1**, 329—357 (1948).
465. Bonhoeffer, K.: Zur Differentialdiagnose der Neurasthenie und der endogenen Depressionen. Berl. klin. Wschr. **1**, 1—4 (1912).
466. — Vergleichende psychopathologische Erfahrungen aus beiden Weltkriegen. Nervenarzt **18**, 1—4 (1947).
467. Boor, W. de: Die Lehre vom Zwang. Sammelbericht über die Jahre 1918—1947. Fortschr. Neurol. **17**, 49—85 (1949).
468. — Psychiatrische Systematik. Ihre Entwicklung in Deutschland seit Kahlbaum. Berlin-Göttingen-Heidelberg: Springer 1954.
469. Borgatta, E. F., and L. S. Cottrell: Controlgroup experimentation in psychotherapy. Psychiatry **22**, 97—100 (1959).
470. Boschi, G.: Naturalistische Ausdeutung der Neurosen im Hinblick auf das Problem ihrer Klassifizierung — der Begriff der Mesocephalosis. Acta psychiat. scand. **27**, 223—229 (1952).
471. Bowman, K. M., and M. Rose: A criticism of the terms "psychosis", "psychoneurosis" and "neurosis". Amer. J. Psychiat. **108**, 161—166 (1951).
472. Bräutigam, W.: Begriff, Erlebnisweise und Genese der Neurose. Nervenarzt **36**, 56—65 (1965).
473. — Indikation und Prognose bei analytisch nicht behandelbaren Krankheitsbildern. (Kontaktpsychotherapie bei 12 Sexualdelinquenten.) Z. Psychother. med. Psychol. **16**, 105 to 113 (1966).
474. (J) Brask, B. H.: Über Verlauf und Prognose in der Kinderpsychiatrie. Nord. psykiat. T. **18**, 282—290 (dänisch).
475. Braun, E.: Psychogene Reaktionen (depressive Reaktionsformen). Hdb. d. Geisteskrankheiten, hrsg. v. Bumke, Bd. V. Berlin: Springer 1928, S. 153—159.
476. Bremer, I.: A social psychiatric investigation of a small community in northern Norway. Acta psychiat. scand., Suppl. 62 (1951).

477. Breedlove, J. L., and M. S. Krause: Evaluative research disign: a social casework illustration. In: L. A. Gottschalk and A. H. Auerbach (Ed.): Methods of research in psychotherapy. New York: Meredith Publ. Co. 1966, pp. 456—477.
478. Brill, N. Q., and E. M. Liston: Parental loss in adults with emotional disorders. Arch. gen. Psychiat. **14,** 307—314 (1966).
479. —, and H. A. Storrow: Social class and psychiatric treatment. Arch. gen. Psychiat. **3,** 340—344 (1960).
480. Brody, M. W.: Prognosis and results of psychoanalysis. In: J. H. Nodine and J. H. Moyer (Eds.): Psychosomatic medecine. The 1st Hahnemann Symposium. Philadelphia: Lea and Febinger 1962, pp. 729—733.
482. Brown, A. C.: The general morbidity of neurotic patients. M. D. thesis, Cambridge University, 1965. Zit. nach M. Shepherd et al.: Psychiatric illness in general practice (1966).
483. Brown, F.: The bodily complaint: a study of hypochondriasis. J. ment. Sci. **82,** 295 to 359 (1936).
484. (J) — Childhood bereavement and subsequent psychiatric disorder. Brit. J. Psychiat. **112,** 1035—1041 (1966).
485. Brown, F. W.: Heredity in the psychoneurosis. Proc. roy. Soc. Med. **35,** 785—790 (1942).
485 a. (J) Brown, J. L.: Follow-up of children with atypical development (infantile psychosis). Amer. J. Orthopsychiat. **33,** 855—861 (1963).
486. Brun, R.: Die Neurose als kulturelles und soziales Problem. Zürich: Europa-Verlag 1949.
487. — Allgemeine Neurosenlehre. Basel: Schwabe 1954.
488. Buck, C. W., and K. B. Laughton: Family patterns of illness: the effect of psychoneurosis in the parent upon illness in the child. Acta psychiat. scand **34,** 165—175 (1959).
489. Bucove, A., and J. L. Lawrence: A seven-year follow-up study of patients in a general hospital psychiatric service. Amer. J. Psychiat. **122,** 1088—1095 (1966).
490. Bürger-Prinz, H.: Endzustände in der Entwicklung hyperthymer Persönlichkeiten. Nervenarzt **21,** 476—480 (1950).
491. — Psychiatrie und Probleme der Umwelt. Stud. gen. **4,** 227 (1951).
492. Bumke, O.: Über die Umgrenzung des manisch-depressiven Irreseins. Nervenheilk. Psychiat., N. F. **20,** 381—403 (1909).
493. Cardona, F.: Contributo alla conoscenza del problema prognostico della psicosi ossessiva. Riv. Pat. nerv. ment. **49,** 239—252 (1937).
494. Carpelan, H.: Operations in the histories of neurosis material at the national pension institute. Acta psychiat. scand. Suppl. **106,** 184—191 (1956).
495. Catalano-Nobili, C., e G. Cerquetelli: Gli sviluppi psicopatici. Roma: Abruzzini 1955.
496. Chalke, F. C. R.: Effect of psychotherapy for psychosomatic disorders. Psychosom. **6,** 125—131 (1965).
497. Cartwright, Rosalind D.: A comparison of the response to psychoanalytic and client-centered psychotherapy. In: Gottschalk, L. A., and A. H. Auerbach (Eds.): Methods of research in psychotherapy. New York: Meredith Publ. Co. 1966, pp. 517 to 529.
498. Chapman, A. H.: The problem of prognosis in psychosomatic illness. Amer. J. Psychiat. **119,** 768—770 (1963).
499. Chapman, L. F., L. E. Hinkle, and H. G. Wolff: Human ecology, disease and schizophrenia. Amer. J. Psychiat. **117,** 193—204 (1960).
500. Chappell, M. N., and I. T. Stevenson: Group psychological training in some organic conditions. Ment. Hyg. **20,** 588—597 (1936).
501. Charles, D. C.: Ability and accomplishment of persons earlier judged mentally deficient. Genet. psychol. Monogr. **47,** 3—71 (1953).
502. Chennaz, P.: Au sujet de la psychothérapie ambulatoire des délinquants à responsabilité restreinte. Schweiz. Arch. Neurol. Psychiat. **83,** 357—358 (1959).
503. Christen, H. K. A.: Zehn Katamnesen von Schmerzmittelsüchtigen. Med. Diss. Zürich 1961.

504. CHRISTIAN, P., B. HASE u. W. KROMER: Statistische Untersuchungen über die sogenannten „nervösen Herz- und Kreislaufstörungen". Arch. Kreisl.-Forsch. **20**, 287 (1954).
505. CIOMPI, L.: Geronto-psychiatrische Literatur der Nachkriegszeit. Ein Sammelreferat. Fortschr. Neurol. Psychiat. **34**, 49—159 (1966).
506. CLARK, J. A.: The prognosis in drug addiction. J. ment. Sci. **108**, 411—418 (1962).
507. CLOW, H. E., and E. B. ALLEN: Manifestations of psychoneurosis occurring in later life. Geriatrics **6**, 31—39 (1951).
508. COHEN, M. E., D. BADAL, A. KILPATRICK, E. W. REED, and P. D. WHITE: The high familiar prevalence of neurocirculatory asthenia (anxiety neurosis, effort syndrome). Amer. J. hum. Genet. **3**, 126—158 (1951).
509. COLE, M.: Anorexia nervosa, a review. Med. Ann. D. C. **25**, 605—615 (1956).
510. COMBS, A. W., and D. SNYGG, Implications of the phenomenological approach for the evaluation of psychotherapy. Psychol. serv. center J. **2**, 96—102 (1950).
511. CONDRAU, G.: Das Problem des Krankheits- und Symptomwandels in der Psychotherapie, mit besonderer Berücksichtigung psychosomatischer Erkrankungen. Therapeut. Umschau **23**, 240—246 (1966).
512. CONN, J. H.: Brief psychotherapy of the sex offender. J. clin. Psychopath. **10**, 347—372 (1949).
513. CONRAD, DOROTHY C.: An empirical study of the concept of psychotherapeutic success. J. Consult. Psychol. **16**, 92—97 (1952).
514. CONRAD, K.: Die beginnende Schizophrenie. Versuch einer Gestaltanalyse des Wahnes. Stuttgart: Thieme 1958.
515. COOPER, B., A. C. BROWN, and G. KALTON: A pilot study of psychiatric morbidity in general practice. J. Coll. gen. Practit. **5**, 590—602 (1962).
516. (J) CRAFT, M.: Boy prostitutes and their fate. Brit. J. psychiat. **112**, 1111—1114 (1966).
517. CREMERIUS, J.: Untersuchungen über Art und Häufigkeit körperlicher Erkrankungen vor und nach Entfernung eines Organs (Magen, Gallenblase). Unveröffentl. Vortrag 1962.
518. — Zur Prognose der Anorexia nervosa (13 fünfzehn- bis achtzehnjährige Katamnesen psychotherapeutisch unbehandelter Fälle). Arch. Psychiat. Z. ges. Neurol. **207**, 378 bis 393 (1965).
519. — Zur Prognose unbehandelter Neurosen. Z. psychosom. Med. **12**, 106—111 (1966).
520. CRISP, A. H.: Clinical and therapeutic aspects of anorexia nervosa. A study of 30 cases. Z. psychosom. Res. **9**, 67—78 (1965).
521. — Some aspects of the evolution, presentation and follow-up of anorexia nervosa. Proc. roy. Soc. Med. **58**, 814 (1965).
522. — A treatment regime for anorexia nervosa. Brit. J. Psychiat. **112**, 505—512 (1966).
523. CRUCHET, R.: Le syndrome hystérique. Paris méd. **1950**, 687—693, **1951**, 45—51.
524. CURRAN, D., and D. PARR: Homosexuality. An analysis of 100 male cases seen in private practice. Brit. med. J. **5022**, 797—801 (1957).
525. CURTIUS, F., u. R. ADAM: Über psychogene und funktionelle Erkrankungen in der inneren Medizin. Dtsch. Arch. klin. Med. **196**, 70—101 (1949).
526. — Über Häufigkeit und Behandlungsmöglichkeiten von Neurosen und funktionellen Störungen im Bereich der inneren Medizin. Verh. dtsch. Ges. inn. Med. **55**, 89—90 (1949).
527. DA COSTA, N.: Differentialdiagnose der Neurosen. An. portug. Psiquiatr. **4**, 180—194 (1952) (portug., franz. Résumé).
528. DALLY, P., and W. SARGANT: Treatment and outcome of anorexia nervosa. Brit. med. J. **2**, 793—795 (1966).
529. DAWSON, W. S.: Psychopathic personality. Med. J. Aust. **1952** (II), 54—55.
530. DEAN, L. R.: Ageing and the decline of affect. J. Geront. **17**, 440—446 (1962).
531. DEDIEU-ANGLADE, G.: Contribution à l'étude des névroses d'involution. Thèse, Paris 1961.
532. DELGADO, H.: Définition de l'hystérie. Encéphale **41**, 313—321 (1952).
533. — Concept and classification of neuroses. J. clin. exp. Psychopath. **14**, 52—56 (1953).
534. DENNEHY, C. M.: Childhood bereavement and psychiatric illness. Brit. J. Psychiat. **112**, 1049—1069 (1966).

535. Downes, Y., and K. Simon: Characteristics of psychoneurotic patients and their families as revealed in a general morbidity study. Psychosom. Med. **15**, 463—476 (1953).
536. Dührssen, Annemarie: Psychopathie und Neurose. Psyche **2**, 380 (1948/49).
537. — Zur Frage der Häufigkeit zwangsneurotischer und hysterischer Strukturen bei Männern und Frauen. Z. Psychother. **1**, 247 (1951).
538. (J) — Prognose neurotischer Verhaltensstörungen im Kindesalter. (Behandelbarkeit durch eine langfristige psychoanalytische Therapie.) In: H. Stutte (Hrsg.): Jb. f. Jugendpsychiat. u. ihre Grenzgebiete, Bd. V. Bern: Huber 1967, pp. 64—70.
539. — u. E. Jorswieck: Zur Korrektur von Eysencks Berichterstattung über psychoanalytische Behandlungsergebnisse. Acta psychother. (Basel) **10**, 329—342 (1962).
540. Eisenstein, V. W.: Differential psychotherapy of borderline states. Psychiat. Quart. **85**, 379—401 (1951).
541. Eitinger, L.: Concentration camp survivors in Norway and Israel. London: Allen and Unwin 1964.
542. Elrod, N.: Zur Phänomenologie der Besserung in der Psychotherapie. Acta psychother. (Basel), Suppl. ad. Vol. 5, 1957.
543. Ernst, K.: „Geordnete Familienverhältnisse" späterer Schizophrener im Lichte einer Nachuntersuchung. Arch. psychiat. Z. Neurol. **194**, 355—367 (1956).
544. — Die Bedeutung der Psychose für die Angehörigen. Psyche **10**, 510—514 (1956).
545. — Prognostische Regeln und psychotherapeutische Indikationen in ihren Beziehungen zu den Begriffen der einfachen Entwicklung, der Neurose und der Psychopathie. Schweiz. Arch. Neurol. **89**, 209—214 (1962).
546. — Neurotische Langstreckenverläufe und ihre Beeinflussung durch Psychotherapie. Z. Psychother. med. Psychol. **15**, 185—194 (1965).
547. — Verlaufsforschung bei Neurosen und Indikation zur Psychotherapie. Z. psychosom. Med. **12**, 89—97 (1966).
548. —, L. Spring u. B. Streiff: Statistisches zum Übergang von Neurosen in Schizophrenien. (Häufige neurotische Anamnesen bei Schizophrenen — seltene schizophrene Katamnesen bei Neurotikern?) Nervenarzt **38**, 408—412 (1967).
549. Essen-Möller, E., H. Larsson, C. E. Uddenberg, and G. White: Individual traits and morbidity in a Swedish rural population. Acta psychiat. scand., Suppl. 100, 1956.
550. — Environmental freedom and genetic determination. Acta psychiat. scand. **41**, 478—482 (1965).
551. —, and O. Hagnell: The frequency and risk of depression within a rural population group in Scania. Acta psychiat. scand., Suppl. **162**, 28—32 (1961).
552. Ey, H.: Efficacité de la psychothérapie. Evolut. psychiat. **4**, 289—303 (1949).
553. — Névroses et psychoses. Acta psychother. (Basel) **1**, 193—210 (1954).
554. — Contribution à l'étude des relations des crises de mélancolie et des crises de dépression névrotique. Evolut. psychiat. **1955**, 532—553.
555. — Méthodes et techniques thérapeutiques en psychiatrie: Généralités. Encyclopédie médico-chirurgicale: Psychiatrie, 37 800 A 10, 4 S., 2 (1955).
556. —, et E. Henric: Hérédité et névroses. Evolut. psychiat. **1959**, 285—304.
557. Eysenck, H. J.: The scientific study of personality. London: Routledge and Kegan Paul 1952.
558. — The effects of psychotherapy, an evaluation. J. cons. Psychol. **16**, 319—342 (1952).
559. — Behaviour therapy and the neuroses. London: Pergamon Press 1960.
560. — Behaviour therapy, extinction and relapse in neurosis. Brit. J. Psychiat. **109**, 12—18 (1963).
561. — Behaviour therapy, spontaneous remission and transference in neurotics. Amer. J. Psychiat. **119**, 867—871 (1963).
562. — (Ed.): Experiments in behaviour therapy. Oxford: Pergamon Press 1964.
563. — The effects of psychotherapy. A critical review. Int. J. Psychiat. **1**, 99—178 (1965).
564. —, and S. Rachman: The causes and cures of neurosis. An introduction to modern behaviour therapy based on learning theory and the principles of conditioning. San Diego, California: R. R. Knapp 1965.
565. Faergeman, P. M.: Psychogenic psychoses. A description and follow-up of psychoses following psychological stress. London: Butterworths 1963 (268 S.).

566. FARQUHARSON, R. F., and H. H. HYLAND: Anorexia nervosa. The course of 15 patients treated from 20 to 30 years previously. Canad. med. Ass. J. **94**, 411—419 (1966).
567. FENICHEL, O.: The psychoanalytic theory of neuroses. New York: Norton 1945.
568. FISCHER, F.: Kopftrauma und Neurose. Z. Unfallmed. Berufskrankh. **51**, Nr. 3/4 (1958).
569. FORSSMAN, H., u. B. JANSSON: Wie ist die Prognose für in einer psychiatrischen Krankenhausabteilung gepflegte Alkoholiker? Svenska Läk.-Tidn. **1958**, 2685—2692 (schwedisch).
570. — — Follow-up study of 849 men admitted for mental disorders to the psychiatric ward of a general hospital. Acta psychiat. scand. **35**, 57—72 (1960).
571. FRANK, J. D. et al.: Why patients leave psychotherapy. Arch. Neurol. **77**, 283—299 (1957).
572. — Problem of controls in psychotherapy as exemplified by the Psychotherapy Research Project of the Phipps Psychiatric Clinic. In: E. A. RUBINSTEIN, and M. B. PARLOFF (Eds.). Research in psychotherapy. Washington D. C.: Amer. psychol. Ass. 1959.
573. — Discussion to: H. EYSENCK: The effects of psychotherapy. A critical review. Int. J. Psychiat. **1**, 150—152 (1965).
574. FRANKL, V. E.: Theorie und Therapie der Neurosen. Einführung in Logotherapie und Existenzanalyse. München: Urban u. Schwarzenberg 1956.
575. — Handbuch der Neurosenlehre und Psychotherapie. München-Berlin: Urban u. Schwarzenberg 1957.
576. — Collective neuroses of the present day. Int. J. prophyl. Med. **2**, 81—85 (1958).
577. — Der dimensialontologische Gesichtspunkt. Zur Definition und Klassifikation der Neurosen. In: V. E. FRANKL u. Mitarb.: Handbuch der Neurosenlehre und Psychotherapie, Band I. München-Berlin: Urban u. Schwarzenberg 1959, pp. 233—241.
578. FREEDMAN, L. Z., and A. B. HOLLINGSHEAD: Neurosis and a social class. I. Social interaction. Amer. J. Psychiat. **113**, 769—775 (1957).
579. FRENCH, TH. M.: Research in psychotherapy. Amer. J. Psychiat. **105**, 229—230 (1948).
580. FREUD, S.: Gesammelte Werke. London: Imago 1940—1952: Bd. V, S. 20 f.; VIII, 454 f.; X, 364 ff.; XII, 3 ff., 193; XIII, 226, 235 ff., 387 ff.; XV, 167; XVI 59 ff., 93 f.
581. — Studien über Hysterie (Krankengeschichte Frau Emmy v. N.). Ges. Werke, Bd. I, p. 140 u. 162. London: Imago 1952.
582. — Nachwort zum „Bruchstück einer Hysterie-Analyse". Ges. Werke, Bd. V, S. 275—286. London: Imago 1942.
583. — Bemerkungen über einen Fall von Zwangsneurose. Ges. Werke, Bd. VII, p. 463. London: Imago 1941.
584. — Zur Einleitung der Behandlung. Ges. Werke, Bd. VIII, S. 454 f. London: Imago 1942.
585. — Aus der Geschichte einer infantilen Neurose. Ges. Werke, Bd. XII, S. 156—157. London: Imago 1947.
586. — Nachschrift zur Analyse des kleinen Hans. Ges. Werke, Bd. XIII, S. 431—432. London: Imago 1940.
587. — Vorwort zu M. EITINGON: Bericht über die Berliner psychoanalytische Poliklinik. Ges. Werke, Bd. XIII, S. 441. London: Imago 1940.
588. — Die endliche und die unendliche Analyse. Ges. Werke, Bd. XVI, S. 59—99. London: Imago 1950.
589. — Abriß der Psychoanalyse. Ges. Werke, Bd. XVII, S. 59—138. London: Imago 1941.
590. FREUND, K.: Some problems in the treatment of homosexuality. In: H. J. EYSENCK (Ed.): Behaviour therapy and the neuroses. New York: Pergamon Press 1960, p. 312.
591. — Die Homosexualität beim Mann. Leipzig: S. Hirzel 1963.
592. FREYHAN, F. A.: Psychopathological issues in judging outcome of psychiatric treatment. Evaluation of psychiatric treatment. New York: Grune and Stratton 1964.
593. FRIEDBERG, CH. K.: Die funktionellen Herz- und Kreislaufstörungen. — Die Herzneurose. In: CH. K. FRIEDBERG: Erkrankungen des Herzens. Stuttgart: Thieme 1959. Zit. nach J. CREMERIUS (1967).
594. FRIEDMAN, J. H., M. HADER, W. DUTCHEN, and D. M. BRESSLER: The prognosis of the psychoneuroses in younger adults as predicated from a geriatric mental hygiene clinic. Amer. J. Psychiat. **121**, 1014—1017 (1965).

595. FROEHLICH, C. P.: The evaluation of counseling. Purdue Univ. Studies Higher Educ. **76**, 21 (1951).
596. (J) FUCHS-KAMP, ADELHEID: Lebensschicksal und Persönlichkeit ehemaliger Fürsorgezöglinge. Berlin: Springer 1929, 172 S.
597. FULTERMANN, S., and E. PUMPIAN-MINDLIN: Traumatic war neuroses five years later. Amer. J. Psychiat. **108**, 401—408 (1951).
598. FURGER, R.: Über den familiären Infantilismus als psychiatrisches Problem. Schweiz. Arch. Neurol. Neurochir. Psychiat. **91**, 250—259 (1963).
599. GALLAGHER, E. B., M. R. SCHARF, and D. J. LEVINSON: The influence of patient and therapist in determining the use of psychotherapy in a hospital setting. Psychiatry **28**, 297—310 (1965).
600. (J) GARDNER, G. G.: The relationship between childhood neurotic symptomatology and later schizophrenia in males and females. J. nerv. ment. Dis. **144**, 97—100 (1967).
601. GARTLY, J. E.: The social epidemiology of mental disorders. A psychiatric surview of Texas. New York: Russel Sage Foundation 1960.
602. GAUPP, R.: Wandlungen des Hysteriebegriffes. Mschr. Psychiat. Neurol. **99**, 233—268 (1938).
603. GAY, M. J., and W. L. TONGE: The late effects of loss of parents in childhood. Brit. J. Psychiat. **113**, 753—759 (1967).
604. (J) GEISLER, E.: Psychische Schäden nach sexuellen Widerfahrnissen. In: W. VILLINGER u. H. STUTTE (Hrsg.): Jb. f. Jugendpsychiat. u. ihre Grenzgebiete, Bd. III. Bern: Huber 1962, pp. 124—134.
605. GILLESPIE, R. D.: Hypochondria, its definition, nosology and psychopathology. Guy's Hosp. Rep. **78**, 408—460 (1928).
606. — Hypochondria. London: Kegan Paul 1929.
607. GITTLESON, N. L.: The effect of obsessions on depressive psychosis. Brit. J. Psychiat. **112**, 253—259 (1966).
608. — The phenomenology of obsessions in depressive psychosis. Brit. J. Psychiat. **112**, 261—264 (1966).
609. — The relation between obsessions and suicidal attempts in depressive psychosis. Brit. J. Psychiat. **112**, 889—890 (1966).
610. GLASS, J.: Psychotherapy in the combat zone. Amer. J. Psychiat. **110**, 725—731 (1953/54).
611. GLATT, M. M.: Treatment results in an english mental hospital alcoholic unit. Acta psychiat. scand. **37**, 143—168 (1961).
612. GLAUS, A.: Zur Prognose und Behandlung der unsozialen Psychopathie. Schweiz. med. Wschr. **81**, 722—726 (1951).
613. — Über Schwangerschaftsunterbrechungen und deren Verhütung. Bern: Huber 1962.
614. GOLDSTEIN, A. P.: Therapist-patient expectancies in psychotherapy. Oxford: Pergamon 1962.
615. GOLDWATER, L. C., H. L. BRONSTEIN, and B. KRESKY: Study of 175 "cardiacs" without heart disease. J. Amer. med. Ass. **148**, 89 (1952).
616. GÖPPERT, H.: Phänomenologie und Prognose der Zwangskrankheit. Z. psychosom. Med. **12**, 111—118 (1966).
617. GORDON, A.: Transition of obsessions into delusions. Evaluation of obsessional phenomena from the prognostic standpoint. Amer. J. Psychiat. **107**, 455—458 (1950).
618. — Precipitating factors in neuroses and psychoses. Impressions and reflections during 25 years observation of a large number of cases, of which 45 presented an uncommon opportunity for follow-up study to the present time. Arch. Neurol. **66**, 571—579 (1951).
619. GORONCY, K.: Untersuchungen an in der Kindheit genotzüchtigten weiblichen Personen. Dtsch. Z. gerichtl. Med. **7**, H. 1 (1926).
620. GOTTSCHALK, L. A., and A. H. AUERBACH (Ed.): Methods of research in psychotherapy. New York: Meredith Publ. Co. 1966, p. 456—477.
621. GRABE, E. v.: Spätschicksale von Fürsorgezöglingen und Prostituierten. Arch. Kriminol. **75**, 171—200 (1923).

622. Greenhill, M. A., A. Gralnick, R. H. Duncan, R. Yemez, F. Turker: Considerations in evaluating the results of psychotherapy with 500 in-patients. Amer. J. Psychother. 20, 58—68 (1966).
623. Greer, H. S.: Some observations on the natural history of neurotic illness. Unpublished report 1961 (zit. nach F. E. Kenyon: Hypochondriases, 1964).
624. Gregory, J.: Anterospective data following childhood loss of a parent. I.: Delinquency and high school drop out. II.: Pathology, performance and potential among college students. Arch. gen. Psychiat. **13**, 99—109, 110—120 (1965).
625. — Retrospective data concerning childhood loss of a parent. I.: Actuarial estimates vs recorded frequencies of orphanhood. II. Category of parental loss by decade of birth, diagnosis and MMPI. Arch. gen. Psychiat. **15**, 354—361, 362—367 (1966).
626. Grosch, H.: Die motivierten Depressionen und psychogenen Reaktionen depressiver Färbung. Halle a. S.: Marhold 1953.
627. Grosz, H. J., and J. Zimmermann: Experimental analysis of hysterical blindness. A follow-up report and new experimental data. Arch. gen. Psychiat. **13**, 255—260 (1965).
628. Gruenberg, E. M.: A review of mental health in the metropolis. The Midtown Manhattan Study. Int. J. Psychiat. **1**, 77—86 (1965).
629. Guex, Germaine: La névrose d'abandon. Paris: Presses universit. de France, 1950.
630. Guze, S. B., W. B. Delong, P. W. Majerus, and R. Robins: Association of clinical psychiatric disease with hyperemesis gravidarum. A 3$^1/_2$ year follow-up study of 48 patients and 45 controls. New Engl. J. Med. **261**, 1363—1368 (1959).
631. — A study of recidivism based upon a follow-up of 217 consecutive criminals. J. nerv. ment. Dis. **138**, 575—580 (1964).
632. Häfner, H.: Die existentielle Depression. Arch. Psychiat. Z. Neurol. **191**, 351—364 (1954).
633. — Psychopathen. Daseinsanalytische Untersuchungen zur Struktur und Verlaufsgestalt von Psychopathien. Berlin: Springer 1961.
634. — Neuere psychopathologische Konzepte der endogenen Psychosen in ihrer Bedeutung für die Psychosenpsychotherapie. Z. Psychother. med. Psychol. **13**, 170—183 (1963).
635. Hagnell, O.: Neuroses and other nervous disturbances in a population living in a rural areal of Southern Sweden, investigated in 1947 and 1957. Acta psychiat. neurol. scand. **34**, Suppl. 136, 242—247 (1959).
636. (J) Harbauer, H.: Erfahrungen zur Methodik von Katamnesenerhebungen bei kinderpsychiatrischen Zustandsbildern. In: H. Stutte (Hrsg.): Jb. f. Jugendpsychiat. u. ihre Grenzgebiete, Bd. V. Bern: Huber 1967, pp. 28—35.
637. Hare, E. H., and G. K. Shaw: Mental health on a new housing estate. A comparative study of health in two districts of Croydon. Maudsley Monographs Nr. 12. London: Oxford Univ. Press 1965 (135 S.).
638. — — A study in family health. II. A comparison of the health of fathers, mothers and children. Brit. J. Psychiat. **111**, 467—471 (1965).
639. (J) Harrison, S. I., I. F. McDermott, P. T. Wilson, J. Schrager, and A. Arbor: Social class and mental illness in children. Choice of treatment. Arch. gen. Psychiat. **13**, 411—417 (1965).
640. Hau, Th. F.: Indikation und Prognose in der Psychotherapie. Psychol. Rdsch. **15**, 220 bis 224 (1964).
641. Hegg, I. I.: Neurosen des Kindes- und Jugendalters und soziale Umwelt. Schweiz. Arch. Neurol. Psychiat. **98**, 121—147 (1966).
642. Hegglin, R.: Über das Syndrom der funktionellen cardiovasculären Störungen. Praxis (Bern) **38**, 1085—1090 (1949).
643. Heigl, F.: Persönlichkeitsstruktur und Prognose. Z. psychosom. Med. **10**, 102—144 (1964).
644. — Prognostische Kriterien in der Psychotherapie. Z. Psycho-som. Med. **12**, 196—203 (1966).
645. Heimann, H., E. Heim, E. Sperling u. H. Lehner: Katamnestische Untersuchungen zur Frage der schizophrenen Reaktion. Schweiz. Arch. Neurol. Psychiat. **93**, 402—403 (1964).

646. HELLPACH, W.: Grundlinien der Psychologie der Hysterie. Leipzig 1904.
647. HESTON, L. L.: Psychiatric disorders in foster home reared children of schizophrenic mothers. Brit. J. Psychiat. **112**, 819—825 (1966).
647 a. —, D. D. DENNEY, and J. B. PAULY: The adult adjustment of persons institutionalized as children. Brit. J. Psychiat. **112**, 1103—1110 (1966).
648. HEYDEN-STUCKI, S., u. S. SCHIBLER-REICH: Kardiologische Risikofaktoren bei Schweizer Männern. Schweiz. med. Wschr. **97**, 20—25 (1967).
649. HIRSCHMANN, J.: Umweltstabilität der Neurosehäufigkeit. Arch. Psychiat. **189**, 192 (1952).
650. — Persönlichkeitsaufbau und Neurose. Fol. psychiat. neerl. **56**, 726—735 (1953).
651. HOCHSTRASSER, P.: Beitrag zur sozialen Prognose des Exhibitionismus. Med. Diss., Zürich 1951.
652. HODGES, E. F., and C. DOWNING: A follow-up study of potential delinquents. Amer. J. Psychiat. **120**, 449—453 (1963).
653. HOFF, M.: Das veränderte Erscheinungsbild der Melancholie. Wien. klin. Wschr. **1956**, 730—734.
654. HOFFET, H.: Typologische Gliederung depressiver Syndrome und somatotherapeutische Indikationsstellung. Bibliotheca psychiat. et neurol., Fasc. 115. Basel-New York: Karger 1962.
655. HOFSTÄTTER, P. R.: Neurose und Psychotherapie in der Gesellschaft der Vereinigten Staaten von Amerika. Psychol. u. Praxis **1956**, 10—21.
656. — Nordamerika: der gegenwärtige Stand und die gesellschaftlichen Voraussetzungen von Neurosenlehre und Psychotherapie. In: V. E. FRANKL (Hrsg.): Handbuch d. Neurosenlehre u. Psychotherapie, Bd. I, 171—219. München-Berlin: Urban u. Schwarzenberg 1959.
657. HOLLINGSHEAD, A. B., and F. C. REDLICH: Social class and mental illness. A community study. New York: Wiley and Sons 1958.
658. HORNEY, KAREN: Unsere inneren Konflikte. Stuttgart: Kipper 1954, 286 S.
659. HORWITZ, L., and ANN APPELBAUM: A hierarchical odering of assumptions about psychotherapy. Psychother., theory, research, practice **3**, 71—80 (1966).
660. HORWITZ, W. A., P. POLATIN, L. C. KOLB, and P. H. HOCH: A study of cases of schizophrenia treated by direct analysis. Amer. J. Psychiat. **114**, 780—783 (1958).
661. HUBER, G.: Pneumoencephalographische und psychopathologische Bilder bei endogenen Psychosen. Monographien a. d. Gesamtgebiet d. Neurol. u. Psychiat. Berlin-Göttingen-Heidelberg: Springer 1957.
662. — Pneumoencephalographische Befunde und psychiatrische Krankheitsbilder. Nervenarzt **34**, 414—416 (1963).
663. HÜBNER, A. H.: Zur Neurosenfrage. Ärztl. Sachverst.-Zeitg. **28**, 2—4 (1922).
664. HUFFMAN, PH. W., and P. W. WENIG: Prodromal behavior patterns in mental illness. Department of Public Welfare, State of Illinois. Manuscript 1954 (zit. bei L. N. ROBINS, 1966).
665. HYMAN, H. T.: The value of psychoanalysis as a therapeutic procedure. J. Amer. med. Ass. **107**, 326—329 (1936).
666. IM-OBERSTEG-LERCH, DORIS: Administrative Trinkerversorgung und Antabuskuren in Basel i. d. Jahren 1947—1957 u. ihre Ergebnisse. Z. Präv. Med. **4**, 381 (1959).
667. INGHAM, H. V.: A statistical study of familial relationships in psychoneurosis. Amer. J. Psychiat. **106**, 91—98 (1949).
668. JACOBSEN, E.: On the diagnosis of neurosis. Acta psychiat. scand. **34**, Suppl. 136, 207 to 213 (1959).
669. JANNER, J.: Die psychiatrische Behandlung psychisch abnormer Delinquenten im Kanton Baselstadt. Schweiz. Arch. Neurol. Psychiat. **83**, 355—357 (1959).
670. JANSSON, B.: A catamnestic study of 476 attempted suicides with special regard to the prognosis for cases of drug automatism. Acta psychiat. scand. **38**, 183—198 (1962).
671. JANZARIK, W.: Zur Klinik und Psychopathologie des hysterischen Syndroms. Nervenarzt **30**, 539—545 (1959).
672. — Der Aufbau schizophrener Psychosen in der Längsschnittbetrachtung. Nervenarzt **34**, 58—61 (1963).

673. Jaspers, K.: Allgemeine Psychopathologie: Berlin-Heidelberg: Springer 1948.
674. Jensen, Ellen: Anna O. Ihr späteres Schicksal. Acta psychiat. scand. **36**, 119—131 (1961).
675. Jones, E.: Die Therapie der Neurosen. Internat. Psychoanalyt. Verlag 1921.
676. Jonkheere, P.: Considérations sur la psychothérapie. A propos de 72 névroses. Acta neurol. belg. **65**, 667—684 (1965).
677. Jorswieck, E., u. J. Katwan: Neurotische Symptome — eine Statistik über Art und Auftreten in den Jahren 1947, 1956 und 1965. Z. psychosom. Med. **13**, 12—24 (1967).
678. Juel-Nielsen, N.: Individual and environment. A psychiatric-psychological investigation of monozygotic twins reared apart. Acta psychiat. scand. Suppl. **183** (1964).
679. Jung, C. G.: Über die Psychologie der Dementia praecox. Halle a. S.: Marhold 1907.
700. — Über die Psychologie des Unbewußten. 5. Aufl. Zürich: Rascher 1943.
701. — Erinnerungen, Träume, Gedanken. Zürich: Rascher 1962.
702. Kahn, E.: Die psychopathischen Persönlichkeiten. Kap. X: Über psychopathische Verläufe. In: Handbuch d. Geisteskrankh., hrsg. v. E. Bumke, Bd. IV. Berlin: Springer 1928, S. 466—477.
703. Kahn, R. L., A. J. Goldfarb, M. Pollak, and A. Peck: Factors in selection of psychiatric treatment for institutionalized aged persons. Amer. J. Psychiat. **118**, 24 to 244 (1961).
704. Karush, A.: Criteria for analyzability (Panel report). J. Amer. psychoanal. Ass. **8**, 141 (1960).
705. Katzenelbogen, L.: Hyochondriacal complaints with special reference to personality and environment. Amer. J. Psychiat. **98**, 815—822 (1942).
706. Kaufmann, L.: Zum Problem der Katamnesen nach psychotherapeutischen Behandlungen. Nervenarzt **35**, 436—443 (1964).
707. Kay, D. W. K.: Anorexia nervosa, a study in prognosis. Proc. roy. Soc. Med. **46**, 669 to 647 (1953).
708. —, and D. Leigh: The natural history, treatment and prognosis of anorexia nervosa, based on a study of 38 patients. J. ment. Sci. **100**, 411—431 (1954).
709. —, and K. Schapira: The prognosis in anorexia nervosa. In: Meyer, J. E., and H. Feldmann (Hrsg.): Anorexia nervosa. Stuttgart: Thieme 1965.
710. Kayser, H., u. Hermine Weidmann: Verhaltensbeobachtungen und Testergebnisse bei einer chronischen Schizophrenen. Methodisches zur dynamischen Interpretation des „schizophrenen Defekts". Schweiz. Arch. Neurol. **95**, 201—204 (1965).
711. Kedward, H. B.: A study of 73 new cases of psychiatric illness identified in general practice. Unpubl. Diss., Inst. of Psychiat., London University 1964.
712. Kehrer, F. A.: Die Psychoneurotik der zweiten Lebenshälfte und ihre Behandlung. Handbuch d. Neurosenlehre, Bd. II, 384—427. München-Berlin: Urban und Schwarzenberg 1959.
713. Kellner, R.: The efficacity of psychotherapy. The results of some controlled investigations. Psychiat. et Neurol. (Basel) **149**, 333—340 (1965).
714. Kelman, H.: Prognosis in psychotherapy. Psychiat. Neurol. Neurochir. (Amst.) **63**, 81—94 (1960).
714 a. Kemper, W. W.: Critical comparison between our psychiatric and psychoanalytic therapeutic results. Rev. brasil. Med. **23**, 17—22 (1966) (portugiesisch).
715. Kernberg, O.: Three methods of research on psychoanalytic treatment. Internat. ment. health newsletter **7**, 11—13 (1965).
716. Kessel, N., and M. Sheperd: Neurosis in hospital and general practice. J. ment. Sci. **108**, 159—166 (1962).
717. Kielholz, P.: Klinik, Differentialdiagnostik und Therapie der depressiven Zustandsbilder. Documenta Geigy. Acta psychosom. Nr. 2. Basel 1959.
718. — Diagnose und Therapie der Depressionen für den Praktiker. München: I. F. Lehmann 1965.
719. Kind, H., u. W. Müller: Die psychiatrische Behandlung psychisch abnormer Sexualdelinquenten. Schweiz. Juristen-Zeitg. **57**, 5—8 (1961).
720. Kinkelin, Marianne: Verlauf und Prognose des manisch-depressiven Irreseins. Schw. Arch. Neurol. Psychiat. **73**, 100—146 (1954).

721. KIRCHHOFF, H. W.: Vegetative Kreislaufregulationsstörungen. In: F. LINNEWEH (Hrsg.): Die Prognose chronischer Erkrankungen. Berlin: Springer 1960, pp. 83—85.
722. KLEIST, K.: Die Gliederung der neuropsychischen Erkrankungen. Mschr. Psychiat. **125,** 526—554 (1953).
723. KLINE, N. S.: Criteria for psychiatric improvement. Psychiat. Quart. **31,** 31—40 (1957).
724. KLUGE, E.: Über den Defektzustand nach schweren Haftzeiten, insbesondere nach KZ-Haft. In: H. PAUL u. H. J. HERBERG (Hrsg.): Psychische Spätschäden nach politischer Verfolgung. Bibliotheca Vita humana **2,** 85—94. Basel: Karger 1963.
725. KNIGHT, R. P.: An evaluation of psychotherapeutic techniques. Bull. Menninger Clin. **16,** 113—124 (1952).
726. KOREN, L., V. GOERTZEL, and M. EVANS: The psychodynamics of failure in therapy. Amer. J. Psychiat. **108,** 37—41 (1951).
727. KRAEPELIN, E.: Psychiatrie. Ein Lehrbuch für Studierende und Ärzte. 6. Aufl., Bd. II. Leipzig: Barth 1899.
728. KRANZ, H.: Zeitbedingte abnorme Erlebnisreaktionen. Versuch einer Übersicht. Allg. Z. Psychiat. **124,** 336—357 (1949).
729. — Die Differentialdiagnose der Depressionszustände. Med. Welt **1951,** 78—81.
730. — Die Entwicklung des Hysterie-Begriffs. Fortschr. Neur. **21,** 223—238 (1953).
731. — Abgrenzung (der Neurose) gegenüber Psychopathie und Psychose. Handbuch d. Neurosenlehre u. Psychotherapie (Hrsg. FRANKL, GEBSATTEL, SCHULTZ), Bd. I, 263—296. München-Berlin: Urban u. Schwarzenberg 1959.
732. KRETSCHMER, E.: Störungen des Gefühlslebens. Bumkes Handbuch der Geisteskrankheiten, Allg. Teil, Bd. I. Zit. nach W. JAHRREISS: Das hypochondrische Denken. Arch. Psychiat. Nervenkr. **92,** 686—823 (1930).
733. — Der sensitive Beziehungswahn. 3. Aufl. Berlin: Springer 1950.
734. KRETSCHMER, W.: Neurose u. Konstitution. Handbuch d. Neurosenlehre u. Psychotherapie (Hrsg. FRANKL, GEBSATTEL, SCHULTZ), Bd. II, 44—63. München-Berlin: Urban u. Schwarzenberg 1957.
735. — Die Neurose als Reifungsproblem. Konstitutionelle Grundlage der Neurosenentwicklung. Stuttgart: Thieme 1952.
736. KREVELEN, A. VAN: Follow-up studies in child psychiatry. Acta paedopsychiat. **28,** 295 to 307 (1961).
737. KUBIE, L. S.: The fundamental nature of the distinction between normality and neuroses. Psychoanal. Quart. **23,** 166—204 (1954).
738. KUHLENKAMPFF, C., u. A. BAUER: Über das Syndrom der Herzphobie. Nervenarzt **31,** 443—454, 496—507 (1960).
739. KÜNZLER, E.: Statistischer Beitrag zur Frage der Grenzfälle in der klinischen Praxis. Psyche **18,** 52—58 (1964).
740. LABHARDT, F.: Die Schizophrenie-ähnlichen Emotionspsychosen. Ein Beitrag zur Abgrenzung schizophrenieartiger Zustandsbilder. Monographien a. d. Gesamtgebiet d. Neurologie u. Psychiatrie. Berlin-Göttingen-Heidelberg: Springer 1963.
741. LAGACHE, D.: Résultats et critères de guérison. Encyclopédie médico-chirurgicale, Psychiatrie **3,** 37812 E^{10}, 5 p (2—1955).
742. LAGERCRANTZ, R. H. C.: Ulcerative colitis. In: F. LINNEWEH (Hrsg.): Die Prognose chronischer Erkrankungen. Berlin: Springer 1960, p. 151—153.
743. LANDIS, C.: A statistical evaluation of psychotherapeutic methods. In: L. E. HINSIE (Ed.): Concepts and problems of psychotherapy. London-Columbia: Heinemann; New York: Univ. Press 1938, 155—169.
744. LANGE, I.: Über Melancholie. Z. Neurol. **101,** 293 (1926).
745. LANGELÜDDEKE, A.: Die Entmannung von Sittlichkeitsverbrechern. Berlin: Gruyter 1963.
746. LANGEN, D.: Methodische Probleme der klinischen Psychotherapie. Stuttgart: Thieme 1956.
747. — Indikation und Prognose in der klinischen Psychotherapie. Z. psychosomat. Med. **12,** 128—131 (1966).
748. LANGFELDT, G.: The prognosis in schizophrenia. Acta psychiat. scand. Suppl. **110** (1956).
749. LANGNER, TH. S., and S. T. MICHAEL: Life, stress and mental health. The Midtown Manhattan Study. THOMAS A. C. RENNIE, Series in Social Psychiatry, Vol. II: The Free Press of Glencoe; London: Collier-MacMillan Ltd. 1963.

750. Larsson, T., and T. Sjögren: A methodological, psychiatric and statistical study of a large Swedish rural population. Acta psychiat. scand. Suppl. **89** (1954).
751. Larsson, T.: The interaction of population changes and heredity. Acta genet. (Basel) **6**, 333—348 (1957).
752. Laughlin, H. P.: The neuroses in clinical practice. Philadelphia: Saunders 1956.
753. (J) Lehnhardt, K.: Praktische Erfahrungen mit offenen Elterngruppen in einer Erziehungberatungsstelle. Bericht anhand einer katamnestischen Elternbefragung. Prax. Kinderpsychol. **14**, 125—140 (1965).
754. Leibbrand, W., u. Annemarie Wettley: Der Wahnsinn. Geschichte der abendländischen Psychopathologie. Freiburg-München: Alber 1961.
755. Leighton, D. C.: The distribution of psychiatric symptoms in a small town. Amer. J. Psychiat. **112**, 716—723 (1956).
756. Lennard, M. L., and H. Bernstein: The anatomy of psychotherapy. New York: Columbia Univ. Press 1960.
757. Lenz, H.: Der Wandel des Bildes der Depression. Wien. med. Wschr. **1957**, 528—530.
758. Leonhard, K.: Individualtherapie der Neurosen. Jena: Fischer 1965.
759. — Erfolgsstatistik in der Psychotherapie. In: Individualtherapie der Neurosen. Jena: Fischer 1965, pp. 253—260.
760. Leopold, R. L., and H. Dollon: Psychoanatomy of a disaster; a long-term study of post-traumatic neurosis in the survivors of a marine explosion. Amer. J. Psychiat. **119**, 913—921 (1963).
761. (J) Levitt, E. E.: A comparison between remainers and defectors among child clinic patients. J. consult. Psychol. **21**, 316 (1957).
762. (J) — The results of psychotherapy with children, an evaluation. J. consult. Psychol. **21**, 189—196 (1957).
763. — Reply to Hood-Williams. J. consult. Psychol. **24**, 89—91 (1960).
764. Lewis, A.: States of depression. Their clinical and aetiological differentiation. Brit. med. J. **2**, 875 (1938).
765. Lichtensteiger, A. A.: Katamnestische Erhebungen und Nachuntersuchungen bei 40 Homosexuellen. Med. Diss. Zürich 1954.
766. Lief, H. J., and W. C. Thompson: The prediction of behaviour from adolescence to adulthood. Psychiat. **24**, 32—38 (1961).
767. Linnemann, E. J.: Prognosis in Psychotherapy. Nord. Med. **47**, 727—730 (1952) (dän. m. engl. Resumé).
768. Linneweh, F. (Hrsg.): Die Prognose chronischer Erkrankungen. Long-term observations of chronic diseases. Berlin: Springer 1960, 404 S.
769. (J) Lloyd, J. K., W. S. Whelen, and O. H. Wolff: Juvenile obesity. In: F. Linneweh (Hrsg.): Die Prognose chronischer Erkrankungen. Berlin: Springer 1960, pp. 192—193.
770. Lopez-Ibor, J. J.: La plasticidad historica de las neurosis. Med. españ. **30**, 502—508 (1953); Fol. psychiatr. néerl. **56**, 787—794 (1953).
771. Lorenzer, A.: Die Verlust-Depression. Verlust und existentielle Krise. Arch. Psychiat. Nervenkr. **198**, 649—658 (1959).
772. Louis, V.: Psychogenien in der sozialmedizinischen Praxis. Praxis (Bern) **1956**, 1071 bis 1073.
773. Luborsky, L.: Clinicians judgement of mental health. Arch. gen. Psychiat. **7**, 407—417 (1962).
774. Luft, H.: Übertragungspsychosen. Über wahnhafte halluzinatorische Krisen im Verlauf psychotherapeutischer Behandlungen. Nervenarzt **32**, 199—201 (1960).
775. Lundquist, G.: Prognosis and course of manic-depressive psychoses. Acta psychiat. scand. Suppl. **35** (1945).
776. Lutz, I.: Kinderpsychiatrie. Zürich-Stuttgart: Rotapfel 1961.
777. Luxemburger, H.: Zur Frage der erblichen Stellung der Zwangsneurosen. Allg. Z. Psychiat. **93**, 260—263 (1930).
778. Lyra Chebabi, W. de: Die Entwicklung des Neurosebegriffs. J. brasil. Psiquiatr. **6**, 197 bis 212 (1957).
779. Mack Brunswick, R.: A supplement to Freuds history of an infantile neurosis. Int. J. Psychiat. **9**, 439 (1928).

780. MAC BRUNSWICK, R., zit. nach L. BINSWANGER: Zur Frage der Häufigkeit der Schizophrenien im Kindesalter. Z. Kinderpsychiat. **12**, 33—50 (1945/46).
781. McCULLAGH, E. P.: Crile's disease peculiar to civilized man. New York: Macmillan 1944.
782. MADOW, L., and S. E. HARDY: Incidence and analysis of broken families in the background of neurosis. Amer. J. Orthopsychiat. **17**, 521—528 (1947).
783. MAIER, S.: Beitrag zur Geschichte des Neurosenbegriffs. Med. Mschr. **4**, 462—464 (1950).
784. MAJER, O.: Beitrag zur Erbbiologie involutiver, klimakterischer und reaktiver Depressionen. Z. ges. Neurol. Psychiat. **172**, 737—790 (1941).
785. MALAN, D. H.: On assessing the results of psychotherapy. Brit. J. med. Psychol. **32**, 86—105 (1959).
786. — Zur Methodik der Beurteilung von Behandlungsergebnissen in der Psychotherapie. Psyche **15**, 331—362 (1961).
787. MASSERMANN, J. A.: Ethology, comparative biodynamics and psychoanalytic research. In: J. SCHER (Hrsg.): Theories of the mind. New York: Free Press 1963, pp. 15—64.
788. MASSIMO, J. L., and M. F. SHORE: The effectiveness of a comprehensive, vacotionally-oriented psychotherapeutic programm for adolescent delinquent boys. Amer. J. Orthopsychiat. **33**, 634—642 (1963).
789. (J) MATTHYS, H. P.: Katamnestische Untersuchungen bei autistischen Kindern unter spezieller Berücksichtigung des Rorschachtests. Prax. Kinderpsychol. **15**, 84—97 u. 123—129 (1966).
790. MATUSSEK, P.: Die Konzentrationslagerhaft als Belastungssituation. Nervenarzt **32**, 538 bis 542 (1961).
791. —, A. HALBACH u. U. TROEGER: Endogene Depression. Eine statistische Untersuchung unbehandelter Fälle. München und Berlin: Urban u. Schwarzenberg 1965.
792. MAUZ, F.: Die Prognostik der endogenen Psychosen. Leipzig: 1930.
793. McCORD, W., J. McCORD, and J. GUDEMAN: Some current theories of alcoholism. A longitudinal evaluation. Quart. J. Stud. Alcohol **20**, 727—749 (1959).
794. McLAUGHLIN, B. E.: Long-term results of psychiatric out-patient treatment. Springfield, Ill.: C. J. Thomas 1965.
795. MEDOW, W.: Zur Erblichkeitsfrage in der Psychiatrie. Z. ges. Neur. Psychiat. **26**, 493 to 545 (1914).
796. MEDUNA, L. J.: A neurophysiological theory of psychoneurosis. J. nerv. Dis. **110**, 438 to 439 (1949).
797. MEERWEIN, F.: Bemerkungen zum Krankheitsbild der Anorexia mentalis. Praxis (Bern) **52**, 775—780 (1965).
798. MEGGENDORFER, F.: Klinische und genealogische Untersuchungen über „Moral insanity". Z. ges. Neurol. Psychiat. **66**, 208—231 (1921).
799. MENOTTI, F.: Les troubles psychopathiques et leur relation avec la senescence. Med. Diss., Lausanne 1964.
800. MEYER, A.-E.: Psychoanalytic versus behaviour therapy of male homosexuals; a statistical evaluation of clinical outcome. Comprehens. psychiat. **7**, 110—117 (1966).
801. MEYER, I. E.: Die Entfremdungserlebnisse. Stuttgart: Thieme 1959.
802. — Das Syndrom der Anorexia nervosa. Katamnestische Untersuchungen. Arch. Psychiat. Nervenkr. **202**, 31—59 (1961).
803. — Reifungskrisen der Adoleszenz, ihre Entstehungsbedingungen und ihre Prognose. Arch. Psychiat. **203**, 235—247 (1962).
804. MEYER, J.-E., u. H. FELDMANN: Anorexia nervosa. Symposium am 24./25. April 1965 in Göttingen. Stuttgart: Thieme 1965 (168 S.).
805. MICHAEL, S. T.: Social attitudes, socio-economic status and psychiatric symptoms. Acta psychiat. scand. **35**, 509—518 (1961).
806. MILLER, J. G.: Objective methods of evaluating process and outcome in psychotherapy. Amer. J. Psychiat. **108**, 258—263 (1951).
807. MINDER, U.: Katamnestische Untersuchungen von spitalbehandelten Schmerzmittelsüchtigen. Med. Diss., Zürich 1960.
808. MITSUDA, H., T. SAKAI, and F. OTSUKA: A clinical and genetical study on relationships between neuroses and psychoses. Bull. Osaka med. School **2**, 1—7 (1956).

809. MOSAK, H. H.: Problems in the definition and measurement of success in psychotherapy. New York: Grune and Stratton 1952.
810. MOTTO, J. A.: Suicide attempts. A longitudinal view. Arch. gen. Psychiat. **13**, 516—520 (1965).
811. MÜLLER, CH.: Das Senium der Schizophrenen. Bibliotheca psychiat. et neurol. Basel: Karger 1959.
812. — Entwicklungen und Ergebnisse der Psychotherapie. Ein Rückblick auf das vergangene Jahr. Praxis Psychother. **5**, 149—163 (1960).
813. — Die Psychotherapie Schizophrener an der Zürcher Klinik. Nervenarzt **32**, 354—368 (1961).
814. — Le sort des obsessionnels. Rév. méd. Suisse rom. **83**, 615—622 (1963).
815. — Influence de l'âge sur les maladies mentales préexistantes. Schweiz. med. Wschr. **95**, 1001—1005 (1965).
816. MÜLLER-ECKHARD, H.: Das Erscheinen der Psychose am Ende der psychotherapeutischen Konfliktauflösung. Psyche **4**, 436—447 (1950).
817. MUENCH, G. A.: An evaluation of non-directive psychotherapy. Appl. Psychol. Monogr. **13**, 168 (1947).
818. MUNRO, A.: Childhood parent-loss in a psychiatrically normal population. Brit. J. prev. soc. Med. **19**, 69—79 (1965).
819. MYERS, J. K., and F. AULD: Some variables related to outcome in psychotherapy. J. clin. Psychol. **11**, 51—54 (1955).
820. —, L. L. BEAN, and M. P. PEPPER: Social class and mental illness. A ten year follow-up of psychiatric patients. Conn. Med. **28**, 355—359 (1964).
821. NAGY, K.: Pneumoencephalographische Befunde bei endogenen Psychosen. Nervenarzt **34**, 543—548 (1963).
822. NATHAN, T. S., L. EITINGER, and H. Z. WINNIK: A psychiatric study of survivors of the Nazi Holocaust. Israel Ann. Psychiat. **2**, 47—80 (1964).
823. NEUSTÄTTER, W. L.: "Cans and can'ts" in psychotherapy. Med. Press **1949**, 248—251.
824. NEWKIRK, P. R.: Psychopathic traits are inheritable. Dis. nerv. System **18**, 52—54 (1957).
825. NIELSEN, C. K.: The childhood of schizophrenics. Acta psychiat. scand. **29**, 281—289 (1954).
826. NOREIK, K.: Nachuntersuchte Alkoholpsychosen. Nord. psykiat. T. **1966**, 37—53.
827. NOVAK, J., u. M. HARNIK: Die psychogene Entstehung der Menstrualkolik und deren Behandlung. Z. Geburtsh. Gynäk. **96**, 239—296 (1929).
828. NUNBERG, H.: Allgemeine Neurosenlehre auf psychoanalytischer Grundlage. 2. verb. Aufl. Bern: Huber 1932.
829. OBERHOFFER, G.: Über einige Grundsätze der therapeutischen Erfolgsbeurteilung (Bildung homogener Vergleichskollektive). Ärztl. Wschr. **12**, 297—298 (1957).
830. OBERNDORFF, C. P.: Consideration of results in psychotherapy. Amer. J. Psychiat. **99**, 374—381 (1942).
831. — Results of psychoanalytic therapy. Int. J. Psychoanal. **24**, 107—114 (1943).
832. —, PH. GREENACRE, and L. KUBIE: On the evaluation of therapeutic results. Int. J. Psychoanal. **29**, 7—33 (1948).
833. O'CONNOR, J. F., G. DANIELS, A. KARUSH, C. FLOOD, and L. O. STERN: Prognostic implications of psychiatric diagnosis in ulcerative colitis. Psychosom. Med. **18**, 375 to 381 (1966).
834. O'DONNELL, J. A.: A follow-up of narcotic addicts. Mortality, relapse, abstinence. Amer. J. Orthopsychiat. **34**, 948—954 (1964).
835. OLTMAN, J. E., J. J. MCGARRY, and S. FRIEDMAN: Parental deprivation and the "broken home" in dementia praecox and other mental disorder. Amer. J. Orthopsychiat. **108**, 685—694 (1952).
836. —, and S. FRIEDMAN: Parental deprivation in psychiatric conditions, III. (In personality disorders and other conditions.) Dis. nerv. Syst. **28**, 298—303 (1967).
837. ORELLI, A. VON: Der Wandel des Inhalts der depressiven Ideen bei der reinen Melancholie unter besonderer Berücksichtigung des Inhalts der Versündigungsideen. Schweiz. Arch. Neur. **73**, 217—287 (1954).

838. ORGEL, S. Z.: Effect of psychoanalysis on the course of peptic ulcer. Psychosom. Med. 20, 117—123 (1958).
839. PAAL, G.: Psychogen-somatogen. Diagnostische Möglichkeiten in der täglichen Praxis. Stuttgart: Enke 1966.
840. PARLOFF, M. B.: Therapist-patient relationships and outcome of psychotherapy. J. consult. Psychol. **25**, 29—38 (1961).
841. PASAMANICK, B.: A survey of mental disease in an urban population. VI: An approach to total prevalence by age. Ment. Hyg. **46**, 567—572 (1962).
842. PAUL, H., u. H. J. HERBERG: Psychische Spätschäden nach politischer Verfolgung. Bibliotheca vita humana, Fasc. 2. Basel-New York: Karger 1965.
843. PAUL, O., M. M. LEPPER, W. H. PHELAN, G. W. DUPERTUIS, A. MCMILLAN, H. MCKEAN, and H. PARK: A longitudinal study of coronary heart disease. Circulation **28**, 20—31 (1963).
844. PAULEIKHOFF, B.: Über die Bedeutung situativer Einflüsse bei der Auslösung endogener depressiver Phasen. Arch. Psychiat. Nervenkr. **197**, 669—685 (1958).
845. — Über die Auslösung endogener depressiver Phasen durch situative Einflüsse. Arch. Psychiat. Nervenkr. **198**, 456—470 (1959).
846. PEMBERTON, D. A.: A comparison of the outcome of treatment in female and male alcoholics. Brit. J. Psychiat. **113**, 367—373 (1967).
847. PERSCH, R.: Über die erblichen Verhältnisse in Psychopathenfamilien. Allg. Z. Psychiat. **83**, 1—37 (1926).
848. PETRILOWITSCH, N.: Zur Typologie der abnormen psychogenen Reaktionen. Die Medizinische **1956**, 351—353.
849. — Zur Auflösung des Hysterie-Begriffs. Schweiz. Arch. Neur. **78**, 159—182, 183—206 (1956).
850. — Abnorme Persönlichkeiten. Bibliotheca psychiat. neurol. Fasc. 111. Basel-New York: Karger 1960.
851. PFEFFER, A., and ST. BERGER: A follow-up study of treated alcoholics. Quart. J. Alcohol. **18**, 624—648 (1957).
852. PFLANZ, M.: Soziokulturelle Faktoren und psychische Störungen. Fortschr. Neurol. Psychiat. **9**, 471—508 (1960).
853. PHILIPPUS, M. J.: A psychological and vocational follow-up study of previously hospitalized asthmatic patients. Psychother. psychosom. **14**, 171—179 (1966).
854. PLAG, J. A., and R. J. ARTHUR: Psychiatric re-examination of unsuitable naval recruits a two years follow-up. Amer. J. Psychiat. **122**, 534—541 (1965).
855. POKORNY, A. D.: A follow-up study of 618 suicidal patients. Amer. J. Psychiat. **122**, 1109—1116 (1966).
856. POLATIN, P., and P. HOCH: Diagnostic evaluation of early schizophrenia. J. nerv. ment. Dis. **105**, 221—230 (1947).
857. PRITCHARD, M., and PH. GRAHAM: An investigation of a group of patients who have attended both the child and adult department of the same psychiatric hospital. Brit. J. Psychiat. **112**, 603—612 (1966).
858. PURTELL, J. J., E. ROBINS, and M. E. COHEN: Observations on clinical aspects of hysteria, quantitative study of 50 patients and 156 control subjects. J. Amer. med. Ass. **146**, 902—909 (1951).
859. QUADE, K.: Neue Untersuchungen über die Sterblichkeit erhöhter Risiken. Lebensversicher.-Med. **6**, 1 (1954).
860. RAHE, R. H., J. D. MCKEAN, and R. J. ARTHUR: A longitudinal study of life-change and illness patterns. J. psychosom. Res. **10**, 355—366 (1967).
861. RATHOD, N. H., E. GREGORY, D. BLOWS, and G. H. THOMAS: A two-year follow-up study of alcoholic patients. Brit. J. Psychiat. **112**, 683—692 (1966).
862. RATTNER, J.: Das Wesen der schizophrenen Reaktion. München: E. Reinhardt 1963.
863. (J) REHM, O.: Das soziale Schicksal psychopathischer Fürsorgezöglinge. Z. ges. Neurol. Psychiat. **106**, 563—571 (1926).
864. REINDELL, H., E. SCHILDGE, H. KLEPZIG u. H. W. KIRCHHOFF: Kreislaufneurosen. In: P. H. HOCH u. J. ZUBIN (Hrsg.): Current problems in psychiatric diagnosis. New York: Grune und Stratton 1953 (zit. nach J. CREMERIUS, 1968).

865. Reiser, M. F.: Life situations, emotions and the course of patients with arterial hypertension. Psychosom. Med. **13**, 133—139 (1951).

866. Renaud, H., and F. Estess: Life history interviews with one hundred normal american males. "Pathogenicity" of childhood. Amer. J. Orthopsychiat. **31**, 786—802 (1961).

867. Rennie, T. A. C., L. Srole, M. Opler, and T. Langner: Urban life and mental health. Amer. J. Psychiat. **113**, 831 (1957).

868. Retterstöl, N., and A. Sund: Prognosen ved medikamentenmisbruk. (Prognosis in drug addiction and habituation.) Nord. med. **75**, 205—209 (1966).

869. — Paranoid and paranoiac psychoses. A personal follow-up investigation with special reference to etiological, clinical and prognostic aspects. Oslo: Univ.flg. 1966 (259 S.).

870. Reznikoff, M., and L. C. Toomey: Evaluation of changes associated with psychiatric treatment. Springfield, Ill.: Thomas 1959.

871. Rhomberg, M.: Über den Wert ambulanter fortlaufender psychotherapeutischer Beratungen männlicher Krimineller durch die psychiatrische Universitäts-Poliklinik, Zürich. Med. Diss., Zürich. 1957.

872. Richman, A., A. Borschneck, and A. Rienzi: Natural history of narcotic addiction. Canad. psychiat. Ass. J. **9**, 431—438 (1964).

873. — Follow-up of criminal narcotic addicts. Canad. psychiat. Ass. J. **11**, 107—115 (1966).

874. Riedel, H.: Zur empirischen Erbprognose der Psychopathie. Z. Neurol. **159**, 597—667 (1937).

875. Riemann, F.: Die Struktur des Therapeuten und ihre Auswirkung in der Praxis. Psyche **13**, 150—159 (1959).

876. Riising, J.: Betaekening fra laegeforeningens neuroseudvalg (dän.). Ugeskr. Laeger. **111**, 559—573, 599—600 (1949).

877. Ringel, E.: Die sogenannten Soldatenbräute 10 Jahre später. Eine Nachuntersuchung klinisch behandelter jugendlicher Psychopathinnen. Wien. med. Wschr. **113**, 30—35 (1963).

878. Robins, L. L., and R. S. Wallerstein: The research strategy and tactics of the psychotherapy research project of the Menninger Foundation and the problem of controls. Research in Psychotherapy. Proceedings of a conference. Washington, D. C., 1958, 27—43.

879. Rohr, K.: Beitrag zur Kenntnis der sogenannten schizophrenen Reaktion. Familienbild und Katamnesen. Arch. Psychiat. Nervenkr. **201**, 626—647 (1961).

880. — Untersuchungen über die schizophrene Reaktion. Schweiz. Arch. Neurol. **93**, 381 bis 385 (1964).

881. Rosen, J. N.: Direct analysis. New York: Grune and Stratton 1953.

882. Rosenberg, C. M.: Familial aspects of obsessional neurosis. Brit. J. Psychiat. **113**, 405 to 413 (1967).

883. — Personality and obsessional neurosis. Brit. J. Psychiat. **113**, 471—477 (1967).

884. Rosenzweig, S.: A transvaluation of psychotherapy; a reply to Hans Eisenck. J. abnorm. soc. Psychol. **49**, 298—304 (1954).

885. Rosu, S., A. Sirbu, L. Berecz u. E. Simulescu: Pseudoneurotischer Beginn der Schizophrenie. Neurologia (Buc.) **10**, 289—295 (1965) (rumänisch, deutsche Zusammenfassung).

886. Rotach, S., u. A. Hicklin: Mitteilung über broken-home-Untersuchungen bei Stellungspflichtigen. Vjschr. schweiz. Sanit.-Off. **42**, 125—130 (1965).

887. Roth, M., and D. W. K. Kay: Affective disorder arising in the senium. II. Physical disability as an aetiological factor. J. ment. Sci. **102**, 141—150 (1956).

888. — The phobic anxiety-depersonalisation syndrome. Proc. roy. Soc. Med. **52**, 587—595 (1959).

889. Rouart, J.: Dépression et problèmes de psychopathologie générale. Évolut. psychiat. **1955**, 459—466.

890. Rubinstein, E. A., and M. B. Parloff: Research in psychotherapy. Proceedings of a conference. Amer. Psychol. Assoc., Washington, D. C., 1959.

891. Rüeggsegger, P.: Selbstmordversuche. Klinische, statistische und katamnestische Untersuchungen an 132 Suicidversuch-Patienten der Basler Psychiatrischen Universitätsklinik. Psychiat. et Neurol. (Basel) **146**, 81—104 (1963).

892. RUESCH, J., et al.: Chronic disease and psychological invalidism. Los Angeles: Berkeley 1951 (zit. nach H. CARPELAN). Acta psychiat. scand. Suppl. **106**, 184—191 (1956).
893. RÜMKE, H. C.: Praktische Erfahrungen zur Psychotherapie. 4. Allg. Kongr. f. Psychother., Bad Nauheim, 12.—14. 4. 1929. Zentralbl. ges. Neurol. **53**, 396 (1929).
894. — Das Problem der Neurose. Bull. schweiz. Akad. med. Wiss. **4**, 1—27 (1948).
895. — Was ist „psychogen" in der Neurose und was nicht? Tagung d. Gesell. deutscher Neurologen u. Psychiater, Göttingen, 22.—25. 9. 1949. Zentralbl. ges. Neurol. **108**, 317 (1950).
896. — La personnalité et la psychothérapie. Acta neurol. belg. **49**, 300—317 (1949).
897. RUFFLER, G.: Einschätzung der Übertragung im Hinblick auf die Therapie. Acta psychother. (Basel) Suppl. Vol. **3**, 605—614 (1955).
898. SARGANT, W., and P. J. DALLY: Treatment of anxiety states by antidepressant drugs. Brit. med. J. **1**, 6—9 (1962).
899. SARGENT, H. D.: Methodological problems of follow-up studies in psychotherapy research. Amer. J. Orthopsychiat. **30**, 495—506 (1960).
900. — Intrapsychic change: methodological problems in psychotherapy research. Psychiatry (J. study interpers. processes) **24**, 93—108 (1961).
901. SCHAFFER, L., and J. K. MYERS: Psychotherapy and social stratification. An empirical study of practice in a psychiatric outpatient clinic. Psychiatry (Baltimore) **17**, 83 (1954).
902. SCHIMMELPENNIG, G. W.: Zur Konstellationspathologie episodischer Zwangssyndrome im höheren Lebensalter. Ein Beitrag zur Lehre vom symptomatischen Zwang. Arch. Psychiat. Nervenkr. **201**, 253—268 (1960).
903. SCHINDLER, R.: Das psychodynamische Problem beim sog. schizophrenen Defekt. 2. Internat. Sympos. Psychother. Schizophrenie. Basel-New York: Karger 1960, Vol. 2, 276 bis 288.
904. SCHINDLER, W.: Was wissen wir von den Endzuständen der Zwangsneurosen? 5. Allg. ärztl. Kongr. f. Psychother., Baden-Baden, 26.—29. 4. 1930. Leipzig: Hirzel 1930.
905. SCHMIDT, G.: Gestaltwandel von Massenreaktionen auf Kriegs- und Nachkriegsüberlastung. Fortschr. Neurol. Psychiat. **22**, 125 (1954).
906. SCHNEIDER, K.: Studien über Persönlichkeit und Schicksal eingeschriebener Prostituierter (mit katamnest. Beitrag von L. v. D. HEYDEN). Berlin: Springer 1926.
907. — Die psychopathischen Persönlichkeiten. 3. Aufl. Leipzig-Wien: Deuticke 1934.
908. — Die Untergrunddepression. Fortschr. Neurol. **17**, 429—434 (1949).
— Klinische Psychopathologie. 4. Aufl. Stuttgart: Thieme 1955.
909. — Zur Differentialdiagnose der Depressionszustände. Fortschr. Neurol. **23**, 1—6 (1955).
910. SCHNEIDER, P. B.: Etats dépressifs endogènes et exogènes: diagnostic différentiel. Praxis (Bern) 664—669 (1953).
911. — La tentative de suicide. Etude statistique, clinique, psychologique et catamnestique. Paris-Neuchâtel: Delachaux et Niestlé 1954.
912. — Recherches catamnestiques sur les tentatives de suicide. Bull. schweiz. Akad. med. Wiss. **10**, 143 (1954).
913. — Les critères de guérison des troubles psychiques. Méd. et Hyg. (Genève) **16**, 369—371 (1958).
913 a. — Considérations pratiques sur le traîtement des névroses. Psychiatrie der Gegenwart, Bd. II. Berlin-Göttingen-Heidelberg: Springer 1960, pp. 214—248.
914. SCHRÖDER, J., u. CH. QUALS: Über Vorgehen und Erfahrungen bei der Wiedereinbestellung ehemaliger Patienten zehn Jahre nach ihrer Erstuntersuchung. Ärztl. Mittlg. **47**, 2412 (1960).
915. SCHULTE, H.: Neurose und Neurotisierung in soziologischer Sicht. Psychother. **2**, 67—85 (1957).
916. siehe 913 a.
917. SCHULTE, W.: Der Psychiater im Spiegel seiner Kranken. Fortschr. Neurol. **18**, 538—575 (1950).
918. — Die Entlastungssituation für Pathogenese und Manifestierung neurologischer und psychiatrischer Krankheiten. Nervenarzt **22**, 140—149 (1951).

919. Schulte, W.: Melancholische Phase und depressive Erlebnisreaktion. Almanach f. Neurolog. u. Psychiat. München: Lehmann 1961, pp. 193—205.
920. —, u. A. Ploeger: Psychotherapeut und psychotherapeutische Institution im Spiegel ihrer Kranken. Praxis Psychother. **7**, 144—157 (1962).
921. Schultz, J. H.: Der medizinisch-psychologische Gesichtspunkt (zu: Definition und Klassifikation der Neurosen). In: V. E. Frankl et al. (Hrsg.): Handbuch d. Neurosenlehre und Psychotherapie, Bd. I. München-Berlin: Urban und Schwarzenberg 1959, pp. 242 bis 249.
922. Schwarz, B.: Klinische und katamnestische Untersuchungen zum Problem der chronischen Depression. Psychiat. Neurol. med. Psychol. (Lpz.) **18**, 373—376 (1966).
923. Schwidder, W.: Krisenpunkte der seelischen Entwicklung und der Beginn psychogener Symptomatik. Praxis Kinderpsychol. **5**, 193—198 (1956).
924. Sclare, A. B.: Cultural determinants in the neurotic negro. Brit. J. med. Psychol. **26**, 278—288 (1953).
925. Selesnick, S.: Psychotherapy in chronic peptic ulcer. Gastroenterology **14**, 364—368 (1950).
926. Sereny, G., and M. Fryatt: A follow-up evaluation of the treatment of chronic alcoholics. Canad. med. ass. J. **94**, 8—12 (1966).
927. Schenken, L.: Borderline states. J. nerv. Dis. **123**, 466—472 (1956).
928. Shepherd, M., B. Cooper, A. C. Brown, and G. Kalton: Psychiatric illness in general practice. London: University Press 1966.
929. Sheppard, M., and E. M. Gruenberg: The age for neurosis. Milbank mem. Fd. Quart. **37**, 258—265 (1956).
930. Shields, J.: Monozygotic twins, brought up apart and brought up together. An investigation into the genetic and environmental causes of variation in personality. London: Oxford University Press 1962.
931. Shirvaikar, R. V.: A study of hypochondriasis. Neurology (Madras) **5**, 44—48 (1957).
932. Shore, M. F., and J. L. Massimo: Comprehensive vocationally oriented psychotherapy for adolescent delinquent boys. A follow-up study. Amer. J. Orthopsychiat. **36**, 609 to 615 (1966).
933. Siegal, R. S., J. C. Rosen, and G. A. Ehrenreich: The natural history of an outcome prediction. J. projet. Techn. **26**, 112—116 (1962).
934. Singer, K.: Was ist's mit dem Neurotiker vom Jahre 1920? Med. Klin. **37**, 951 (1920).
935. (J) Skeels, H. M.: Adult status of children with contrasting early experiences. A follow-up study. Monogr. Soc. Res. Child Develop. **31**, 1—56 (1966).
936. Skoog, G.: The anancastis syndrome and its relation to personality attitudes. A clinical study. Acta psychiat. scand. Suppl. 134 (1959).
937. — Onset of anancastic conditions. A clinical study. Acta psychiat. scand. Suppl. 184 (to vol. 41), 1965, 82 pp.
938. Spring, L.: Soziologische Auswahleffekte bei der statistischen Untersuchung der neurotischen Prodrome schizophrener Psychosen. Diss. Zürich, 1967.
939. Staehelin, B.: Über die Tätigkeit einer psychosomatischen Sprechstunde. Praxis **1961**, 475—481.
940. — Allergie in psychosomatischer und soziologischer Sicht. Stuttgart: Thieme 1961.
941. — Die funktionellen kardiovasculären Störungen als psychosomatische Syndrome. Bern: Huber 1965.
942. Stengel, E.: A study on some clinical aspects of the relationship between obsessional neurosis and psychotic reaction types. J. ment. Sci. **91**, 166—187 (1944).
943. — The significance of obsessional symptoms in schizophrenia. Congr. Rep. II. Int. Congr. Psychiat. I, 318—321 (1957).
944. — Neurosenprobleme vom anglo-amerikanischen Gesichtspunkt. In: Gruhle et al. (Hrsg.): Psychiatrie der Gegenwart, II. Berlin-Göttingen-Heidelberg: Springer 1960, pp. 203—213.
945. — Some unexplored aspects of suicide and attempted suizide. Comprehens. Psychiat. **1**, 71—79 (1960).
946. — Selbstmord und Selbstmordversuch. In: Gruhle et al. (Hrsg.): Psychiatrie d. Gegenwart, III. Berlin-Göttingen-Heidelberg: Springer 1961, pp. 51—74

947. Stenstedt, Å.: A study in manic-depressive psychosis. Clinical, social and genetic investigations. Acta psychiat. scand., Suppl. **79** (1952).
947 a. — Involutional melancholia. An etiological, clinical and social study of endogenous depressions in later life, with special reference to genetic factors. Acta psychiat. scand. **34**, Suppl. **127** (1959).
948. Stephens, J. H., and C. Astrup: Treatment outcome in "process" and "non-process" schizophrenics treated by "A" and "B" types of therapists. J. nerv. ment. Dis. **140**, 449—456 (1965).
949. Stertz, G.: Probleme des Zwischenhirns. Zbl. ges. Neurol. Psychiat. **65**, 450—451 (1933).
950. Stevenson, J.: The challenge of results in psychotherapy. Amer. J. Psychiat. **116**, 120 to 123 (1959).
951. — Processes of "spontaneous" recovery from the psychoneuroses. Amer. J. Psychiat. **117**, 1057—1064 (1961).
952. Stokholm, H.: Our concept of neurosis. A brief critical comment. Acta psychiat. scand., Suppl. **108**, 363—366 (1956).
953. Stolze, H.: Die Katamnesen des Psychotherapeuten. Münch. med. Wschr. **104**, 2451 to 2456 (1962).
954. Stone, A. A., and Gloria C. Onqué: Longitudinal studies of child personality. Abstracts with index. Cambridge, Mass.: Harvard Univ. Press 1959.
955. Storrow, H. A.: The measurement of outcome in psychothrapy. A study in method. Arch. gen. Psychiat. **2**, 142—146 (1960).
956. Stransky, E.: Das manisch-depressive Irresein. In: G. Aschaffenburg (Hrsg.): Handbuch d. Psychiatrie. Spez. Teil, Bd. VI, Kap. IX (Verlaufsformen u. Prognose). Leipzig-Wien: Deuticke 1911, pp. 77—79.
957. — Subordination, Autorität, Psychotherapie. Eine Studie vom Standpunkt des klinischen Empirikers. In: W. Denk et al. (Hrsg.): Abh. a. d. Gesamtgebiet d. Med. Wien: Springer 1928.
958. Strauss, H.: Besonderheiten der nichtpsychotischen seelischen Störungen bei Opfern der nationalsozialistischen Verfolgung und ihre Bedeutung bei der Begutachtung. Nervenarzt **28**, 344—350 (1957).
959. Streiff, Béatrice: Neurotische Prodrome schizophrener Psychosen. Ein Beitrag zur Frage ihrer Häufigkeit, Art und Kindheitsanamnese. Diss., Zürich 1967.
960. Strömgren, E.: Social surveys. J. ment. Sci. **94**, 226 (1948).
961. Strupp, H. H.: The outcome problem in psychotherapy. In: Psychotherapy-Theory, research, practice, Vol. 1. Chicago: Univ. of Chicago Press 1962, pp. 1—13.
962. Stumpfl, F.: Heredität und Neurose. In: V. E. Frankl et al. (Hrsg.): Handbuch d. Neurosenlehre u. Psychotherapie. München-Berlin: Urban u. Schwanzenberg 1959.
963. Süllwold-Strötzel, L., u. K. P. Kisker: Präschizophrene Entwicklungsverläufe Jugendlicher und ihre Typisierung. Jb. Psychol., Psychother., Med. Anthropol. **12**, 161—174 (1965).
964. Tellenbach, H.: Melancholie. Zur Problemgeschichte, Typologie, Pathogenese und Klinik. Berlin-Göttingen-Heidelberg: Springer 1961.
965. Thiele, R.: Über die Struktur und Pathogenese der Depressionszustände (nebst einigen Bemerkungen zur nosologischen Stellung des hypochondrischen Syndroms). Z. inn. Med. **5**, 204—212 (1950).
966. Thomä, H.: Anorexia nervosa. Geschichte, Klinik und Theorien der Pubertätsmagersucht. Bern-Stuttgart: Huber/Klett 1961.
967. Thompson, G. N.: Post-traumatic psychoneuroses. A statistical survey. Amer. J. Psychiat. **121**, 1043—1048 (1965).
968. Thorne, F. C.: Rules of evidence in the evaluation of the effects of psychotherapy. J. clin. Psychol. **8**, 38—41 (1952).
969. Tölle, R.: Katamnestische Untersuchungen zur Biographie abnormer Persönlichkeiten. 115 Katamnesen 22—37 Jahre nach klinischer Behandlung. Monogr. Gesamtgebiet Neurol. Psychiat. Berlin-Heidelberg-New York: Springer 1966.
970. Trautman, E. C.: Psychiatrische Untersuchungen an Überlebenden der nationalsozialistischen Vernichtungslager 15 Jahre nach der Befreiung. Nervenarzt **32**, 545—551 (1961).

971. Tuteur, W.: One hundred concentration camp survivors, twenty years later. Israel Ann. Psychiat. 4/1, 78—90 (1966).
972. Tybring, G. B., and P. H. Kusuda: Influences upon adjustment in patients released on tranquilizing drugs. Paper presented at the Detroit Divisional Meeting, A.P.A., October 1959, pp. 78—98.
973. Uchtenhagen, A.: Zur Prognose der Medikamentensucht. 160 langjährige Verläufe nach psychiatrischer Spitalbehandlung. (Aus der Psychiat. Univ.-Klinik Zürich. Erscheint demnächst.)
974. Ulett, P. C., and E. F. Gildea: Survey of surgical procedures in neurotic women. J. Amer. med. Ass. **143**, 960—963 (1950).
975. Ullman, A. D., H. W. Demone, and A. W. Stearns: Does failure run in families? A further study of 1000 unsuccessfull careers. Amer. J. Psychiat. **107**, 667—676 (1951).
976. Vaessen, M. L. J.: Kriterien für die Indikation zur Psychotherapie. Z. psychosom. Med. **10**, 198—209 (1964).
977. Vaillant, G. E.: A twelve year follow-up of New York narcotic addicts. I. The relation of treatment to outcome. Amer. J. Psychiat. **122**, 727—737 (1966).
978. — Twelve year follow-up of New York narcotic addicts. II. The natural history of a chronic disease. New Engl. J. Med. **275**, 1282—1288 (1966).
979. — A twelve year follow-up of New York narcotic addicts. III. Some social and psychiatric characteristics. Arch. gen. Psychiat. **15**, 599—609 (1966).
980. — A twelve year follow-up of New York narcotic addicts. IV. Some caracteristics and determinants of abstinence. Amer. J. Psychiat. **123**, 573—585 (1966).
981. Vallance, M.: Alcoholism. A two-year follow-up study of patients admitted to the psychiatric department of a general hospital. Brit. J. Psychiat. **111**, 348—356 (1965).
982. Vanggard, T.: The concept of neurosis. Acta psychiat. scand. Suppl. 136, **16**, 117—136 (1959).
983. Vartio, T.: Occurence of patients with functional disorders in a psychiatric department. Nord. med. **63**, 497—498 (1960).
984. Venzlaff, U.: Das akute und das chronische Belastungssyndrom. (Psychiatrische Auswirkungen von Extrembelastungen.) I. u. II. Med. Welt **17**, 317—321 und 369—376 (1966).
985. Veraguth, O.: Die Kennzeichen der Heilung durch Psychotherapie. Schweiz. med. Wschr. **55**, 797—801 (1925).
986. Villiger, U., u. S. Heyden-Stucki: Das Infarktprofil. Unterschiede zwischen Infarktpatienten und Kontrollpersonen in der Ostschweiz. Schweiz. med. Wschr. **96**, 748 bis 758 (1966).
987. Vispo, R. H.: Premorbid personality in the functional psychoses of the senium. A comparison of ex-patients with healthy controls. J. ment. Sci. **108**, 790—800 (1962).
988. Völkel, H.: Neurotische Depression. Ein Beitrag zur Psychopathologie und Klinik. Sammlung psychiat. u. neurolog. Einzeldarstellungen, VIII. Stuttgart: Thieme 1959.
989. Voth, H. M., H. C. Modlin, and M. H. Orth: Situational variables in the assessment of psychotherapeutic results. Bull. Menninger Clin. **26**, 73—81 (1962).
990. Wahl, C. W.: Some antecedent factors in family histories of 109 alcoholics. Quart. J. Alcohol **17**, 643—654 (1956).
991. — Some antecedent factors in the family histories of 568 male schizophrenics of the US navy. Amer. J. Psychiat. **113**, 201—210 (1956/57).
992. Waldhorn, H. F.: Assessment of analyzability. Technical and theoretical observations. Psychoanal. Quart. **29**, 478—506 (1960).
993. — Criteria for analyzability. J. Amer. psychoanalyt. Ass. **8**, 141 (1960).
994. Walker, G. R., and F. E. Kelley: Short-term psychotherapy with schizophrenic patients evaluated over a three year follow-up period. J. nerv. ment. Dis. **137**, 349—352 (1963).
995. Wallerstein, R. S., L. L. Robbins, H. D. Sargent, and L. Luborsky: The psychotherapy research project of the Menninger Foundation. Bull. Menninger Clin. **20**, 221—280 (1956); **22**, 115—166 (1958); **24**, 157—216 (1960).
996. — Report of the psychotherapy research project of the Menninger Foundation. Int. ment. Hlth Res. Newsletter **3**, 12—15 (1961).

997. WALLERSTEIN, R. S.: The problem of the assessment of change in psychotherapy. Int. J. Psychoanal. **44**, 31—41 (1963).
998. — The role of prediction in theory building in psychoanalysis. J. Amer. psychoanal. Ass. **12**, 675—691 (1964).
999. — The current state of psychotherapy, theory, practice research. J. Amer. psychoanal. Ass. **14**, 183—225 (1966).
1000. WALTER, K.: Über mitweltabhängige Eigengeruchs-„Halluzinationen" mit Beziehungswahn. Nervenarzt **33**, 325—326 (1962).
1000 a. — Über das „phobische Beziehungssyndrom". Nervenarzt **36**, 7—11 (1965).
1001. WARREN, W.: A study of adolescent psychiatric in-patients and the outcome six or more years later. I. Clinical histories and hospital findings. J. Child Psychol. **6**, 1—17 (1965).
1002. WATTERSON, D. J.: Problems in the evaluation of psychotherapy. Bull. Menninger Clin. **18**, 232—241 (1954).
1003. WEBER, HILDA: Obsessional neurosis. Med. Press **1949**, 319—322.
1004. WEINSTOCK, H. J.: Summary and final report of the central fact-gathering committee. Zit. nach: I. A. MASSERMAN: Ethology, comparative biodynamics and psychoanalytic research. In: J. SCHER (Ed.): Theories of the mind. New York: Free Press 1963.
1005. WEISS, J. M. A., and K. W. SCHAIE: The psychiatric evaluation index. Potential use in the assessment of the results of psychotherapy. Amer. J. Psychother. **18**, Suppl. 1, 3—14 (1964).
1006. WEITBRECHT, H. J.: Cyclothymie. Fortschr. Neurol. **17**, 437—481 (1949).
1007. — Zur Typologie depressiver Psychosen. Fortschr. Neurol. **20**, 247—269 (1952).
1008. — Offene Probleme bei affektiven Psychosen. Nervenarzt **24**, 187—191 (1953).
1009. — Affektive Psychosen. Schweiz. Arch. Neurol. Psychiat. **73**, 379—389 (1954).
1010. — Depressive und manische endogene Psychosen. In: H. W. GRUHLE et al. (Hrsg.): Psychiatrie d. Gegenwart, Bd. II. Berlin-Göttingen-Heidelberg: Springer 1960, pp. 73—118.
1011. WEST, E. D., and P. J. DALLY: Effects of Iproniazid in depressive syndroms. Brit. med. J. 1491—1494 (1959).
1012. WHITEHORN, J. C., and B. BETZ: A study of psychotherapeutic relationships between physicians and schizophrenic patients. Amer. J. Psychiat. **111**, 321—331 (1954).
1013. — Studies of the doctor as a crucial factor for the prognosis of schizophrenic patients. Int. J. soc. Psychiat. **6**, 71—77 (1960).
1014. WIESENHÜTTER, E.: Soziologie der Neurosen. In: V. E. FRANKL et al. (Hrsg.): Handbuch d. Neurosenlehre u. Psychotherapie, Bd. I. München-Berlin: Urban u. Schwarzenberg 1959, 338—382.
1015. — Gegenwärtiger Stand der Neurosenforschung. Jb. Psychol. Psychother. **7**, 199—213 (1960).
1016. WIESER, S.: Alkoholismus. III. Katamnesen und Prognose. Fortschr. Neurol. Psychiat. **34**, 565—588 (1966).
1017. WILDER, J.: Facts and figures on psychotherapy. J. clin. Psychopath. **7**, 311—347 (1945).
1018. WILLI, J.: Die Schizophrenie in ihrer Auswirkung auf die Eltern. Schweiz. Arch. Neurol. **89**, 426—463 (1962).
1019. — Untersuchungen über Gemeinsamkeiten von Schizophrenen und ihren Angehörigen. Schweiz. Arch. Neurol. **93**, 386—388 (1964).
1020. WILMANNS, K.: Psychopathologie des Landstreichers. Leipzig: Barth 1906.
1021. WINKLER, W.: Psychotherapeutische Zielsetzungen. In: E. SPEER: Vortr. 5. Lindauer Psychotherapiewoche 1954, pp. 63—64. Stuttgart: Thieme 1955.
1022. WINOKUR, G., and F. N. PITTS: Affective disorder. VI. A family history study prevalences, sex differences and possible genetic factors. J. Psychiat. Res. **3**, 113—123 (1965).
1023. WOLBERG, L. R. (Ed.): Short-term psychotherapy. New York: Grune and Stratton 1965.
1024. WOLFF, K.: Über Prognose und Lebenserwartung der verschiedenen Formen von Depressionen. Period. Mittlg. d. Schweiz. Lebensversicherungsgesellschaften an die schweiz. Ärzte **31**, 555—568 (1956).

1025. Wyrsch, J.: Krankheitsprozeß oder psychopathischer Zustand. (Beitrag zur Kenntnis der schizoiden Psychopathen). Mschr. Psychiat. Neurol. **103**, 193—214 (1940).
1026. — Über moralischen Defekt. Mschr. Psychiat. Neurol. **107**, 226—248 (1943).
1027. — Psychopathie, Neurose, Reaktion. Schweiz. med. Wschr. **1949**, 69—73.
1028. — Zur Differentialdiagnose und Therapie der Depressionen. Dtsch. med. Wschr. **1955**, 775—777.
1029. Wyss, D.: Die Psychotherapie der juvenilen Hypertonie. Katamnestische Beobachtungen. Dtsch. med. Wschr. **80**, 822—826 (1955).
1030. Zilboorg, G.: A history of medical psychology. New York: Allen 1941.
1031. — Das Problem der ambulatorischen Schizophrenien. Psyche (Heidelberg) **11**, 199—209 (1957).
1032. Zuber, H.: Entstehungsbedingungen des chronischen Alkoholismus und Behandlungsresultate der Disulfiramkur. Bull. d. Eidgen. Gesundheitsamtes, Beilage B 1 (1962), 3. 2. 1962.
1033. Zubin, J.: Evaluation of therapeutic outcome in mental disorders. J. nerv. ment. Dis. **117**, 95—111 (1953).
1034. (J) Zuger, B.: Effeminate behaviour present in boys from early childhood. I. The clinical syndrome and follow-up studies. J. Pediat. **69**, 1098—1107 (1966).
1035. Zutt, J.: Das psychiatrische Krankheitsbild der Pubertätsmagersucht. Arch. Psychiat. Nervenkr. **180**, 776—849 (1948).

Nachträge

zum Literaturabschnitt a):

1036. Belciugăteanu, C., A. Sturza, und G. Moise: Katamnestische Aspekte bei Zwangsneurosen. Neurol. Psyhiat. Neurochir. (Bukarest) **9**, 497—502 (1964). (Rumänisch). Ref. in Zbl. ges. Neurol. **190**, 134 (1967).
1037. Gunderson, E. K.: Prognosis for severe psychiatric disabilities incurred in naval service. J. occup. med. **9**, 327—335 (1967).
1038. Masterson, J. F.: The symptomatic adolescent five years later: he did'nt grow out of it. Amer. J. Psychiat. **123**, 1338—1345 (1967).
1039. Weiss, J. M. A., W. G. Hill, and J. L. Boyer: Subsequent military performance of soldiers treated at a mental hygiene consultation service. Ment. Hyg. **38**, 604—612 (1954).

zum Literaturabschnitt b):

1040. Alanen, J. O., J. K. Rekola, A. Stewen, K. Takala, and M. Tuovinen: The family in the pathogenesis of schizophrenic and neurotic disorders. Acta psychiat. scand. Suppl. 189, **42**, 654 (1966).
1041. Hau, Th. F.: Strukturwandel der Neurosen Jugendlicher nach dem Kriege. Z. Psychother. med. Psychol. (Stuttgart) **15**, 208—210 (1965).
1042. Menkes, M., J. Rowe, and J. H. Menkes: A twenty five years follow-up study on the hyperkynetic child with minimal brain dysfunction. Pediatrics **39**, 393—399 (1967).
1043. Nakagawa: Psychiat. Neurol. Jap. **56** (1954) (zit. nach H. Mitsuda [Nr. 808]).
1044. Philippus, M. J., and M. Nacman: A psychosocial and vocational follow-up study of previously hospitalized asthmatic patients. Psychother. Psychosom. (Basel) **14**, 171—179 (1966).
1045. Smith, C. M., and A. B. Levey: The follow-up study in Psychiatry. Dis. nerv. syst. **27**, 595—599 (1966).
1046. Varga, E., and G. Nyiró: A study of neurosis in Budapest. Psychiat. Neurol. (Basel) **153**, 37—52 (1967).
1047. Walser, P.: Verlauf und Endzustände von Transvestiten und Transsexuellen. (Erscheint demnächst im Schweiz. Arch. Neurol. Neurochir. Psychiat.)
1048. Yoshikawa: Race Hyg. (jap.) **13** (1946) (Zit. nach H. Mitsuda [Nr. 808]).

Hundert zehnjährige Katamnesen von stationär behandelten Neurosekranken

Von MARGRIT ROTACH-FUCHS

Einleitung

Obwohl besonders in den letzten Jahren zahlreiche Arbeiten über den langfristigen Verlauf neurotischer Störungen veröffentlicht worden sind, scheint uns eine weitere katamnestische Untersuchung von Neurosekranken doch gerechtfertigt. Die Frage nach dem Verlauf einer neurotischen Krankheit nach abgeschlossener, in den Augen des Therapeuten erfolgreicher oder gescheiterter Behandlung, ist gewiß von allgemeinem Interesse. Der einzelne, und besonders der in der Praxis tätige Psychiater, verliert seine Patienten nach Beendigung der Therapie meist aus den Augen und kann sich wohl nur in den seltensten Fällen ein Bild über die weitere Entwicklung der betreffenden Krankheit machen. Keine ärztliche Behandlungsweise ist aber auch nur annähernd mit so viel Zeitaufwand für den einzelnen Patienten verbunden, wie die Psychotherapie. Nur die nach genügend langer Zeit vorgenommene Nachuntersuchung der ehemaligen Patienten vermag deshalb zu klären, bei welchen Persönlichkeitsstrukturen und bei welchen Arten neurotischer Erkrankungen eine Psychoanalyse, eine Kurztherapie oder eine einfache Betreuung am zweckmäßigsten ist, welche Patienten sich am besten für die Aufnahme auf eine psychotherapeutisch tätige Spezialabteilung eignen und was als Behandlungserfolg überhaupt erwartet werden darf. Besonders interessierte uns natürlich die Frage, welchen Einfluß eine stationäre psychotherapeutische Behandlung auf den Verlauf der neurotischen Krankheit haben kann. Selbstverständlich können auch die an einer größeren Patientenzahl bei der katamnestischen Untersuchung gewonnenen Erfahrungen nur Hinweise für den individuellen Einzelfall enthalten.

Die nachfolgende Arbeit erschien uns auch noch aus einem andern Grund zweckmäßig. Im Jahre 1959 hat K. ERNST eine große katamnestische Untersuchung an 120 neurotischen Patienten der psychiatrischen Universitäts-Poliklinik Zürich veröffentlicht. 1965 erschien dann eine entsprechende, zusammen mit CÉCILE ERNST herausgegebene Arbeit über 70 zwanzigjährige Katamnesen psychiatrisch hospitalisierter neurotischer Patientinnen. In der hier vorliegenden Arbeit wurden die Patienten nach den von ERNST verwendeten Kriterien untersucht, so daß sich das Krankengut aller drei Arbeiten mühelos vergleichen läßt. Ein solcher Vergleich drängt sich auch aus folgenden Gründen auf: In seiner ersten Arbeit hat ERNST (1959) 120 ambulante Patienten der psychiatrischen Universitäts-Poliklinik in Zürich nachuntersucht. Unser eigenes Krankengut besteht nun aus Patienten, welche auf der Behandlungsabteilung der gleichen Poliklinik hospitalisiert waren, d. h. es entstammt nicht nur den gleichen Bevölkerungsschichten, sondern es stellt auch eine ganz bestimmte Auswahl der poliklinischen, von Ernst nachuntersuchten, Kranken dar. Diese Auswahl ist, verglichen mit dem Gesamtkrankengut der psychiatrischen Poliklinik insofern eine negative, als in erster Linie die schwerer kranken oder intensiver behandlungsbedürftigen Patienten zur Aufnahme kommen. Trotzdem beruht aber die Aufnahme auf die offene und vorwiegend psychotherapeutisch orientierte Spezialabteilung auf Freiwilligkeit, mit Ausnahme der zur Begutachtung eingewiesenen Patienten. Hierin besteht einer der wesentlichen Unterschiede zur Probandenserie, welche K. Ernst mit Cécile Ernst (1965) zusammen in seiner zweiten Katamnesenarbeit untersucht hat. Jene Patienten wurden meist unfreiwillig in der psychiatrischen Privatklinik Hohenegg, Meilen, welche auch geschlossene Stationen umfaßt, hospitalisiert. Es ist also anzunehmen, daß die von uns nachuntersuchten Patienten im Moment ihrer Hospitalisierung schwerer krank waren, als die in der Poliklinik ambulant behandelten. Dagegen waren sie in ihrer Gesundheit nicht so schwer beeinträchtigt, daß sie der Hospitalisierung in einer eigentlichen psychiatrischen Klinik bedurft hätten. Unsere Patienten stehen also dem Schweregrad ihrer Erkrankung nach zwischen denjenigen der psychiatrischen Poliklinik und denjenigen der psychiatrischen Klinik.

Auf eine Darstellung der einschlägigen Literatur wurde in diesem Zusammenhang verzichtet, weil alle unser Problem berührenden Publikationen im Sammelreferat von K. Ernst berücksichtigt sind.

In der vorliegenden Arbeit soll zunächst das Material und die Untersuchungsmethode dargestellt werden, sowie der Verlauf der einzelnen Syndrome ohne Berücksichtigung der jeweiligen Behandlungsart und der prämorbiden Persönlichkeit. Dieser erste Teil der Arbeit dient lediglich der Vermehrung der Kenntnisse über den Verlauf von neurotischen Erkrankungen über längere Zeiträume. Die Beurteilung des Behandlungserfolges in Beziehung zur Art der Therapie, Art der Krankheit und Persönlichkeit des Kranken wird in der folgenden Arbeit (H. Kind u. M. Rotach-Fuchs) zur Darstellung gelangen.

I. Die Auswahl der Probanden

1. Die stationäre Abteilung der psychiatrischen Universitätspoliklinik Zürich und ihr Krankengut

Die stationäre Abteilung der psychiatrischen Poliklinik ist Teil des Kantonsspitals Zürich, besteht seit dem 1. November 1954 und ist zusammen mit dem psychiatrischen Ambulatorium in einem einstöckigen Pavillon untergebracht. Sie untersteht dem leitenden Arzt der psychiatrischen Poliklinik und wird durch einen Oberarzt und einen Assistenten betreut. 4 Krankenschwestern und eine Schwesternhilfe kümmern sich um die jeweils 12, in 6 Zweierzimmern untergebrachten Patienten. Alle Kranken dieser Abteilung gehören der allgemeinen Verpflegungsklasse an, Privatpatienten werden keine aufgenommen. Das Krankengut setzt sich deshalb hauptsächlich, aber nicht ausschließlich, aus Angehörigen der weniger bemittelten Kreise zusammen.

Neben den spitalmäßig eingerichteten Schlafzimmern steht den Patienten ein freundlicher Aufenthaltsraum zur Verfügung, der zugleich als Eßraum dient und in welchem auch die Beschäftigungstherapie durchgeführt wird. Außerdem befindet sich noch das Schwesternstationszimmer und das Behandlungszimmer des Assistenzarztes auf der Abteilung. Diese ist tagsüber geöffnet, so daß die Patienten frei aus- und eingehen können. Die Zeiten für die Beschäftigungstherapie mit den Schwestern, sowie die Ausgangszeiten für Spaziergänge sind auf einem jedem Patienten bekannten Tagesplan festgelegt, die Zeiten der Besprechungen mit dem Arzt werden dagegen individuell und von Tag zu Tag vereinbart.

Der Aufbau dieser Bettenstation der psychiatrischen Poliklinik bringt es mit sich, daß weder schwer geisteskranke noch suicidale Patienten aufgenommen werden können, da eine genügende Überwachung solcher Kranker nicht durchführbar ist. In erster Linie dient die Abteilung deshalb der Hospitalisierung von neurotisch Kranken, bei welchen eine intensivere Therapie, als sie ambulant durchführbar ist, angestrebt wird, oder bei welchen eine Milieuänderung indiziert erscheint. Daneben kommen aber auch Patienten zur Begutachtung oder Abklärung, speziell von Versicherungsfragen, zur Aufnahme.

Die bei den Kranken der stationären Abteilung angewendeten Therapieformen sind in der folgenden Arbeit von H. Kind u. M. Rotach-Fuchs ausführlich beschrieben.

2. Die Auswahl des Krankengutes für die Katamnese

Vom 1. November 1954 bis zum 31. Dezember 1956 wurden insgesamt 221 Patienten auf der stationären Abteilung der psychiatrischen Poliklinik vorübergehend hospitalisiert. Diese Zahl entspricht dem auch heute geltenden Durchschnitt von zwischen 90 und 100 Aufnahmen pro Jahr. Die Dauer der Katamnesen beträgt rund 10 Jahre.

Von diesen 221 Patienten waren zum Zeitpunkt unserer Untersuchung 11 ins Ausland gezogen, ohne daß ihre Adresse ausfindig gemacht werden konnte. Unter ihnen finden sich größtenteils Deutsche oder Italienerinnen, die seinerzeit als Hausangestellte in der Schweiz tätig waren.

Für die Nachuntersuchung wurden von den verbleibenden 210 Patienten diejenigen ausgewählt, welche seinerzeit die Diagnose eines neurotischen oder psychoreaktiven Leidens erhalten hatten. Ausgeschlossen von unserer Untersuchung wurden, außer den an anderen Störungen Erkrankten, auch alle Patienten, die im Jahre 1900 oder früher geboren waren, ferner alle, welche von einer Versicherung zur Begutachtung oder Abklärung zugewiesen waren. Alle Nachuntersuchten waren also freiwillig auf die stationäre Behandlungsabteilung eingetreten und brachten einen, wenn auch oft nur undeutlichen Behandlungswunsch zum Ausdruck. Durch die eben erwähnten Auswahlkriterien fielen genau die Hälfte der damaligen Patienten, nämlich 105, und zwar 52 Frauen und 53 Männer, weg. Der hohe Prozentsatz Männer ist bedingt durch die Gutachtenpatienten. 29 von den 105 ausgeschiedenen Patienten waren reine Begutachtungsfälle. Meist handelte es sich dabei um Schädeltraumatiker oder auch Begehrungsneurotiker, 9 Patienten waren vor 1900 geboren und hatten deshalb die Altersgrenze bereits überschritten, so daß sie aus diesem Grunde für die Untersuchung wegfielen. Die restlichen 67 ausgeschiedenen Patienten hatten folgende Diagnosen erhalten: 16 Schizophrenien und eine schizophrene Reaktion, 15 endogene Depressionen, 6 klimakterische Depressionen und 3 Mischpsychosen, eine genuine Epilepsie, eine Narkolepsie, 5 Psychopathien, 9 hirnorganische Störungen, darunter 2 Fälle von Lues cerebri und 5 Debile. 5 Patienten waren zur Beobachtung wegen körperlicher Krankheiten überwiesen worden. Patienten mit bloßer Verdachtsdiagnose Schizophrenie wurden in die Nachuntersuchung miteinbezogen, da sich diese Diagnose erwartungsgemäß später nur in wenigen Fällen bestätigen ließ.

Während die Zahl der reinen Begutachtungsfälle von 12—15 Patienten jährlich bis heute ungefähr konstant geblieben ist, hat sich die diagnostische Zusammensetzung des Krankengutes der Abteilung ganz wesentlich geändert. So werden heute nur ausnahmsweise endogen Depressive, Schizophrene oder Hirnkranke zu Behandlungszwecken aufgenommen, während diese im Zeitraum von 1954 bis 1956 mit den klimakterischen Depressionen zusammen 50 Fälle ausmachten. Dieser Wandel erklärt sich eindeutig dadurch, daß bei der Eröffnung der stationären Abteilung der psychiatrischen Poliklinik eine weniger strenge Auswahl unter den angemeldeten Patienten getroffen wurde, als dies heute nach über 10jährigem Bestehen dieser Station der Fall ist. Die großzügigere Auswahl erfolgte einerseits, um möglichst vielen Kranken den Vorzug einer offenen psychiatrischen Spitalabteilung im Rahmen eines Allgemeinspitals gewähren zu können, anderseits fehlte aber damals hier noch gänzlich die Erfahrung, welche Patienten sich für die Aufnahme auf eine solche Abteilung am besten eigneten.

Selbstverständlich handelte es sich bei den Depressiven stets um nicht suicidgefährdete Patienten, bei den Schizophrenen um blande, chronische Formen der Krankheit und um Fälle von Schizophrenia simplex. Immer mehr hat sich aber die stationäre Abteilung der psychiatrischen Poliklinik in den letzten Jahren zu einer Spitalabteilung für Neurosekranke entwickelt.

Im Gegensatz zu Ernst (1959) sahen wir uns veranlaßt, auch die außerhalb der Stadt und des Kantons Zürich wohnhaften Patienten in unsere Untersuchung mit einzubeziehen, da sonst die Probandenserie zu klein geblieben wäre. Nur 59 Patienten waren zur Zeit der Nachuntersuchung in der Stadt Zürich wohnhaft. Von diesen 59 sind 4 in der Zwischenzeit verstorben. Über sie haben wir aber von Angehörigen und aus Akten und Krankengeschichten ausreichend Auskunft erhalten, so daß alle 4 in die Untersuchung mitaufgenommen werden konnten. 21 Patienten wohnen außerhalb der Stadt im Kanton Zürich und 24 in anderen Kantonen. Von einem einzigen im Ausland wohnhaften Patienten haben wir brieflich eine so genaue Auskunft erhalten, daß wir ihn in die Untersuchungsserie einbeziehen können.

Von den 105 für die Untersuchung ausgewählten Patienten haben nur 5 ihre Mitarbeit verweigert, das sind, genau übereinstimmend mit Ernst (1959) ebenfalls 5% unseres endgültigen Krankengutes. Unter diesen 5 Ablehnenden finden sich 3 Frauen und 2 Männer: Eine Patientin war nach einem Suicidversuch auf die Abteilung aufgenommen worden, eine andere litt damals unter mannigfaltigen körperlichen Beschwerden, die dritte Patientin unter Angstanfällen. Der eine männliche Patient war zur Zeit des Spitalaufenthaltes depressiv, während der andere über vorwiegend neurasthenische Beschwerden klagte. Diagnostisch weisen diese Patienten keine Gemeinsamkeiten auf. Bei den mit ihnen geführten Telephongesprächen bekamen wir aber in 3 Fällen sehr deutlich zu hören, daß der damalige Aufenthalt auf der stationären Abteilung der psychiatrischen Poliklinik nichts geholfen habe, und die Patienten schienen alle auch heute noch recht erhebliche Ressentiments dagegen zu haben. Eine Patientin teilte uns ihre Absage in einem sehr unmißverständlichen

Brief mit und schrieb darin unter anderem: „Ich möchte nicht gerne an diese Zeit vor 10 Jahren erinnert werden."

3. Übersicht über unsere endgültige Probandenserie

Auf Grund der oben beschriebenen Auswahlkriterien kamen wir zu unserer endgültigen Probandenserie von 100 Neurotikern, 70 Frauen und 30 Männer, die alle in der Zeit zwischen dem 1. November 1954 und dem 31. Dezember 1956 auf der stationären Abteilung der psychiatrischen Poliklinik hospitalisiert waren.

Zugewiesen wurden die Kranken damals von folgenden Instanzen: 50 Patienten aus der Sprechstunde der psychiatrischen Poliklinik, 20 von verschiedenen somatischen Kliniken, 11 vom Hausarzt, 7 von einem Spezialarzt, 6 von andern Polikliniken des Kantonsspitals Zürich, 4 vom Institut für physikalische Therapie des Kantonsspitals und 2 wurden aus der psychiatrischen Universitätsklinik Burghölzli Zürich auf die Abteilung verlegt.

Für die *diagnostische Auswertung* des Krankengutes haben wir zum größten Teil die von Ernst (1959) verwendeten Kriterien übernommen. In diesem ersten Teil der Arbeit wird lediglich die Verlaufstendenz der verschiedenen Hauptsyndrome der jeweiligen Neurosen, ohne Berücksichtigung der dahinter stehenden Persönlichkeit oder der jeweiligen Therapie zur Darstellung gelangen. Wie schon in der Einleitung erwähnt, wird der Verlauf der Neurosen in der folgenden Arbeit von H. Kind u. M. Rotach-Fuchs in Beziehung zur stationären Therapie gebracht und deren Bedeutung für das weitere Schicksal des Kranken untersucht.

In Analogie zu den Arbeiten von Ernst haben wir die Probandenserie ebenfalls nach den bei der Hospitalisierung im Vordergrund stehenden Symptomen unter die verschiedenen Syndrome eingeteilt. Für die Beschreibung und Abgrenzung dieser Syndrome verweisen wir ausdrücklich auf die Monographie von K. Ernst (1959). Selbstverständlich treten bei einer großen Zahl von Kranken vor oder nach der Hospitalisierung andere Syndrome in den Vordergrund, deren Verlauf ebenfalls weiter unten dargestellt wird. Während wir die Syndrome der Hysterie, der Angst, der Zwangskrankheit, der Hypochondrie, der Neurasthenie und der neurotischen Depression in der gleichen Definition wie Ernst (1959) verwenden konnten, drängte sich bei unserem Krankengut außerdem die Bildung einer weiteren Syndromgruppe auf. Da nämlich in unserer Untersuchungsserie bei einer großen Zahl von Kranken körperliche Symptome im Vordergrund standen, ohne daß dafür eine eindeutig organische Ursache gefunden wurde, haben wir uns entschlossen, alle diese Patienten unter dem Oberbegriff einer „krankhaften psychoreaktiven Entwicklung mit vorwiegend körperlichem Ausdruck" zusammenzufassen. Es gehören dazu auch Organneurosen und sogenannte psychosomatische Leiden. Wir haben nicht den Eindruck, daß dadurch den einzelnen Patienten in diagnostischer Hinsicht ein Zwang angetan wurde, sondern die Zusammenstellung dieser Gruppe gelang eindeutig und mühelos.

Im einzelnen litten die 17 Probanden dieser Gruppe unter folgenden Beschwerden: 6mal Rückenschmerzen, 4mal Kopfschmerzen, einmal diffuse Muskelschmerzen im ganzen Körper, eine Probandin litt unter psychogenem Asthma, 2 weitere an einer Anorexia mentalis und 3 Probanden an einem neurotischen Blepharospasmus.

Die folgende Tabelle 1 gibt die Einteilung des endgültigen Krankengutes nach den verschiedenen Syndromen wieder:

Tabelle 1

Syndrom	Frauen	Männer	total
Hysterisches Syndrom	15	—	15
Angstsyndrom	7	4	11
Depressives Syndrom	16	11	27
Neurasthenisches Syndrom	15	8	23
Zwangssyndrom	2	—	2
Hypochondrie	4	1	5
Vorwiegend körperliche Symptome	11	6	17
	70	30	100

Die *Dauer der Hospitalisierung* wurde in Tabelle 2 zusammengestellt:

Tabelle 2

Dauer der Hospitalisierung	Anzahl Patienten
Weniger als 1 Woche	8
8— 14 Tage	7
15— 30 Tage	35
31— 60 Tage	31
61—120 Tage	10
121 bis ein halbes Jahr	5
länger als ein halbes Jahr	4
	100

Unter den länger als ein halbes Jahr Hospitalisierten finden sich ausschließlich Frauen. Die kürzeste Dauer des Spitalaufenthaltes betrug einen Tag; sie betraf eine Probandin mit hysterischen Lach- und Weinkrämpfen und Hyperemesis gravidarum, welche auf ihr Drängen hin vom Ehemann sofort wieder nach Hause geholt wurde. Der längste Spitalaufenthalt betrug 241 Tage. Er betraf ebenfalls eine schwer hysterische Probandin, welche zuerst zweimal nach kurzer Zeit die Abteilung wieder verlassen hatte, um nach wenigen Tagen wieder einzutreten. Beim dritten Aufenthalt wurde dann eine Psychoanalyse begonnen. 8 Probanden waren in der Beobachtungszeit zweimal auf der Abteilung hospitalisiert worden; es handelt sich bei ihnen um 7 Frauen und einen Mann, eine Probandin war, wie schon erwähnt, sogar dreimal aufgenommen worden. Die durchschnittliche Dauer des Spitalaufenthaltes betrug 46 Tage.

In Tabelle 3 ist der *Altersaufbau* der Probanden zur Zeit der Hospitalisierung aufgeführt.

In den Tabellen 4 und 5 haben wir den *Zivilstand* der Probanden damals und heute, für Frauen und Männer getrennt zusammengestellt. Die entsprechenden Vergleichsziffern der Durchschnittsbevölkerung konnten wir aus den Arbeiten von Ernst für unsere Aufstellung nicht übernehmen, da jene Zahlen einer rein städtischen Bevölkerung entnommen worden sind.

Tabelle 3

Alter	Frauen	Männer	total
Durchschnitt	34 J.	38 J.	
Grenzen	17—53 J.	16—54 J.	
10—19 Jahre	2	1	3
20—29 Jahre	22	4	26
30—39 Jahre	28	12	40
40—49 Jahre	11	10	21
50—55 Jahre	7	3	10
	70	30	100

Tabelle 4. *Frauen*

Damals		Zwischenzeit	Heute bzw. bei Lebensende	
Ledig:	19	Wovon 7 heirateten	Ledig:	12
Verh.:	48	Wovon 9 geschieden wurden und 3 wieder heirateten, eine wurde 2mal geschieden und heiratete 2mal wieder. 3 verwitweten	Verh.:	47
Verw.:	—		Verw.	3
Gesch.:	3	Wovon eine wieder heiratete	Gesch.:	8
Summe:	70		Summe:	70

Tabelle 5. *Männer*

Damals		Zwischenzeit	Heute bzw. bei Lebensende	
Ledig:	9	Wovon 5 wieder heirateten und einer wieder geschieden wurde	Ledig:	4
Verh.:	17	Wovon 5 geschieden wurden und 3 wieder heirateten. Einer davon verwitwete und heiratete wieder	Verh.:	21
Verw.:	—		Verw.:	—
Gesch.:	4	Wovon 2 wieder heirateten	Gesch.:	5
Summe:	30		Summe:	30

Beim Vergleich dieser beiden Tabellen mit den entsprechenden Tabellen von Ernst ist zu berücksichtigen, daß unsere Katamnesenzeit wesentlich kürzer war als die seine.

Von den 65 Ehen der Frauen (einige Frauen waren schon vor der Hospitalisierung geschieden und wieder verheiratet gewesen) gingen 15 in Scheidung aus,

d. h. 23%. Von den 32 Ehen unserer männlichen Probanden wurden 10 wieder geschieden, d. h. 34%. Durchschnittlich werden die Ehen der Bevölkerung der Stadt Zürich in ca. 30% der Fälle wieder geschieden. Während sich der relativ niedrige Prozentsatz der Scheidungen bei den Frauen durch die nur 10 Jahre dauernde Zwischenzeit bis zur Nachuntersuchung und durch die Beteiligung von Frauen aus ländlichen Verhältnissen erklären läßt, fällt uns die Interpretation der bei den Männern gegenüber den Frauen deutlich, gegenüber der städtischen Durchschnittsbevölkerung leicht erhöhten Scheidungsziffer schwerer. Sowohl aus der Durchsicht der Krankengeschichten der Probanden, als auch aus unserer persönlichen Erfahrung mit den Patienten der stationären Behandlungsabteilung der psychiatrischen Poliklinik im Jahre 1963/64 haben wir den Eindruck gewonnen, daß die männlichen Patienten im allgemeinen in ihrer Grundstruktur schwerer gestört sind als die Frauen. Vielleicht läßt sich ihre größere Tendenz zu Scheidungen damit erklären.

Von den 100 Probanden wurden 3 unehelich geboren, was gegenüber der durchschnittlichen Häufigkeit unehelicher Geburten (12% aller Geburten am Ende des ersten Viertels unseres Jahrhunderts nach ERNST [1959]) einen deutlich verminderten Wert darstellt. Gleich steht es auch mit der unehelichen Fruchtbarkeit der Probanden, wobei die entsprechenden Zahlen ziemlich genau mit denjenigen von ERNST übereinstimmen: So kommen in unserem Krankengut auf 156 eheliche Geburten lediglich 5 uneheliche, d. h. 3% uneheliche Geburten bei einem Durchschnitt von 7% unter der Stadtbevölkerung im Jahre 1950 (ERNST, 1959).

Die eheliche Fruchtbarkeit dagegen liegt bei unseren Probanden eindeutig über derjenigen, die ERNST (1959) an seinem poliklinischen Krankengut herausgearbeitet hat. Wir erklären uns diesen Unterschied mit dem in unserer Probandenserie ins Gewicht fallenden durchschnittlich größeren Kinderreichtum der ländlichen Familien.

Bei den Frauen liegen die Verhältnisse wie folgt: 47 bei Beobachtungsabschluß verheiratete, 3 verwitwete und 8 geschiedene Frauen haben in insgesamt 65 Ehen 106 Kinder geboren, was einem Durchschnitt von 1,8 Kinder pro Frau entspricht. Aus den einzelnen Ehen gingen durchschnittlich 1,6 Kinder hervor.

21 bei Beobachtungsabschluß verheiratete und 5 geschiedene männliche Probanden haben in insgesamt 32 Ehen 45 Kinder gezeugt, was einem Durchschnitt von 1,7 Kinder pro Mann entspricht. Den einzelnen Ehen entsprossen durchschnittlich 1,4 Kinder.

Wie die Probanden von ERNST (1959), so entstammen auch die unsrigen kinderreicheren Familien, als sie später selbst gegründet haben. Die 100 Probanden haben im ganzen 305 Geschwister, d. h. zusammen waren es 405 Kinder. Die durchschnittliche Kinderzahl der Probandeneltern beträgt demnach 4.

Die Berufe der Probanden zur Zeit ihres Spitalaufenthaltes haben wir in Tabelle 6 für die Frauen, in Tabelle 7 für die Männer zusammengestellt.

Einen *sozialen Aufstieg* machten von den 70 Probandinnen nur 5 durch, 2 davon durch Heirat. Eine Probandin erwarb sich nach ihrer Scheidung das Diplom als Klavierlehrerin, eine zur Zeit der Hospitalisierung als Hausangestellte tätige Probandin bildete sich zur Krankenschwester aus, die 5. Probandin schließlich ist im Laufe der Jahre vom Abteilungsmädchen in einem Spital zur „rechten Hand" der Hausbeamtin avanciert.

Bei den Frauen kam es in 4 Fällen in der Zwischenzeit zu einem *sozialen Abstieg*. Eine frühere Büroangestellte, welche an einer chronischen Schizophrenie erkrankt ist, kann heute nur noch den Haushalt besorgen. Beide Probandinnen mit Zwangsneurosen können ihren ehemaligen Beruf nicht mehr versehen; die Büroangestellte

Tabelle 6. *Frauen*

Beruf	Damals	Heute bzw. bei Lebensende
Hausfrau	39	40
Klavierlehrerin	—	1
Geschäftsinhaberin	1	1
Sekretärin	4	5
Bürohilfe	7	3
Schwesternhilfe	1	1
Verkäuferin	6	4
Serviertochter	—	1
Schneiderin	2	1
Plätterin	1	1
Hausangestellte	6	6
Fabrikarbeiterin	2	1
Lehrtochter	1	—
Öffentlich unterstützt	—	4
Anstaltsinsassin	—	1
	70	70

kann heute lediglich ihrer Mutter im Haushalt etwas helfen und die ehemalige Filialleiterin muß seit mehreren Jahren in einer psychiatrischen Klinik gepflegt werden. Im 4. Fall handelt es sich ebenfalls um eine ehemalige Büroangestellte, welche seit 10 Jahren wegen einer chronischen Depression arbeitsunfähig ist und öffentlich unterstützt werden muß.

Tabelle 7. *Männer*

Beruf	Damals	Heute bzw. bei Lebensende
Geschäftsleiter	—	1
Marktforscher	—	1
Geschäftsinhaber	—	1
Techniker	2	2
Kaufmänn. Angestellter	4	4
Unterer Angestellter	2	2
Handwerker	4	2
Vorarbeiter	3	3
Gelernter Arbeiter	11	7
Vertreter	—	2
Hilfsarbeiter	3	1
Pensioniert	—	2
Anstaltsinsasse	—	1
Schüler	1	—
Öffentlich unterstützt	—	1
	30	30

Im Gegensatz zum Krankengut von ERNST (1959) hat in unserer Probandenserie nur ein Sechstel der Männer einen *sozialen Aufstieg* durchgemacht, während es in seiner Untersuchung zwischen einem Viertel und einem Fünftel waren. Auch diese Erscheinung kann sehr wohl damit zusammenhängen, daß die Männer, die auf die stationäre Behandlungsabteilung der psychiatrischen Poliklinik aufgenommen werden, in ihrem Zustand wesentlich mehr beeinträchtigt sind, als die männlichen Patienten der poliklinischen Sprechstunde, welche nicht zur Aufnahme kommen. Ein ehemaliger kaufmännischer Angestellter brachte es zu einem leitenden Posten in der Marktforschung, ein Schneider wurde inzwischen Geschäftsleiter, ein anderer kaufmännischer Angestellter Geschäftsinhaber. Ein Techniker hat heute einen führenden Posten in einer großen Firma inne, und ein ehemaliger Magaziner brachte es zum Vorarbeiter.

Einen *sozialen Abstieg* finden wir bei 4 unserer Probanden. Im einen Fall handelt es sich um einen seit Jahren hospitalisierten chronischen Schizophrenen, ein ehemaliger Schriftsetzer wurde nach einer Hirnblutung arbeitsunfähig, also nicht aus neurotischen Gründen. Auffallenderweise finden sich 2 Männer mit psychogenem Blepharospasmus mit sozialem Abstieg. Einer von ihnen war ehemals Vorarbeiter und muß sich heute wegen seiner Krankheit mit dem Posten eines Magaziners begnügen, der andere ist schon seit Jahren seines Leidens wegen invalid.

II. Die Methode der Nachuntersuchung

Von den 96 heute noch lebenden Probanden wurden 93 persönlich nachuntersucht. Ein Proband befindet sich im Ausland und konnte uns deswegen nur brieflich über seinen Gesundheitszustand Auskunft geben. Über ihn haben wir aber außerdem einen objektiven Bericht einer ausländischen psychiatrischen Klinik erhalten. Eine weitere Probandin leidet an einer heute so schweren Zwangsneurose, daß sie sich außerstande erklärte zur Untersuchung zu erscheinen und uns auch nicht in ihrem Heim empfangen wollte. Sie erlaubte aber ihrer Mutter, die seit Jahren mit ihr die Wohnung teilt, uns über ihren Zustand Auskunft zu erteilen. Außerdem stand uns ein ausführliches psychiatrisches Gutachten vom Januar 1966 zur Verfügung, so daß wir über den Verlauf der Krankheit bei dieser Probandin auch ohne persönliches Gespräch genau orientiert sind. Beim dritten Probanden schließlich handelt es sich um einen seit Jahren dauernd hospitalisierten chronisch Schizophrenen. Da er sich in einer von Zürich weit entfernten Klinik aufhält und uns die Krankengeschichte genügend Auskunft über seinen heutigen Zustand gab, haben wir in diesem Falle auf eine persönliche Kontaktnahme verzichtet. 4 Probanden sind, wie bereits oben erwähnt, in der Zwischenzeit verstorben. In 3 Fällen befragten wir Angehörige, welche bis zum Tode mit den Probanden zusammengelebt hatten, über 2 Probanden gaben uns außerdem Krankengeschichten aus psychiatrischen Kliniken Auskunft. Im vierten Fall verweigerte die Ehefrau eine persönliche Aussprache, doch konnten wir uns an Hand mehrerer Krankengeschichten, unter anderem auch einer Krankengeschichte unserer psychiatrischen Poliklinik, sowie dank ausführlichen Angaben einer in engem Kontakt mit dem Probanden stehenden Sprachtherapeutin über den weiteren Verlauf hinreichend orientieren.

Jedem Probanden wurde unser Anliegen in einem Brief mitgeteilt, in welchem auch deutlich beschrieben wurde, was Sinn und Zweck dieser Nachuntersuchung ist. In der Mehrzahl der Fälle setzten wir uns, nachdem die Probanden den Brief sicher erhalten hatten, noch telefonisch mit ihnen in Verbindung, um uns direkt ihrer Mithilfe zu versichern. Die meisten erklärten sich gerne zu einer Nachuntersuchung bereit, einige mußten allerdings am Telefon noch dazu überredet werden.

Die Gespräche mit den Probanden wurden individuell, vor allem auf Grund der Krankengeschichte der Behandlungsabteilung, vorbereitet. Im Gespräch mit den Probanden wurde den folgenden Punkten besondere Beachtung geschenkt:

a) Ergänzung der bestehenden Krankengeschichte in bezug auf Familienanamnese und persönliche Lebensgeschichte in der Zeit vor der damaligen Erkrankung. Besonderer Wert wurde dabei auch auf die innere Entwicklung und Beginn und Art des damaligen Leidens gelegt.

b) Der seitherige Verlauf der Krankheit und die sozialen Folgen desselben. Die seit dem Aufenthalt auf der Behandlungsabteilung erfolgten ambulanten oder stationären Therapien, sowie die seitherigen Veränderungen in den Lebensumständen der Probanden.

c) Die gegenwärtige gesundheitliche Situation und die gegenwärtige allgemeine Lebenslage. Schließlich wurden

d) die Probanden auch noch nach ihrer Einstellung zur damaligen Behandlung sowie nach ihrer heutigen Meinung über die Psychotherapie im allgemeinen befragt.

Bei 42 Probanden haben wir außerdem ein Rorschach-Protokoll aufgenommen; mit all diesen Probanden wurde der Test bereits anläßlich ihres Aufenthaltes auf der Behandlungsabteilung durchgeführt. Die Resultate der Testuntersuchung sollen an anderer Stelle mitgeteilt werden. Wir möchten hier nur erwähnen, daß die Aufnahme des Testes lediglich in einem Fall ausdrücklich verweigert wurde.

Bei allen Probanden, die wir in der psychiatrischen Poliklinik nachuntersucht haben, haben wir als einzige körperliche Untersuchung am Ende des Gespräches eine Blutdruckmessung durchgeführt. In keinem Fall fanden wir aber eine signifikante Erhöhung gegenüber dem vor 10 Jahren auf der Abteilung gemessenen Wert.

Die Dauer der Unterredung betrug im Durchschnitt, ohne die Aufnahme des Rorschach-Protokolls, 1$^1/_2$ Std. Von den 93 persönlich untersuchten Probanden haben wir 65 in der psychiatrischen Poliklinik, 27 im eigenen Heim und eine Probandin in einer auswärtigen psychiatrischen Klinik gesehen. Die Besuche zu Hause hatten einerseits den Vorteil, daß wir einen Eindruck vom Milieu, in dem die ehemaligen Patienten heute leben, gewinnen konnten, anderseits den Nachteil, daß wir bei diesen meist außerhalb des Kantons wohnhaften Probanden praktisch immer auf die Auskünfte der Angehörigen verzichten mußten. Diese waren zum Zeitpunkt des Gesprächs meist von zuhause abwesend, und es konnte natürlich von ihnen nicht verlangt werden, daß sie, oft von weit her, unsere Poliklinik in Zürich aufsuchten. So konnten wir nur in 32 Fällen im Einverständnis mit den Probanden auch Auskünfte von Angehörigen erhalten. Dazu ist allerdings zu bemerken, daß eine beträchtliche Zahl vorwiegend lediger oder geschiedener Probanden heute völlig isoliert lebt. In 2 Fällen konnten wir Angaben von Arbeitgebern erhalten. Dazu gaben uns über 51 Probanden Haus- oder Spezialärzte, bei denen die Probanden gegenwärtig in Behandlung stehen, Auskünfte.

Selbstverständlich haben wir alle erhältlichen Krankengeschichten über unsere Probanden eingesehen, es waren dies 221, dazu noch 38 Krankengeschichten über Angehörige. Von den 221 betrafen 83 unsere psychiatrische Poliklinik, 44 verschiedene psychiatrische Kliniken und 27 somatische Polikliniken. Weitere objektive Angaben bezogen wir aus 16 behördlichen und gerichtlichen Aktendossiers über unsere Probanden [1].

Bei 26 unserer Probanden hatte der damalige Oberarzt der stationären Behandlungsabteilung der psychiatrischen Poliklinik sich die Mühe genommen, im Herbst 1956, ungefähr ein Jahr nach der Hospitalisierung, eine katamnestische Untersuchung durchzuführen. Wir möchten Herrn Dr. med. H. J. Weber an dieser Stelle herzlich danken, daß wir seine damals festgehaltenen Befunde für unsere jetzige Untersuchung ebenfalls verwenden durften.

III. Die Beziehung zu den endogenen Psychosen

1. Das familiäre Vorkommen von Psychosen

Da von den Probanden im allgemeinen nur über die Angehörigen ersten Grades genaue Auskünfte zu erhalten sind, haben wir das Vorkommen von endogenen Psychosen auch nur an diesen überprüft. Da außerdem die Kinder der Probanden das Erkrankungsalter für endogene Psychosen nur selten erreicht oder überschritten haben, wurden sie in der folgenden Zusammenstellung ebenfalls nicht berücksichtigt.

Von den insgesamt 200 Eltern der 100 Probanden sind wir nur über 197 orientiert, da keiner der unehelich geborenen Probanden Näheres über den jeweiligen Vater angeben konnte. Mit den 305 Geschwistern zusammen überblicken wir also 502 Verwandte ersten Grades. Darunter finden sich 4 schizophrene Mütter, ein endogen-depressiver Vater, eine Mutter, die wegen einer Involutionsdepression hospitalisiert werden mußte und 4 schizophrene Geschwister. Da eine Probandin sowohl eine schizophrene Mutter als auch 2 schizophrene Geschwister hat, haben 8 unserer Neurotiker Angehörige, welche an einer endogenen Psychose erkrankt sind. Keiner dieser 8 Probanden erkrankte in der Katamnesenzeit selbst an einer endogenen Psychose, sie zeigen auch sonst weder besondere Auffälligkeiten noch Gemeinsamkeiten.

Weitere Gründe zur psychiatrischen Hospitalisierung von Angehörigen ersten Grades unserer Probanden waren: Bei 2 Müttern reaktive Depressionen, eine Mutter war eine erregbare, hysterische Psychopathin, eine andere litt an einer senil-arteriosklerotischen Demenz, eine Schwester wurde wegen einer ängstlich-depressiven Entwicklung, eine andere wegen einer Toxicomanie in eine psychiatrische Klinik eingewiesen. Eine Mutter beging in einer reaktiven Depression Suicid, ebenso ein Vater, ein anderer Vater wurde wegen chronischem Alkoholismus, ein weiterer wegen einer ängstlich-depressiven Verstimmung hospitalisiert.

Wie unten aus Tabelle 8 ersichtlich wird, steht die Erkrankungshäufigkeit an Schizophrenie unter den Eltern und Geschwistern der Probanden zwischen derjenigen der Angehörigen von poliklinischen und derjenigen von klinischen Neurotikern.

Die korrigierte Bezugsziffer nach Weinberg beträgt für die Eltern unserer Probanden 192. Für die Geschwister konnten wir sie mangels genügender Unterlagen nicht berechnen.

---

[1] An dieser Stelle möchte ich den beiden Sekretärinnen unserer Poliklinik sehr herzlich danken; Fräulein Lymann für die Beschaffung der zahlreichen Krankengeschichten und Fräulein Kohler für das oft so mühsame Heraussuchen der Adressen der Probanden und für die Erledigung der vielen Schreibarbeiten.

Die Vergleichszahlen wurden der Arbeit über 70 Katamnesen hospitalisierter Patientinnen von ERNST (1965) entnommen. Auch im Familienbild bestätigt sich der subjektive Eindruck, daß die Patienten unserer Behandlungsabteilung im Schweregrad ihrer Krankheit zwischen den poliklinischen und den klinischen Patienten liegen. Das manisch-depressive Kranksein haben wir vernachlässigt, da es nur in einem einzigen Fall aufgetreten ist.

Tabelle 8. *Erkrankungswahrscheinlichkeit für Schizophrenie*

Gesamtbevölkerung				= 1%
Eltern:	70	klinischer Neurotikerinnen	3/128	= 2½%
Eltern:	120	poliklinischer Neurotiker	1/240	= ½%
Eltern:	100	Neurotiker der Behandlungsabteilung	4/197	= 2%
Eltern:		endogen Psychotischer		= 6%
Geschwister:	70	klinischer Neurotikerinnen	6/218	= 3%
Geschwister:	120	poliklinischer Neurotiker	0/500	= 0%
Geschwister:	100	Neurotiker der Behandlungsabteilung	4/305	= 1⅓%
Geschwister:		endogen Psychotischer		= 10%

2. Das Auftreten von Psychosen unter den Probanden

Bei keinem Probanden ist bis heute ein manisch-depressives Kranksein aufgetreten. 3 Probanden haben sich in der Zwischenzeit suicidiert. Es handelt sich bei allen 3 um Männer, welche seinerzeit folgende Diagnose erhalten hatten: 1. reaktive Verzweiflung nach beruflichem und ehelichem Fiasko bei weichem, cycloidem Menschen; 2. vorwiegend reaktive Depression bei infantilem Neurotiker und 3. Pseudoneurasthenie und essentielle Hypertonie.

Dagegen sind von 100 Probanden in der Zwischenzeit 4 an einer Schizophrenie und 2 an schizophrenen Reaktionen erkrankt. Wir haben die beiden letzten Probanden absichtlich nicht zu den später an einer endogenen Psychose Erkrankten gezählt. Die eine Probandin, welche kurz nach ihrer Entlassung aus der stationären Behandlungsabteilung der psychiatrischen Poliklinik in einer privaten Nervenklinik hospitalisiert werden mußte, wurde dort wegen ihres schwer depressiven Zustandes mit Elektroschock behandelt. Im Anschluß an den 6. Schock trat bei ihr eine einmalige und nur wenige Tage dauernde „schizophrene Reaktion" auf. Beim zweiten Probanden wurde diese Diagnose von einer ausländischen psychiatrischen Universitätsklinik gestellt. Im zusammenfassenden Bericht dieser Klinik machte uns der beschriebene Zustand des Probanden aber den Eindruck einer Depression, wie sie auch während des Aufenthaltes auf unserer Abteilung vorgelegen hatte, nur daß sie jetzt noch von „magischen Gedanken" begleitet war, die aber aus der depressiven Stimmung heraus und aus der uns bekannten Lebensproblematik des Kranken einfühlbar und persönlichkeitsnahe waren. Wenn wir also nur die 4 eindeutig schizophren gewordenen Probanden berücksichtigen, so liegt die Erkrankungswahrscheinlichkeit von 4% doch nicht nur deutlich über dem der Gesamtbevölkerung entsprechenden Wert, sondern auch, wie aus Tabelle 9 ersichtlich, zwischen den Prozentzahlen für die poliklinischen und denjenigen für die klinischen Neurotiker.

Tabelle 9

Erkrankungswahrscheinlichkeit für Schizophrenie bei:			
70	klinischen Neurotikerinnen seit Erstuntersuchung (damals durchschnittlich 37jährig)	7/70	= 10%
120	poliklinischen Neurotikern seit Erstuntersuchung (damals durchschnittlich 33jährig)	2/120	= 2%
100	Neurotikern der Behandlungsabteilung seit Erstuntersuchung (damals durchschnittlich 36jährig)	4/100	= 4%

Bei 3 der schizophren gewordenen Probanden wurde einmal in der Krankengeschichte der psychiatrischen Poliklinik und zweimal in der Krankengeschichte der stationären Behandlungsabteilung die Verdachtsdiagnose Schizophrenie gestellt. Die Krankengeschichten dieser 4 Probanden sind kurz zusammengefaßt folgende:

1. Fall: Einzelkind unauffälliger Eltern, Bettnässer bis zum 11. Altersjahr. Prämorbid und schon als Kind übergewissenhaft, weich und ehrgeizig. 15jährig akute Gastritis, in deren Anschluß neurasthenisches Zustandsbild mit Angstgefühlen und Ausbildung eines Waschzeremoniells. 16jährig, im Jahre 1954, deswegen 6 Wochen auf unserer Abteilung hospitalisiert. Patient wurde gebessert entlassen, konnte die Kantonsschule und eine kaufmännische Lehre abschließen. 1962 Ausbruch einer akuten Katatonie, 1965 neuer Schub, seither dauernd akustisch halluzinierend aber voll arbeitsfähig.

2. Fall: Unehelicher Sohn einer Serviertochter, der schon als Kind schüchtern und gehemmt war. Absolvierte eine Malerlehre. 20jährig nach dem Tod der Mutter, zunehmende Kontaktlosigkeit und innere Unruhe. 25jährig für 3 Wochen auf unserer Behandlungsabteilung, wo wegen des sprunghaften Denkens und des läppischen Verhaltens die Verdachtsdiagnose einer beginnenden Schizophrenia simplex gestellt wurde. Innerhalb eines Jahres Entwicklung einer chronischen Hebephrenie. Patient ist seit 1962 ein chronischer Anstaltspatient.

3. Fall: Tochter eines brutalen Trinkers, der mehrmals administrativ versorgt war. Schon als Kind schüchtern und kontaktarm, später pedantisch. 30jährig nach leichtem Schädeltrauma hypochondrische Ideen und depressive Grundstimmung. 31jährig während $1^1/_2$ Monaten auf unserer Behandlungsabteilung, wo sich der Zustand etwas besserte und der Beginn einer schleichenden Psychose vermutet wurde. 33jährig wegen eines ähnlichen Zustandes, aber mit deutlichen Sperrungen in einer psychiatrischen Klinik hospitalisiert, wo die Diagnose einer schleichenden Schizophrenie gestellt wurde. Seither zeitweise arbeitsunfähig und hospitalisierungsbedürftig.

4. Fall: Gebürtige Italienerin, über deren Kindheit wenig bekannt ist. Kam 35jährig in die Schweiz nach dem Tode ihrer Eltern. Prämorbid empfindsam und abergläubisch. 41jährig wegen eines ängstlich-depressiven Zustandsbildes während 4 Wochen auf unserer Abteilung, wo sich der Zustand besserte. 3 Jahre später wegen eines chronischen Paranoids in einer psychiatrischen Klinik, akustische und Geruchshalluzinationen. Seither chronischer Verlauf und Arbeitsunfähigkeit.

In 9 andern Fällen, bei 4 Frauen und 5 Männern wurde die Verdachtsdiagnose Schizophrenie ebenfalls gestellt, ohne daß sie sich später bestätigen ließ.

IV. Das Kindheitsmilieu der Probanden

In Tabelle 10 haben wir das Kindheitsmilieu dargestellt, wobei analog zu den entsprechenden Tabellen von Ernst (1959) in der oberen Hälfte die gesicherten Daten, welche das Kindheitsmilieu störten, in der unteren Hälfte die weniger objektivierbaren dargestellt sind. Selbstverständlich war das Kindheitsmilieu bei vielen Probanden durch mehrere Faktoren gestört; in Tabelle 10 haben wir jeweils nur den schwerwiegendsten Störungsfaktor aufgeführt.

Tabelle 10

a) *äußere Auflösung der Familieneinheit*	Alter				Total	
	0—5	6—10	11—15	16—20	0—15	0—20
Tod des Vaters	1	4	6	1	11	12
Tod der Mutter	1	3	4	1	8	9
Heim-Pflegekind	—	—	—	—	—	—
Trennung oder Scheidung der Eltern	3	2	2	2	7	9
Uneheliche Geburt und ungeordnetes Milieu	3	—	—	—	3	3
Summe der „broken home"	8	9	12	4	29	33

b) *ungünstige Eltern*	in der ganzen Jugend
Vater Alkoholiker	14
Summe der „broken home" inkl. alkohol. Milieu	47
Vater abnorme Persönlichkeit	12
Mutter abnorme Persönlichkeit	14
Ehe der Eltern zerrüttet	7
Summe der gestörten Familien	80
„unauffälliges Milieu"	20
	100

Im Jahre 1965 wurde von S. Rotach und A. Hicklin der Anteil der „broken home" bei 1000 militärischen Stellungspflichtigen aus ländlichen und kleinstädtischen, sowie bei 505 Stellungspflichtigen aus großstädtischen Verhältnissen untersucht, wobei allerdings nur die gesicherten, in unserer Tabelle in der oberen Hälfte vermerkten Daten berücksichtigt wurden. Dabei wurde für die ländliche Bevölkerung in 25,1% der Fälle ein „broken home" bis zum 18. Altersjahr gefunden, für die städtische in 37,0%. Für eine gemischte Bevölkerung, wie sie unsere Probandenserie darstellt, würde der durchschnittliche Anteil an „broken home" 31% ausmachen, während die entsprechende Zahl bei unseren Neuroikern 32% (bis zum 18. Altersjahr) beträgt.

Das Kindheitsmilieu unserer Neurotiker unterscheidet sich also vom Milieu der Durchschnittsbevölkerung nicht durch eine stark erhöhte Verwaisungsziffer, sondern durch die auffallende Häufung von abnormen Elternpersönlichkeiten und zerrütteten Eheverhältnissen.

54% unserer Probanden haben in ihrer Kindheit unter sogenannten kinderneurotischen, meist nur passager auftretenden Symptomen gelitten.

V. Die Verlaufstendenzen der verschiedenen Syndrome

1. Die Art der Verlaufsbeschreibung

Die Arbeiten von K. Ernst haben gezeigt, daß es sich lohnt, die Verlaufstendenz eines einzelnen Syndroms zu verfolgen, auch wenn alle andern maßgebenden Faktoren wie die prämorbide Persönlichkeit, die jeweiligen Lebensumstände und die Therapie nicht berücksichtigt werden. Das Resultat seiner Untersuchungen, daß nämlich die jeweiligen Syndrome, recht unabhängig von den andern Faktoren eine eigene Entwicklungs- und Verlaufstendenz haben, ist überraschend und überzeugend zugleich. Wir wollten diese Verlaufstendenzen deshalb auch an unserem Krankengut überprüfen.

Abgesehen von einer Gruppe erwiesen sich auch für die Einteilung unseres Materials die in Kapitel I erwähnten „Syndrome“ oder „Neurosetypen“ als durchaus zweckmäßig. Wie oben begründet, haben wir sie lediglich durch die Gruppe der „krankhaften psychoreaktiven Entwicklungen mit vorwiegend körperlichem Ausdruck“ ergänzt.

Unter einem Syndromwandel verstehen wir die zeitliche Aufeinanderfolge verschiedener „Neurosetypen“ beim gleichen Kranken. Diese können sich kontinuierlich ablösen oder aber einander nach einem symptomfreien Intervall folgen. In den nächsten Kapiteln werden auch die vor der Aufnahme auf die stationäre Behandlungsabteilung unserer Poliklinik aufgetretenen Syndrome berücksichtigt. Da eine Anzahl von Probanden im Laufe ihres bisherigen Lebens an mehreren Syndromen litt, beträgt die Summe der aufgeführten Erkrankungen mehr als 100. Die kinderneurotischen Störungen haben wir bei der folgenden Zusammenstellung vernachlässigt, um das Bild nicht zu verwirren.

2. Die Verläufe beim hysterischen Syndrom

15 von unseren Probanden litten zur Zeit ihrer Hospitalisierung auf der Behandlungsabteilung unter hysterischen Symptomen. Bezeichnenderweise handelt es sich in all diesen Fällen ausnahmslos um Frauen. 7 weitere Probanden hatten schon vor ihrer Hospitalisierung einmal unter hysterischen Symptomen gelitten. 2 davon zeigten zur Zeit ihrer Aufnahme auf die Abteilung solche Symptome gleichzeitig mit einem andern, mehr im Vordergrund stehenden Syndrom. In diesen beiden Fällen handelte es sich um angstneurotische Kranke, bei welchen zu Beginn ihrer Krankheit neben der Angst noch hysterische Anfälle auftraten. Unter diesen 7 Probanden findet sich auch ein Mann, der abwechselnd mit depressiven Verstimmungen auch hysterische Dämmerzustände durchmachte. Dieser Proband hat sich übrigens in einer neuen und schweren depressiven Verstimmung ein halbes Jahr nach der Entlassung aus unserer Abteilung suicidiert. Bei den restlichen 4 Probandinnen fallen die hysterischen Krankheitserscheinungen vor die Zeit des Auftretens anderer Symptome. Nur in 4 Fällen ging der hysterischen Symptomatik eine andere voraus: 2 Probandinnen hatten früher schwere depressive Vestimmungen durchgemacht. 2 andere hatten an Ulcusbeschwerden gelitten. In keinem einzigen Fall fiel das erstmalige Auftreten hysterischer Symptome in die Zeit nach der stationären Behandlung. Eine Probandin mit einer hysterischen Abasie erkrankte 6 Jahre nach ihrem Aufenthalt auf unserer Abteilung an einem Ulcus ventriculi. Nach Abheilung dieser Beschwerden trat nochmals eine hysterische Abasie auf; seither ist die Probandin nun gesund.

Von den insgesamt 22 Probanden, die im Laufe ihres Lebens an hysterischen Symptomen erkrankt sind, litten 18 vorwiegend an anfallsartig auftretenden Erscheinungen. Diese bestanden in Ohnmachten, Anfällen von Zittern, Schütteln, Schreikrämpfen, Hyperventilationstetanie, Erbrechen und in 3 Fällen auch in großen hysterischen Anfällen. Bei den übrigen Kranken kamen vor allem Paraesthesien und Lähmungen der unteren Extremitäten, sowie in 2 Fällen eine kurzdauernde hysterische Blindheit vor. Fast alle Probandinnen klagten über mehrere Störungen aus dem hysterischen Syndrom, die gleichzeitig oder gegenseitig alternierend auftraten.

In 11 Fällen folgten der hysterischen Symptomatik, meist nach einem symptomfreien Intervall, andere neurotische Phasen. 3mal kam es zu neurasthenischen Zuständen, 3mal zu Depressionen, einmal zu einer Zwangsneurose und 4mal zu einer krankhaften psychoreaktiven Entwicklung mit vorwiegend körperlichem Ausdruck. Bei den 2 Probanden, bei welchen die hysterischen Anfälle parallel zu den Angstanfällen auftraten, blieben nach einiger Zeit nur noch die letzteren zurück.

10 dieser 22 hysterischen Probanden sind heute gesund. Da die Zeit unserer Katamnesen nur 10 Jahre beträgt, ist es natürlich sehr wohl möglich, daß sich ein Teil dieser heute Gesunden im freien Intervall zwischen der hysterischen und einer andern Symptomatik befindet. 2 unserer Probandinnen leiden heute noch an hysterischen Anfällen, welche im einen Fall als Ohnmachten, im andern als völliger Tonusverlust auftreten. Die Anfälle kommen aber gegenüber früher sehr viel seltener vor und verlaufen bedeutend weniger dramatisch. Immerhin zeigen diese beiden Beispiele, daß selbst plötzlich beginnende und ausschließlich anfallsweise vorkommende hysterische Symptome sich über Jahre hindurch zu halten vermögen.

Wir finden an unserem Patientengut die von K. Ernst herausgearbeitete Sukzessionsregel bestätigt, indem auch bei unseren Probanden andere Syndrome dem hysterischen meist folgen und viel seltener vorausgehen.

Zur Illustration möchten wir noch ein kasuistisches Beispiel für einen phasischen Verlauf mit Syndromwandel anfügen:

Fall 106: Eine aus einfachen, ländlichen Verhältnissen stammende Frau, welche aus finanziellen Gründen keine Lehre machen konnte, verheiratete sich 23jährig mit einem 13 Jahre älteren, ihr intellektuell deutlich unterlegenen Mann. Gleichzeitig übernahm sie den Wirtshausbetrieb ihrer Mutter in Pacht. Da der Mann weiterhin seinem handwerklichen Beruf nachging und sich zur Mithilfe im Betrieb nicht eignete, lastete die ganze Verantwortung auf der Patientin. In dieser eindeutigen Überlastungssituation reagierte sie wenige Monate nach ihrer Verheiratung mit Anfällen von Hyperventilationstetanie, Stechen und Beklemmungsgefühlen auf der Brust. Sie wurde deshalb für 18 Tage auf der stationären Behandlungsabteilung unserer Poliklinik hospitalisiert, wo mit ihr die aktuelle Konfliktsituation im Sinne einer Kurzpsychotherapie durchbesprochen wurde. In der Folge traten nun keine Anfälle mehr auf, und die Patientin fühlte sich gesund. 1963 kaufte sie den vorher gepachteten Betrieb und wurde zusätzlich durch teure Renovationsarbeiten belastet, von denen ihr die ganze Umgebung abgeraten hatte. In dieser schwierigen Situation traten nun keine neuen Anfälle, sondern eine Amenorrhoe und funktionelle Magenbeschwerden auf. Durch die einfache Behandlung des Hausarztes wurden diese innert weniger Wochen behoben und die Patientin ist seither wieder gesund.

3. Die Verläufe beim Angstsyndrom

Während Angst als Symptom von den Probanden im Rahmen eines neurotischen Syndroms besonders häufig erlebt wird, konnten wir nur bei 11 unserer Probanden, bei 4 Männern und 7 Frauen, in Angstzuständen das Hauptsyndrom zur Zeit ihrer Hospitalisierung finden. Tritt die Angst im Rahmen eines andern Syndroms als zusätzliches Symptom auf, so hat sie viel unbestimmteren Charakter. Diese Probanden haben z. B. Angst vor der Zukunft oder vor dem Leben im allgemeinen, oder auch Angst an der gleichen Krankheit zu leiden wie Vater oder Mutter. Auch bei 2 hypochondrisch Kranken, bei welchen Angst in Form einer Carcinophobie aufgetreten ist, steht dieses Symptom neben den Klagen über Schmerzen im Hintergrund. Dagegen haben noch 7 weitere Probanden während einer gewissen Zeit ihres Lebens vordergründig unter Angst in irgend einer Form gelitten. Beide Männer dieser letzteren Gruppe waren zur Zeit ihrer Hospitalisierung depressiv; der eine hat seit seiner Kindheit bis heute eine schwere Hundephobie, der andere seit 1945 ebenfalls bis heute und damit die depressiven Verstimmungen von damals überdauernd, eine Claustrophobie.

Bei 3 seinerzeit an neurasthenischen Beschwerden erkrankten Frauen traten Angstsymptome erst in der Beobachtungszeit auf, immer einige Zeit nach Verschwinden der neurasthenischen Symptomatik; einmal in Form einer schweren Claustro- und Agoraphobie, welche einen neuen Aufenthalt auf der stationären Behandlungsabteilung der psychiatrischen Poliklinik notwendig machte. Eine andere Probandin leidet heute unter nächtlichen Angstzuständen und Aufschrecken aus dem Schlaf, während die dritte seit 1960 in einer dauernden Erwartungsangst lebt, ihren Angehörigen könnte ein Unglück zustoßen.

Schließlich zeigten noch die beiden anorektischen Probandinnen zeitweise Angstsymptome; bei der einen trat im Alter von 17 Jahren vorübergehend eine massive Dunkelangst auf, die andere leidet seit ihrer Kindheit bis heute unter Angstträumen und Aufschrecken aus dem Schlaf.

Betrachten wir nun den Verlauf der zur Zeit ihrer Hospitalisierung angstkranken Probanden. Der Beginn der Angst kann nicht immer genau angegeben werden, da er in vielen Fällen schon in die Kindheit oder Pubertät fällt, oder aber weil die Angst oft mehr oder weniger ausgeprägt als Dauerzustand vorkommt. Wo sie dagegen in Form eigentlicher Angstanfälle auftritt, ist der Zeitpunkt ihres Einsetzens oft genau bekannt. In den meisten Fällen treffen wir aber beim gleichen Kranken beide Formen der Angst: eine dauernde Angst, die sich in Anfällen von Herzschmerzen oder Beklemmungsgefühl zu einem oft fast unerträglichen Höhepunkt steigert.

Nur in 4 Fällen haben wir bei den Angstkranken einen Syndromwandel gefunden. Ein Proband leidet seit 2 Jahren an neurasthenischen Beschwerden, eine Frau an depressiven Verstimmungen und 2 weitere Frauen an psychogenen körperlichen Symptomen, die eine an einer Anorexia mentalis, die andere hatte vorübergehend zahlreiche körperliche Beschwerden, die ohne Angst auftraten. Diese Probandin ist heute gesund, was lediglich in 2 Fällen beim Angstsyndrom vorgekommen ist.

Es zeigt sich also übereinstimmend mit den Befunden von K. Ernst (1959), daß die Angst als Symptom eine viel größere Beharrungstendenz aufweist, als die hysterischen Krankheitserscheinungen. Trotzdem scheint uns die Prognose für das Angstsyndrom nicht so schlecht zu sein. Bei keinem andern neurotischen Syndrom lernen die Kranken so sehr wie hier mit ihrer Angst zu leben oder sie zu vermeiden, wo dies möglich ist. Unter Umgehung der angstauslösenden Situationen fühlen sie sich subjektiv gesund. Sie empfinden praktisch keine Einschränkung ihrer Bewegungsfreiheit, auch wenn sie z. B. keine Reisen mehr unternehmen können, ja selbst dann fühlen sie sich auffallend wenig eingeschränkt, wenn sie nur mit einer Begleitperson ausgehen können.

Schließlich möchten wir noch das Beispiel einer Probandin anfügen, deren Angst einige Zeit nach dem Tode ihrer Mutter eine eindrückliche Milderung erfahren hat. Sie selbst hat allerdings den Eindruck, daß sie ihre Agoraphobie sozusagen „überlistet“ habe.

Fall 22: Die heute 47jährige, unverheiratete Patientin stammt aus einer schwer zerrütteten Ehe. Der Vater hat die Familie verlassen, als die Patientin 7 Jahre alt war. Sie reagierte darauf mit nächtlichen Entfremdungszuständen und mit einer übermäßigen und ambivalenten Bindung an ihre Mutter, von der sie sich später nie lösen konnte. Nachdem sie von einem Freund verlassen worden war, führte sie während mehrerer Jahre einen unsoliden Lebenswandel mit zahlreichen Männerbekanntschaften und zeitweiligem Alkoholismus. Aus Angst geschlechtskrank zu werden, gab sie schließlich dieses Treiben auf. Damals traten zunehmende Angstanfälle auf, welche die Patientin schließlich arbeitsunfähig machten und ans Haus und damit an ihre Mutter fesselten. Die Angst äußerte sich in einer schweren Agoraphobie, welche auftrat, sobald sich die Patientin nur einige Meter von ihrem Haus entfernte. Im Frühling 1955 wurde die Patientin deshalb für 6 Wochen auf unsere stationäre Behandlungsabteilung aufgenommen und mit ihr eine Psychoanalyse begonnen. Beim Abbruch der Behandlung nach einem Jahr, war eine deutliche Symptombesserung eingetreten und die Patientin wieder arbeitsfähig geworden. Auf den Tod der Mutter im Jahre 1963 reagierte sie zunächst mit einer massiven Verschlimmerung ihrer früheren Symptome und konnte wieder überhaupt nicht mehr aus dem Hause gehen. Allmählich trat dann aber im Verlaufe eines Jahres eine spontane Besserung ein. Die Patientin „nahm ihre ganzen Kräfte und ihren ganzen Willen zusammen", wie sie selbst sagt, und lernte Autofahren. Mit ihrem Auto kann sie nun seither ohne Angst ausgehen und ist überzeugt, daß sie ihre Krankheit dank ihrer maximalen Willensanstrengung gemeistert hat.

4. Die Verläufe beim Zwangssyndrom

Nur 2 Probandinnen litten zur Zeit ihrer Hospitalisierung an Zwangsneurosen. Vage Äußerungen über Zwangsphänomene wie den Grübelzwang bei Depressiven oder zwanghafte Bewegungen im Beginn einer Schizophrenie berücksichtigen wir hier nicht. Bei 2 weiteren Probandinnen sind im Laufe ihres Lebens einmal Krankheitserscheinungen aufgetreten, welche dem Zwangssyndrom zugezählt werden können. So litt eine Probandin zu Beginn ihrer schweren Angstneurose unter dem Zwangsgedanken, die Tochter erwürgen zu müssen; die andere war zur Zeit ihrer Hospitalisierung an einer Anorexia nervosa erkrankt. Diese konnte in jahrelanger Psychoanalyse geheilt werden. 2 Jahre nach Abbruch der Behandlung, im Jahre 1963, begann sich langsam ein schwerer Waschzwang auszubilden, der sich in den folgenden Jahren immer mehr verschlimmerte, und der die Probandin heute sehr stark beeinträchtigt.

Die bereits damals an einer Zwangsneurose leidenden Probanden sind heute beide arbeitsunfähig. Die eine Kranke, welche zusätzlich noch Epileptikerin ist, muß seit Jahren in einer psychiatrischen Klinik gepflegt werden; die andere ist zwar zeitweise halbtags arbeitsfähig, kann gegenwärtig aber seit Monaten nur noch am Abend ihrer Mutter etwas im Haushalt helfen. Diese Probandin tyrannisiert ihre Mutter durch ihren Waschzwang in solcher Weise, daß diese ihre ganze Zeit für die Ansprüche der Tochter aufwenden muß. Jene 3 Probandinnen, welche nicht nur unter Zwangsgedanken leiden, wie die erste, sondern unter Zwangshandlungen, haben alle einen chronischen und sich stets verschlimmernden Verlauf gemeinsam.

5. Die Verläufe beim hypochondrischen Syndrom

Auch die Zahl der Probanden mit hypochondrischen Befürchtungen in unserem Krankengut ist klein. So litten zur Zeit ihres Aufenthaltes auf der stationären Behandlungsabteilung unserer Poliklinik nur 5 an einer hypochondrischen Symptomatik. Dabei ist auffallend, daß es sich in 4 von 5 Fällen um Frauen handelt, während die

Hypochondrie sonst bekanntlich eher bei Männern überwiegen soll. Wir glauben, daß das umgekehrte Verhältnis in unserem Material einem Zufall entspricht. Auch der einzige Fall, in welchem erst während der Katamnesenzeit ein hypochondrisches Zustandsbild aufgetreten ist, betrifft eine Frau. Diese litt seinerzeit an einer chronischen und schon Jahre dauernden Depression. Schon damals waren hypochondrische Züge erkennbar. Diese traten nun im Laufe der Jahre immer mehr in den Vordergrund und haben heute die eigentliche Depression weitgehend verdrängt.

Auffallend bei diesen Kranken ist das hohe Erkrankungsalter; es beträgt im Durchschnitt 37,8 Jahre. Ausnahmslos ist der Verlauf auch bei unseren hypochondrischen Probanden chronisch. Dementsprechend findet sich auch in keinem einzigen Fall ein Syndromwechsel. Eine Probandin entpuppte sich in der Zwischenzeit als chronische, symptomarme Schizophrene.

3 Probanden empfinden ihren Zustand heute immerhin als weniger quälend wie vor 10 Jahren, bei den 2 andern dagegen hat er sich gegenüber früher eindeutig verschlimmert.

Aufgefallen ist uns bei den Hypochondern besonders, daß sie heute ausnahmslos einen resignierten, in bezug auf ihre Krankheit völlig hoffnungslosen Eindruck machen. Zwar findet sich Resignation gewiß auch als Endzustand anderer Syndrome, jedoch nicht in solchem Ausmaß und mit solcher Regelmäßigkeit. Wir möchten noch einen für das hypochondrische Syndrom typischen Verlauf darstellen, der uns zudem durch das Ausmaß seiner heutigen Resignation besonders beeindruckt hat:

Fall 53: Der 1914 geborene Patient verlor mit 7 Jahren seine Mutter und wuchs anschließend bei einer kaltherzigen Stiefmutter und einem Vater, der sich nicht um die Familie kümmerte, auf. Den später erlernten Beruf eines Bäckers konnte der Patient wegen der Krisenjahre nicht ausüben. Er mußte sich mit Gelegenheitsarbeiten begnügen, konnte sich aber schließlich doch im Laufe einiger Jahre dank seinem Fleiß und seinem Ehrgeiz zum Vorarbeiter in einer Fabrik emporarbeiten. Seit jeher verschlossen und ehrgeizig, fand er zu seinen Angehörigen nie einen echten Kontakt, sondern litt vor allem unter der von ihm als allzu große Belastung empfundenen Verantwortung für seine sechsköpfige Familie. 1953 begannen beim Patienten Schluckstörungen, Herz- und Magenbeschwerden. Der Patient befürchtete sofort an einem Kehlkopfcarcinom zu leiden, kaufte sich zahlreiche „Doktorbücher", in welchen er nach einer Diagnose forschte, und suchte unzählige Ärzte und Spezialisten auf. Der 4wöchige Aufenthalt auf unserer stationären Behandlungsabteilung hatte nur eine kurzdauernde Besserung zur Folge. Heute nach 10 Jahren fühlt sich der Patient schlechter als je. Im Gegensatz zu früher klagt er aber nicht mehr dauernd über seine Beschwerden und er sucht seit 6 Jahren auch keinen Arzt mehr auf. Er ist überzeugt, an einer schweren und unheilbaren Krankheit zu leiden, der er in absehbarer Zeit erliegen wird. In seiner tiefen Resignation fühlt er sich von seinen Angehörigen völlig unverstanden und führt in seiner eigenen Familie ein ganz isoliertes Dasein. Verbittert betont er, daß Frau und Kinder ihm erst dann glauben werden, wie schwer seine Krankheit war, wenn er einmal daran zugrunde gegangen sei. Erwähnen möchten wir noch, daß der Patient trotz allem seinen Posten als Vorarbeiter versehen kann.

6. Die Verläufe beim depressiven Syndrom

Zur Zeit ihres Aufenthaltes auf unserer Behandlungsabteilung zeigten 27 Probanden ein vorwiegend depressiv gefärbtes Zustandsbild; davon waren 16 Frauen und 11 Männer. 2 dieser männlichen Probanden haben sich in der Zwischenzeit suicidiert, beide sind auch mehrmals in psychiatrischen Kliniken hospitalisiert worden. Während sich im poliklinischen Krankengut von K. ERNST (1959) ausschließlich Frauen suicidiert haben, welche zur Zeit ihrer Erstuntersuchung zumeist an hysterischen Symptomen gelitten haben, sind in unserer Probandenserie Suicide nur bei Männern vorgekommen. Auch diesen Umstand möchten wir damit erklären, daß die Männer der stationären Behandlungsabteilung unserer Poliklinik im allgemeinen eben in ihrer Gesamtpersönlichkeit stärker gestört sind als die Frauen.

Der Beginn des depressiven Syndroms konnte von den meisten Probanden ziemlich genau angegeben werden, stand er doch häufig im Zusammenhang mit einer kritischen Lebenssituation. Übereinstimmend mit den Befunden von K. Ernst bevorzugte auch in unserem Patientengut das depressive Syndrom das mittlere Lebensalter. So lag das Durchschnittsalter unserer Probanden beim erstmaligen Auftreten der Depression bei 37,2 Jahren.

17 weitere Probanden zeigten im Laufe ihres Lebens einen depressiven Zustand. 7 von ihnen scheinen Zeit ihres Lebens unter depressiven Verstimmungen gelitten zu haben, während die restlichen 10 einen eigentlichen Syndromwandel durchgemacht haben. Bei 4 Probanden traten die depressiven Verstimmungen aber trotzdem wiederholt auf, während es sich bei den übrigen 6 um ein einmaliges Ereignis handelte. Depressive Zustände sind bei den Probanden aller Syndromgruppen aufgetreten, und kein Syndrom scheint eine besondere Vorliebe für den späteren Übergang in einen depressiven Zustand zu haben. Eine Probandin, welche seinerzeit wegen psychogener Rückenschmerzen auf unserer Abteilung hospitalisiert war, wurde 2 Jahre später im Zusammenhang mit der Geburt ihres zweiten Kindes depressiv. Erst nach 2 Jahren klang die Depression wieder ab, und heute macht diese Probandin einen eindeutig hypomanischen Eindruck. Es ist dies der einzige Fall, bei welchem mit einiger Wahrscheinichkeit das Vorliegen eines cycloiden Charakters angenommen werden kann.

Ein männlicher Proband, der seinerzeit einen neurasthenischen Zustand gezeigt hat, suicidierte sich im Jahre 1963 in einer schweren depressiven Verstimmung. Schon seit Jahren hatte er damals an einer essentiellen Hypertonie gelitten, die schließlich im Jahre 1962 zu einer Hirnblutung führte. In der Folge hatte dieser Proband ein organisches Psychosyndrom und wurde deswegen arbeitsunfähig. Schon in den Krisenjahren um 1930 hatte er wegen seiner Arbeitslosigkeit eine Depression durchgemacht; jetzt geriet er in einer ähnlichen Situation wieder in eine schwere Depression und nahm sich das Leben, indem er sich vor den Zug warf.

Die 2 anderen männlichen Probanden, die Selbstmord begangen haben, waren schon vor ihrem Aufenthalt auf der stationären Behandlungsabteilung unserer Poliklinik geschieden und bekamen in der Folge auch berufliche Schwierigkeiten. Der eine warf sich bereits im Frühling 1957, ein halbes Jahr nach seiner Spitalentlassung vor den Zug, der andere ertränkte sich im Jahre 1960 im Zürichsee.

Es fällt auf, wie viele Probanden dieser Gruppe wegen Suicidgefahr oder Suicidversuchen zu einem früheren oder späteren Zeitpunkt ihres Lebens in psychiatrische Kliniken aufgenommen werden mußten. So waren 8 unserer damals depressiven Probanden ein- oder mehrmals in psychiatrischen Kliniken hospitalisiert.

Von den 27 seinerzeit depressiven Patienten machten nur 4 einen eindeutigen Syndromwandel durch. 3 leiden heute an körperlichen Beschwerden wie Ulcus duodeni, Asthma bronchiale, Durchfällen und Erbrechen bei Aufregungen. Eine Probandin zeigt heute ein mehr hypochondrisches Zustandsbild.

13 Probanden dürfen als geheilt bezeichnet werden, während 12 (2 haben sich suicidiert) auch heute zeitweise unter depressiven Verstimmungen leiden, oder unter

andern Symptomen, wie die 4 oben erwähnten Frauen. Nur bei 2 Probanden erhielten wir den Eindruck, daß sie dauernd depressiv gestimmt sind, d. h. daß es sich bei ihnen eigentlich um depressive Charakterentwicklungen handelt.

Beim depressiven Syndrom weichen unsere Untersuchungsbefunde von denjenigen, die Ernst (1959) am poliklinischen Krankengut erhalten hat, beträchtlich ab, indem die Mehrzahl unserer Probanden heute wie damals zu depressiven Verstimmungen neigt. Dieser Umstand läßt sich zum Teil wohl mit unserer relativ kurzen Beobachtungszeit erklären. Es ist wohl möglich, daß ein Teil der heute noch depressiven Probanden in den nächsten Jahren einen Syndromwandel in Richtung zu körperlichen Beschwerden durchmachen wird. Unabhängig davon wird aber deutlich, daß die Neigung zum Rezidivieren depressiver Zustände bei unseren stationär behandelten Probanden erheblich größer ist, als bei den poliklinischen Probanden von K. Ernst (1959). So traten bei 21 von den 27 seinerzeit depressiven Probanden wiederholt depressive Verstimmungen auf, und nur bei 6 von ihnen handelte es sich um ein einmaliges Ereignis. In der Häufigkeit der Rezidive stehen unsere Probanden den von Ernst (1965) nachuntersuchten Klinikpatienten also erheblich näher, als den poliklinischen. Auch bei den Klinikpatienten von Ernst (1965) haben die Depressionen eine ausgesprochene Neigung zum Rezidivieren. Außerdem konnten wir in einem Teil unserer Fälle die gleiche Beobachtung machen, wie Ernst (1965) an seinem klinischen Krankengut. In späteren Jahren treten depressive Phasen häufig ohne erkennbare, adäquate äußere Ursache auf. Wenn der Weg für die depressiven Verstimmungen einmal gebahnt ist, kann schon ein geringfügiger Anlaß eine solche auslösen, was Ernst mit dem Ausdruck „Endogenwerden" der Depressionen bezeichnet. Selbstverständlich könnte man sich dabei fragen, ob die eben geschilderten, zum Rezidivieren neigenden, neurotischen Depressionen nicht überhaupt eher endogene Depressionen seien. In diesem Zusammenhang sei noch auf die 1965 von Matussek erschienene Arbeit „Endogene Depression" verwiesen. Der Autor konnte darin nämlich nachweisen, daß auch bei den endogenen Depressionen die erste Phase häufig durch eine kritische Lebenssituation ausgelöst wird, genau wie wir dies bei unseren depressiven Probanden gefunden haben, obwohl wir die der typischen Symptomatik nach als endogen diagnostizierten Depressionen schon von vornherein ausgeschieden hatten. In späteren Phasen dagegen ist die auslösende Situation nur schwer oder überhaupt nicht auffindbar. Die neurotischen Depressionen haben also zumindest häufig den phasischen Verlauf mit den endogenen Depressionen gemeinsam; wie bei den letzteren, so wird es auch bei den neurotischen Depressionen oft in späteren Phasen schwieriger das auslösende Moment zu erkennen.

Zum Schluß möchten wir noch das Beispiel einer Probandin anfügen, die bis heute immer unter depressiven Verstimmungen gelitten hat. Während früher der Anlaß dazu immer klar ersichtlich war und die Verstimmungen so schwer, daß die Probandin mehrmals psychiatrisch hospitalisiert werden mußte, treten diese heute zwar oft ohne erkennbaren äußeren Anlaß auf, verlaufen aber dafür sehr gemäßigt und sind nur von kurzer Dauer.

Fall 56: Die Patientin ist das älteste von 6 Kindern eines brutalen Alkoholikers. Sie verlor ihre Mutter, als sie 11 Jahre alt war und hatte anschließend unter ihrer Stiefmutter viel zu leiden. Schon als Kind reagierte sie oft merkwürdig, indem sie nichts aß oder sich einen ganzen Tag lang im Wald versteckt hielt, wenn ihr ein Unrecht geschehen war. 27jährig verheiratete sie sich mit einem schweren Alkoholiker, mit welchem sie in ihrer Ehe zutiefst unbefriedigt war. Zur ersten schweren Depression kam es bei der Patientin, als sie unverschuldet in eine Abtreibungsaffäre verwickelt worden war. Sie wurde damals nach einem Suicidversuch auch psychiatrisch hospitalisiert. Die zweite schwere Depression trat 2 Jahre später im Zusammenhang mit einer außerehelichen Freundschaft auf. Seither traten immer wieder reaktive Depressionen auf bei Schwierigkeiten mit dem Ehemann oder bei irgendwelchen Lebensproblemen. In den letzten 2 Jahren kommt es vor, daß die Patientin nach ihren Angaben „ohne Grund" traurig ist und schon in dieser Stimmung erwacht. Sie kennt jetzt ihre Krankheit und weiß, daß die traurige Verstimmung höchstens einige Tage anhält und dann spontan wieder abklingt.

7. Die Verläufe beim neurasthenischen Syndrom

Das neurasthenische Syndrom wurde seinerzeit bei 23 Probanden, bei 15 Frauen und 8 Männern diagnostiziert. Es versteht sich von selbst, daß das Auftreten von neurasthenischen Beschwerden meist allmählich geschieht, so daß in den seltensten Fällen ein genauer Krankheitsbeginn zu eruieren ist.

3 der ehemals an neurasthenischen Symptomen leidenden Probanden erkrankten in der Zwischenzeit an einer Schizophrenie. In 2 Fällen erfolgte der Übergang allmählich, d. h. zu den neurasthenischen Beschwerden gesellten sich mit der Zeit eindeutig schizophrene und der Verlauf der Psychose war von Anfang an chronisch. Beim dritten Probanden erfolgte der Ausbruch einer akuten Katatonie nach einem siebenjährigen Intervall der Beschwerdefreiheit.

Nur 3 der übrigen Probanden zeigten nach ihrem Aufenthalt auf der stationären Behandlungsabteilung unserer Poliklinik einen Syndromwandel nach dem neurasthenischen Zustandsbild. Es handelt sich bei ihnen um 2 Hysterikerinnen und um einen angstneurotischen Probanden. Dagegen gingen bei 6 von 23 Probanden andere Symptome dem neurasthenischen Krankheitsbild voraus. 3 Probanden hatten früher an reaktiven Depressionen gelitten, 2 an Ulcusbeschwerden und eine Probandin an hysterischen Anfällen.

Von den 23 bei der seinerzeitigen Hospitalisierung an neurasthenischen Beschwerden erkrankten Probanden trat, wie schon erwähnt, bei 3 später eine Schizophrenie auf. Von den verbleibenden 20 zeigte sich bei 12 ein mehr oder weniger deutlicher Syndromwandel; 5 Probanden wurden später depressiv und 4 erkrankten an psychogenen körperlichen Symptomen. Sowohl bei den depressiven als auch bei den später an körperlichen Symptomen Erkrankten sind natürlich die Übergänge des einen Syndroms in ein anderes fließend, da sich die Symptome zum Teil überschneiden. Trotzdem schien uns zu einer Zeit mehr das eine, zu einer späteren mehr das andere Syndrom im Vordergrund zu stehen. Deutlicher ist der Syndromwandel bei den 3 restlichen Probanden, welche alle an angstneurotischen Symptomen erkrankten. Nur 4 Probanden dieser ganzen Gruppe sind heute beschwerdefrei. Dabei ist auffallend, daß 2 Frauen ihre neurasthenischen Beschwerden verloren, als sie eine größere Verantwortung übernehmen mußten. Bei den beiden andern besserten sich die Beschwerden im Anschluß an die Ehescheidung. 4 Probanden leiden heute noch an den genau gleichen Symptomen wie zur Zeit ihrer Hospitalisierung.

Zum Schluß möchten wir noch das Beispiel einer heute gesunden Probandin anfügen:

Fall 10: Die 1916 geborene Patientin stammt aus schwerst zerrütteten Verhältnissen. Beide Eltern waren trunksüchtig, die Mutter mußte zudem wegen Unterschlagungen eine längere Gefängnisstrafe absitzen, als die Patientin erst 9jährig war. Sie kam deshalb in eine Pflegefamilie, später an einfache Haushaltstellen. Mit 17 und 18 Jahren reagierte sie auf allzu strenge Arbeitsstellen mit hysterischen Symptomen: das erste Mal mit einem psychogenen Singultus, das zweite Mal mit einer kurzdauernden Abasie und Sprachstörung. Schließlich nahm sie eine Stelle als Abteilungshilfe in einem Spital an und erkrankte 1954 an einem neurasthenischen Zustandsbild. Damals kam sie für $3^1/_2$ Wochen auf unsere stationäre Behandlungsabteilung. Der Zustand besserte sich, es traten jedoch auch in den folgenden Jahren immer wieder neurasthenische Beschwerden auf. Im Jahre 1960 bekam die Patientin eine neue Vorgesetzte, welche sie schon nach kurzer Zeit zur Gehilfin der Hausbeamtin beförderte. Seither ist sie völlig beschwerdefrei.

8. Die Verläufe der psychoreaktiven krankhaften Entwicklung mit vorwiegend körperlichem Ausdruck

Diese Gruppe umfaßt 17 Probanden, und zwar 11 Frauen und 6 Männer. Wir möchten die genaueren Diagnosen dieser Gruppe nochmals aufführen: 6 Probanden litten unter Rückenschmerzen, 4 unter Kopfschmerzen, ein Proband litt unter diffusen Muskelschmerzen im ganzen Körper, eine Probandin unter psychogenem Asthma, 2 an einer Anorexia nervosa und 3 Probanden an einem neurotischen Blepharospasmus.

Bei allen Probanden dieser Gruppe fällt auf, daß ihre Beschwerden schon Jahre vor ihrer Hospitalisierung begonnen hatten, und daß sie erst relativ spät in psychiatrische Behandlung kamen. Es versteht sich, daß die meisten Probanden schon vorher zahlreiche Ärzte aufgesucht hatten, ohne daß ihnen geholfen werden konnte. Oft wurde zwar, besonders bei den Rückenschmerzen, röntgenologisch ein objektiver Befund erhoben, dieser konnte aber die von den Probanden angegebenen Schmerzen in keiner Weise erklären. In dieser Gruppe finden sich auch die meisten toxikoman gewordenen Kranken.

Der Verlauf dieses Syndroms ist bei unseren Probanden in 13 von 17 Fällen chronisch, in den 4 verbleibenden Fällen wellenförmig. Es findet sich deshalb auch nur bei 2 Probanden ein Syndromwandel: eine Probandin machte 3 Jahre nach ihrem Aufenthalt auf unserer stationären Behandlungsabteilung eine 2 Jahre dauernde Depression durch und ist nun seither gesund; bei der andern Probandin handelt es sich um eine Anorexia nervosa, welche nach vorübergehender Symptomfreiheit nun seit 1963 an einer sich stets verschlimmernden Zwangsneurose erkrankt ist. 15 Probanden leiden heute noch an ihren damaligen Beschwerden, bei 4 haben sich diese sogar eindeutig verschlimmert. Einer dieser Probanden hat im Jahre 1961 ein Bauchtrauma erlitten und sich seither zu einem auf die entsprechenden Beschwerden fixierten Versicherungsneurotiker entwickelt. Nur 2 Probandinnen haben zu einer früheren Zeit ihres Lebens und vor ihrer Hospitalisierung auf der stationären Behandlungsabteilung unserer Poliklinik unter anderen Beschwerden gelitten. Eine Probandin unter depressiven Verstimmungen und die andere unter Anfällen von Hyperventilationstetanie.

Betrachten wir nun noch die Probanden, welche zur Zeit ihrer Hospitalisierung einer andern diagnostischen Gruppe angehörten, früher oder später aber einmal eine Phase mit vorwiegend körperlichen Symptomen durchgemacht haben. Es sind dies insgesamt 15 Probanden. Davon fällt bei 6 Probanden diese Phase vor die Zeit der Hospitalisierung, 9 Probanden machten nach ihrem Spitalaufenthalt einen Syndromwandel in dieser Richtung durch. Von den zuerst erwähnten 6 Probanden litten 5 an funktionellen Magenbeschwerden, während die 6. Patientin während der Pubertätsjahre unter heftigen Kopfschmerzen gelitten hatte, so daß sie ihre Lehre aufgeben mußte. Die funktionellen Magenbeschwerden unterscheiden sich insofern von den andern Symptomen dieser Gruppe, als sie meist einen phasischen Verlauf, und damit eine bessere Prognose haben.

Die 9 später an körperlichen Beschwerden erkrankten Probanden litten zur Zeit ihrer Hospitalisierung unter Symptomen der folgenden Gruppen: 2 hysterische Syndrome, 1 Angstsyndrom, 4 Depressionen und 2 Neurasthenien. Auch bei diesen Probanden kamen funktionelle Magenbeschwerden weitaus am häufigsten vor, nämlich bei 5 Probanden. Andere Symptome waren Asthmaanfälle bei einer ehemals depressiven Probandin und bei 2 weiteren Durchfälle und Erbrechen in Belastungssituationen. Eine Probandin leidet heute unter funktionellen Rückenschmerzen. Bei einer einzigen Probandin, welche seit 1941 immer wieder depressiv ist, bestehen seit der gleichen Zeit dauernd Kopfweh und Schmerzen in den Extremitäten.

Vergleichen wir nun die körperlichen Beschwerden, die seinerzeit zur Aufnahme der Probanden auf die stationäre Behandlungsabteilung der psychiatrischen Poliklinik geführt haben mit denjenigen, welche früher oder später bei andern Probanden aufgetreten sind ohne Anlaß zur psychiatrischen Hospitalisierung zu geben, so fällt dabei folgendes auf: in unserem stationär behandelten Krankengut von 17 Probanden dieser diagnostischen Gruppe findet sich kein einziger Kranker, der zur Zeit seiner Hospitalisierung unter funktionellen Magenbeschwerden gelitten hat, während bei den übrigen 15 Probanden diese eindeutig den Hauptanteil ausmachen; sie kommen nämlich in 10 von 15 Fällen vor. Dazu sind bei 3 Probanden, bei 2 Männern und einer Frau in der Beobachtungszeit an Stelle anderer körperlicher Symptome ebenfalls Magenbeschwerden aufgetreten. Während bei diesen Probanden die Diagnose eines nervösen Reizmagens gestellt wurde, erkrankten die beiden Männer an einem Ulcus duodeni. Diese beiden Männer nun haben zur Zeit ihrer Hospitalisierung auf der stationären Behandlungsabteilung der psychiatrischen Poliklinik an einem psychogenen Blepharospasmus gelitten. Diese auffallende Übereinstimmung hat uns nicht zuletzt veranlaßt, den in unserer Probandenserie ausschließlich bei Männern vorkommenden psychogenen Blepharospasmus in die Gruppe der krankhaften psychoreaktiven Entwicklung mit vorwiegend körperlichem Ausdruck, und nicht etwa zu den hysterischen Symptomen einzuteilen. Außerdem ist der Verlauf des Blepharospasmus ausgesprochen chronisch oder höchstens wellenförmig und seine Prognose äußerst zweifelhaft, was ebenfalls im Widerspruch zu den vorwiegend anfallsartigen und flüchtigen hysterischen Erscheinungen stehen würde.

Die Prognose der Probanden dieser Gruppe ist wohl auch deshalb so ungünstig, weil diese Probanden, ähnlich wie auch die Hypochonder, einer psychotherapeutischen Beeinflussung einen massiven Widerstand entgegensetzen und mit einer eisernen Beharrlichkeit an der angeblich rein körperlichen Natur ihres Leidens festhalten. Aus diesem Grunde erstaunt es auch nicht weiter, daß die Mehrzahl dieser Probanden nicht in einer psychiatrischen Behandlung oder Betreuung bleibt, sondern nur allzu gerne wieder zu ihrem Hausarzt, zum Spezialisten oder Kurpfuscher zurückkehrt, obwohl auch von dort keine Hilfe zu erwarten ist.

Wir möchten auch hier nur ein kasuistisches Beispiel anführen, obwohl bei der diagnostischen Buntheit dieser Gruppe eigentlich mehrere Fälle dargestellt werden sollten. Wir beschränken uns aber aus Platzgründen auf das Beispiel eines Mannes, dessen Leiden sich seit seinem Aufenthalt auf der stationären Behandlungsabteilung unserer Poliklinik stetig verschlimmert hat.

Fall 19: Der 1922 geborene Patient stammt aus geordneten Verhältnissen. Seine Jugendentwicklung war unauffällig. Er absolvierte eine Lehre als Elektriker und arbeitete anschließend mit großer Begeisterung als Monteur. Seine Freizeit verbrachte er auf dem Fußballplatz. Im Jahre 1945 wollte sich der Patient wegen seiner vorgesehenen Heirat in ein anderes Dorf versetzen lassen, was aber nicht bewilligt wurde. Daraufhin begann seine Krankheit: Schmerzen im Nacken, in den Hinterkopf ausstrahlend, Schmerzen wie Messerstiche auf der Brust, Rücken- und Muskelschmerzen. Weil sein Gesuch nach Versetzung nicht bewilligt worden war, kündigte der Patient seine Stelle. Sein Zustand verschlimmerte sich aber, er suchte zahlreiche Ärzte auf, machte verschiedene Kuren durch, ohne daß seine Schmerzen im geringsten beeinflußt werden konnten. Erst 10 Jahre nach Beginn seiner Krankheit kam er schließlich für 4 Tage auf die stationäre Behandlungsabteilung unserer Poliklinik zur Abklärung. In den folgenden Jahren nahmen die Schmerzen dauernd zu, der Patient mußte jegliche sportliche Betätigung aufgeben, er kann aber immer noch seinem Beruf nachgehen. Auch heute noch konsultiert er einen Arzt nach dem andern und zur Zeit unserer Nachuntersuchung hatte er gerade eine neue Behandlung bei einem Kurpfuscher im Kanton Appenzell angefangen.

VI. Die Ausgangszustände der verschiedenen Syndrome

Die Beurteilung des heutigen Zustandes der Probanden muß natürlich auch die Gesamtpersönlichkeit und nicht nur das jetzige Ausmaß der seinerzeitigen Symptome berücksichtigen. Ein Proband kann zum Beispiel heute völlig beschwerdefrei, objektiv aber in seiner Kontakt- und allgemeinen Lebensfähigkeit schwer eingeschränkt sein. Bei der Einteilung unserer Probandenserie nach den üblichen Kriterien: verschlechtert, unverändert, gebessert und geheilt, wurden deshalb neben den noch vorhandenen Symptomen auch die Arbeitsfähigkeit, die Fähigkeit zu mitmenschlichen Beziehungen, sowie die Fähigkeit zu einer sinnvollen Gestaltung des Lebens überhaupt im Rahmen des jeweils Möglichen, mitberücksichtigt. Die gleichen Kriterien wurden entsprechend auch für den früheren Zustand der Probanden zur Zeit ihrer Hospitalisierung angewandt. In Tabelle 11 ist der Zustand der Probanden am Ende der Beobachtungszeit dargestellt. Die Einteilung erfolgte wiederum nach den Syndromen, welche zur Zeit der Hospitalisierung im Vordergrund standen.

Tabelle 11

Diagnose bei der Hospitalisierung	Zustand bei Abschluß der Beobachtung														
	verschl.			unveränd.			gebessert			geheilt			total		
	w	m	t	w	m	t	w	m	t	w	m	t	w	m	t
Hysterisches S.	1	—	1	2	—	2	3	—	3	9	—	9	15	—	15
Angstsyndrom	1	1	2	—	—	—	4	3	7	2	—	2	7	4	11
Depressives S.	—	2	2	2	2	4	6	2	8	8	5	13	16	11	27
Neurasthen. S.	1	3	4	4	1	5	6	4	10	4	—	4	15	8	23
Zwangssyndrom	2	—	2	—	—	—	—	—	—	—	—	—	2	—	2
Hypochondrie	1	1	2	—	—	—	3	—	3	—	—	—	4	1	5
Körperl. Symptome	1	3	4	6	1	7	2	2	4	2	—	2	11	6	17
Summe	7	10	17	14	4	18	24	11	35	25	5	30	70	30	100
Total	35 verschlechtert/unverändert						65 gebessert/geheilt						w = weiblich m = männlich t = total		

Es zeigt sich auf den ersten Blick, daß die Männer den Hauptanteil der Gruppe „verschlechtert" ausmachen. Dies ist umso auffallender, als ERNST (1959) bei seinen poliklinischen Probanden genau zum gegenteiligen Resultat gelangt ist, indem bei ihm die Frauen eine eindeutig schlechtere Prognose aufwiesen. Das Überwiegen der Männer bei den ungünstigen Krankheitsverläufen läßt sich einmal durch die 3 ausschließlich bei Männern vorgekommenen Suicide erklären, aber auch durch die in immerhin 2 von 30 Fällen aufgetretenen Schizophrenien. Außerdem möchten wir nochmals erwähnen, daß die männlichen Probanden der stationären Behandlungsabteilung unserer Poliklinik im allgemeinen länger und schwerer krank waren als die Frauen im Moment ihrer Hospitalisierung.

Die Probandenserie steht in bezug auf die allgemeine Besserungstendenz wiederum zwischen dem ambulanten Krankengut der psychiatrischen Poliklinik und demjenigen der psychiatrischen Klinik. Dadurch, daß die männlichen Probanden eine überwiegende Tendenz zur Verschlechterung haben, steht die Probandenserie derjenigen der Klinik sogar bedeutend näher.

In Tabelle 12 vergleichen wir die Ausgangszustände der Probandenserie ohne die Männer in Prozentzahlen mit denjenigen von ERNSTs klinischen und poliklinischen weiblichen Probanden.

Tabelle 12. *Nur weibliche Probanden*

	verschlechtert/ unverändert	geheilt/ gebessert
67 ambulante Patienten	22%	78%
70 Patienten der stationären Behandlungsabteilung	30%	70%
70 klinische Patienten	33%	67%

Die psychiatrische „Faustregel", daß nämlich das Verhältnis der Ausgangszustände unabhängig von Diagnose und Therapie ganz allgemein 1/3 verschlechtert und unverändert zu 2/3 gebessert und geheilt ausmacht, finden wir auch an unserem Krankengut bestätigt.

Betrachten wir nun noch die Besserungstendenzen der einzelnen Syndrome, so fällt auf, daß die Tendenz zur Besserung oder Heilung in Tabelle 11 von oben nach unten eindeutig abnimmt. Während beim hysterischen, beim Angstsyndrom und beim depressiven Syndrom die gebesserten und geheilten Zustände die ungebesserten deutlich übertreffen, nähert sich beim neurasthenischen und beim hypochondrischen Syndrom die Zahl der Ungebesserten bereits sehr der Zahl der Gebesserten und Geheilten. Bei der krankhaften psychoreaktiven Entwicklung mit vorwiegend körperlichen Symptomen schließlich ist die Anzahl der Ungebesserten sogar größer als diejenige der Gebesserten und Geheilten. Dieses Resultat entspricht vollkommen unserem subjektiven Eindruck, den wir bei der Nachuntersuchung erhielten, daß nämlich die an vorwiegend körperlichen Symptomen erkrankten Probanden die schlechteste Prognose haben.

Schlußfolgerungen und Zusammenfassung

Die vorliegende Untersuchung stellt einen weiteren Beitrag zur Verlaufsforschung der neurotischen Erkrankungen dar. Als Grundlage dienten ihr vor allem die beiden

Publikationen von K. Ernst (1959, 1965) über den Verlauf der Neurosen bei poliklinischen und klinischen Neurotikern. Unser eigenes Krankengut umfaßt neurotische Patienten der stationären Behandlungsabteilung der psychiatrischen Poliklinik des Kantonsspitals Zürich und nimmt damit eine Mittelstellung zwischen den ambulant untersuchten und behandelten Kranken der psychiatrischen Poliklinik Zürich (Ernst, 1959) und den Patienten der psychiatrischen Klinik Hohenegg (Ernst, 1965) ein.

Die durchschnittliche Beobachtungszeit seit der Hospitalisierung beträgt 10 Jahre. Die nachuntersuchten Probanden waren alle in der Zeit vom 1. November 1954 bis zum 31. Dezember 1956 auf der stationären Behandlungsabteilung hospitalisiert. Die Gesamtzahl der Aufnahmen in dieser Zeit betrug 221 Patienten. Davon fielen 116 für die Nachuntersuchung weg: 11 Patienten waren an eine unbekannte Adresse ins Ausland verzogen, 105 waren entweder zur Begutachtung eingewiesen worden, oder litten damals nicht an einer „neurotischen" Erkrankung, oder sie waren vor dem Jahre 1900 geboren und wurden dadurch altershalber von unserer Untersuchung ausgeschlossen.

Von den 221 Patienten kamen durch die erwähnten Auswahlkriterien noch 105 für die Nachuntersuchung in Frage. 59 davon leben in der Stadt Zürich, 55 auf dem Lande und ein Patient im Ausland. 5 Patienten haben die Nachuntersuchung verweigert, so daß das endgültige Krankengut noch 100 Probanden, 70 Frauen und 30 Männer umfaßt.

Für die *diagnostische Einteilung* der Probanden haben wir die Syndrome der Hysterie, Angst, Zwang, Hypochondrie, Depression und Neurasthenie in der gleichen Weise wie Ernst verwendet. Es drängte sich jedoch die Bildung einer neuen Gruppe auf für die Kranken mit körperlichen Symptomen, welche wir unter dem Begriff der „psychoreaktiven krankhaften Entwicklung mit vorwiegend körperlichem Ausdruck" zusammengefaßt haben.

Die durchschnittliche *Dauer* des damaligen Spitalaufenthaltes betrug 48 Tage. Die Mehrzahl der Probanden wurde von der Sprechstunde der psychiatrischen Poliklinik auf die stationäre Behandlungsabteilung eingewiesen. Üblicherweise bestand die *Behandlung* der Probanden sowohl in medikamentösen als auch in psychotherapeutischen Maßnahmen. Das durchschnittliche *Alter* unserer Probanden zur Zeit ihrer Hospitalisierung betrug für die Frauen 34, für die Männer 38 Jahre.

Soziales: Die eheliche Fruchtbarkeit ist bei unseren Probanden etwas höher, als im ambulanten, von Ernst (1959) untersuchten Krankengut unserer Poliklinik. Dieser Umstand ist auf das Vorkommen von Probanden aus ländlichen Gegenden in unserer Probandenserie zurückzuführen, während Ernst in seiner Untersuchung nur die städtische Bevölkerung berücksichtigt hat. Übereinstimmend mit seinen Befunden ist dagegen auch bei unseren Probanden die uneheliche Fruchtbarkeit gegenüber derjenigen der Durchschnittsbevölkerung deutlich herabgesetzt.

Ehescheidungen finden sich bei den weiblichen Probanden seltener als in der Durchschnittsbevölkerung der Stadt Zürich.

Dagegen wird diese von den männlichen Probanden, deren Ehe in 34% geschieden wurde, übertroffen. Die Männer, welche auf die stationäre Behandlungsabteilung aufgenommen wurden, waren im allgemeinen in ihrer Gesamtpersönlichkeit schwerer gestört als die Frauen, was sich in der Untersuchung an verschiedenen Fakten verdeutlichte. So findet sich bei den männlichen Probanden auch seltener ein sozialer Aufstieg als beim ambulanten von K. Ernst untersuchten Krankengut unserer Poliklinik.

Untersuchungsmethode: 93 von den 100 Probanden wurden persönlich nachuntersucht. Das durchschnittlich 1$^1/_2$ Std dauernde Gespräch wurde für jeden Fall individuell vorbereitet. 4 Probanden sind in der Zwischenzeit verstorben, doch haben wir über alle genügend Auskunft von Angehörigen und aus den Krankengeschichten erhalten. Ein Proband ist ins Ausland verzogen, ein anderer ist seit Jahren in einer psychiatrischen Klinik hospitalisiert, so daß die Krankengeschichte genügend Aufschluß über seinen Zustand geben konnte. Die letzte Probandin konnte aus Krankheitsgründen weder in die Poliklinik kommen noch uns zu Hause empfangen, sondern schickte ihre Mutter als Auskunftsperson vorbei. In jedem Fall haben wir alle erreichbaren Krankengeschichten und Akten eingesehen und nach Möglichkeit mit Angehörigen und Hausärzten gesprochen.

Die Mittelstellung der Probandenserie zwischen den ambulanten und den klinisch untersuchten und behandelten Patienten zeigt sich auch im Vorkommen von endogenen Psychosen bei den Probanden selbst und bei ihren Verwandten ersten Grades. 8 Probanden haben schizophrene Eltern oder Geschwister; 4 Probanden sind in der Zwischenzeit selbst an einer Schizophrenie erkrankt. Im Gegensatz zu den Befunden von Ernst (1965) an seinen klinischen Patienten kamen aber bei unseren Probanden häufiger schleichende und chronische Formen der Krankheit vor. 2 Probanden machten zudem in der Zwischenzeit eine schizophrene Reaktion durch. Manisch-depressives Kranksein ist in unserem Krankengut in keinem Fall aufgetreten, dagegen zeigte die Mehrzahl der neurotischen Depressionen bei unseren Probanden einen den endogenen Depressionen sehr ähnlichen Verlauf.

Kindheitsmilieu: Bei 29% unserer Probanden wurde die Familieneinheit vor dem 15. Altersjahr durch Tod oder Trennung von den Eltern aufgelöst. Werden auch die durch abnorme Elternpersönlichkeiten zerrütteten Ehen und Alkoholismus gestörten Familienverhältnisse berücksichtigt, so beträgt die Summe der gestörten Familien vor dem 15. Altersjahr 76%, was den Befunden von Ernst (1959) etwa entspricht.

Die Verlaufstendenzen der verschiedenen neurotischen Syndrome: 15 Frauen haben zur Zeit ihrer Hospitalisierung unter hysterischen Symptomen gelitten. 7 weitere Probandinnen waren zu einem Zeitpunkt vor ihrer Aufnahme auf die stationäre Behandlungsabteilung an solchen erkrankt. In keinem Fall sind hysterische Symptome erst nach der stationären Behandlung erstmals aufgetreten. In dieser Gruppe findet sich nur ein einziger Mann, bei welchem zeitweise hysterische Dämmerzustände aufgetreten sind. Bei 18 Probandinnen traten die hysterischen Symptome anfallsweise auf, 11 machten später einen Syndromwandel durch und 2 leiden auch heute noch unter den damaligen Beschwerden.

11 Probanden, 7 Frauen und 4 Männer litten seinerzeit vorwiegend unter Angst. 4 von ihnen haben später einen Syndromwandel durchgemacht.

Eine Zwangskrankheit ist in unserer Probandenserie nur bei 2 Frauen vorgekommen. Beide haben einen ungünstigen, chronischen Verlauf genommen.

5 Probanden, 4 Frauen und ein Mann waren zur Zeit ihrer Hospitalisierung an vorwiegend hypochondrischen Symptomen erkrankt. Bei ihnen ist das hohe durchschnittliche Erkrankungsalter auffallend, es beträgt 37,8 Jahre. Bei keinem dieser Probanden ist in der Beobachtungszeit ein Syndromwandel vorgekommen.

27 Probanden waren seinerzeit depressiv, 16 Frauen und 11 Männer, von den letzteren haben sich in der Beobachtungszeit 2 suicidiert. 10 Probanden dieser Gruppe machten einen Syndromwandel durch. Der Verlauf des depressiven Syndroms bei

den Probanden weicht von demjenigen der ambulanten Patienten der Poliklinik ab, nähert sich dagegen demjenigen bei den klinischen Patienten. Die Depressionen neigen nämlich bei den Probanden ausgesprochen zum Rezidiv. 17 andere Probanden haben außerdem im Laufe ihres Lebens einmal depressive Phasen durchgemacht, so daß das depressive Syndrom in unserem Krankengut weitaus am häufigsten vorgekommen ist.

An neurasthenischen Beschwerden litten zur Zeit der Hospitalisierung insgesamt 23 Probanden, 15 Frauen und 8 Männer. 3 dieser Probanden erkrankten in der Beobachtungszeit an einer Schizophrenie, und nur 4 Probanden sind heute beschwerdefrei. 12 Probanden litten in der Beobachtungszeit an andern Symptomen.

Bei 17 Probanden, 11 Frauen und 6 Männern standen zur Zeit ihrer Hospitalisierung körperliche Beschwerden im Vordergrund. Meist hatten sie vor dem Psychiater schon während Jahren zahlreiche andere Ärzte aufgesucht. Übereinstimmend mit dem chronischen oder wellenförmigen Verlauf leiden heute noch 15 der 17 Probanden unter den gleichen Beschwerden wie damals. Während keiner dieser 17 Probanden zur Zeit der Hospitalisierung an psychogenen Magenbeschwerden erkrankt war, stellen diese den Hauptanteil dar bei den Probanden, welche vor oder nach ihrer Hospitalisierung an körperlichen Symptomen gelitten haben. Es scheint, daß die mehr phasisch verlaufenden Magenbeschwerden nur selten zu einer psychiatrischen Hospitalisierung führen. Die ungünstige Verlaufstendenz dieser Gruppe ist wohl nicht nur auf den chronischen Verlauf, sondern auch auf den hartnäckigen Widerstand, den diese Kranken einer psychiatrisch-psychotherapeutischen Behandlung entgegensetzen, zurückführen.

Beurteilung der Gesamtverläufe: Verglichen mit dem Zustand vor der seinerzeitigen Hospitalisierung auf der stationären Behandlungsabteilung unserer Poliklinik und unter Berücksichtigung der gesamten Persönlichkeitsentwicklung, können heute 35% der Probanden als unverändert oder verschlechtert, 65% als gebessert oder geheilt bezeichnet werden. Der relativ große Prozentsatz der Unveränderten und Verschlechterten geht zum größten Teil auf Kosten der männlichen Probanden und auf Kosten des Syndroms der krankhaften psychoreaktiven Entwicklung mit vorwiegend körperlichen Symptomen. Betrachten wir nur die weiblichen Probanden, so beträgt der Anteil der Gebesserten und Geheilten 70%, derjenige der Ungebesserten 30%, was mit der allgemeinen psychiatrischen Prognosenregel übereinstimmt. Ganz allgemein scheint wie für die endogenen Psychosen, so auch für die neurotischen Erkrankungen die Regel zu gelten, daß die Prognose umso besser wird, je akuter und phasenhafter ein Leiden verläuft, umso schlechter, je langsamer es einsetzt und je chronischer sein Verlauf ist.

Literatur

ERNST, K.: Die Prognose der Neurosen. Monographien aus dem Gesamtgebiet der Neurologie und Psychiatrie Heft 85. Berlin-Göttingen-Heidelberg: Springer 1959.

—, u. C. ERNST: 70 zwanzigjährige Katamnesen hospitalisierter neurotischer Patientinnen. Schweiz. Arch. Neurol. Neurochir. Psychiat. **95**, 359—415 (1965).

MATUSSEK, P., A. HALBACH u. U. TROEGER: Endogene Depression. Eine statistische Untersuchung unbehandelter Fälle. München-Berlin: Urban & Schwarzenberg 1965.

ROTACH, S., u. A. HICKLIN: Mitteilung über Broken Home-Untersuchungen bei Stellungspflichtigen. Vjschr. Schweiz. Sanit.-Off. **42**, 125—129 (1965).

Die Bedeutung der psychotherapeutischen und medikamentösen stationären Behandlung im langen Verlauf neurotischer Syndrome

Von H. KIND und MARGRIT ROTACH-FUCHS

Einleitung und Fragestellung

Das dieser Untersuchung zugrunde liegende Krankengut der stationären Behandlungsabteilung der psychiatrischen Universitätspoliklinik Zürich wurde in seiner Auswahl und Zusammensetzung bereits in der vorhergegangenen Publikation von Frau M. ROTACH-FUCHS ausführlich geschildert. Es handelt sich um total 100 Neurosekranke, — 70 Frauen und 30 Männer —, die von November 1954 bis Dezember 1956 während durchschnittlich 6—7 Wochen hospitalisiert waren. Für die Einzelheiten der Auswahl des Krankengutes, die diagnostische Einteilung, den Altersaufbau, soziologische Daten, sowie für den Verlauf des Leidens sei ausdrücklich auf die Arbeit von Frau ROTACH-FUCHS verwiesen.

K. ERNST (1959) hat an Hand seiner katamnestischen Untersuchung von Neurosen unserer Poliklinik gezeigt, daß man nicht vom Verlauf der Neurose schlechthin sprechen kann. Die verschiedenen diagnostischen Syndrome müssen getrennt betrachtet werden, da sie ganz verschiedene Prognosen haben. Bei der großen Mehrzahl seiner Fälle handelte es sich ferner um „Spontanverläufe", weil nur ein ganz geringer Anteil, etwa ein Sechstel, im Laufe der Beobachtungszeit einigermaßen planvoll und regelmäßig „kausal", d. h. psychotherapeutisch behandelt worden ist. Die Frage, in welchem Ausmaß eine spezialistische Behandlung den Spontanverlauf und die Prognose neurotischer Erkrankungen verändern kann, läßt sich also an seinem Krankengut nicht beantworten. Wir haben uns deshalb die Aufgabe gestellt, am vorliegenden Krankengut unserer stationären Behandlungsabteilung, das im Hinblick auf spezialistische Behandlung gegenüber der Gesamtheit aller Neurosekranken als hochgradig ausgelesen gelten darf, den folgenden Fragen nachzugehen:

Welchen Einfluß hat eine stationäre psychiatrisch-psychotherapeutische Behandlung auf den Verlauf neurotischer Syndrome?

Welche Faktoren der Behandlung (Methode, Dauer, Intensität u. a.) sind prognostisch günstig?

Welche weiteren ärztlichen Maßnahmen haben in der Beobachtungszeit Einfluß auf die Prognose?

Welche Bedeutung hat die stationäre Behandlung im nachträglichen Urteil der Kranken?

Welche Einsichten ergeben sich auf Grund der Katamnese für die Indikation zur stationären Behandlung?

Allgemeine Erfahrungen bei der Erhebung der Katamnese

Jeder in der Psychotherapie Bewanderte weiß, wie sehr immer wieder die Erfahrungen am Einzelfall die allgemeinen Anschauungen der Therapeuten über ihre Arbeitsmethoden, deren Wirkungsweise, die therapeutischen Erfolge und Mißerfolge formen und bestimmen. Es könnte auch kaum anders sein, verlangt doch jeder einzelne Kranke je von neuem die starke affektive Beteiligung des Psychotherapeuten, die zeitweise Identifizierung mit ihm und seinem Schicksal, weshalb in der Erinnerung vorwiegend einzelne Kranke und einzelne besondere Therapien haften bleiben. Nur wird der Blick aufs Ganze dadurch getrübt, die unvoreingenommene Prüfung der Wirksamkeit therapeutischer Methoden behindert, wenn nicht überhaupt verunmöglicht, was Vorurteile und einseitige Haltungen begünstigt und fixiert. Dazu kommt, daß der einzelne Psychotherapeut, der in eigener Praxis arbeitet und nicht Teil eines Teams ist, auch im Laufe eines langen Lebens nur verhältnismäßig wenige Kranke selbst behandeln kann. Bei der Auswahl seiner Kranken ist er Auslesefaktoren unterworfen, die sich nicht leicht überblicken lassen und es werden in erster Linie die günstig verlaufenden Fälle sein, mit denen er in Kontakt bleibt und die deshalb sein Bild von der therapeutischen Wirksamkeit der Psychotherapie im allgemeinen und seinen eigenen Erfolgen im speziellen bestimmen. Der Wunsch nach einer sogenannt objektiven Beurteilung an einem unausgelesenen Krankengut beschäftigt deshalb viele Psychotherapeuten und wird oft als Forderung für gegenwärtige und zukünftige Forschung erhoben. Nur die langfristige Katamnese kann Auskunft über die Bedeutung der Psychotherapie und anderer Behandlungsverfahren für den Verlauf neurotischer Erkrankungen geben und nur sie erlaubt eine vorurteilsfreie, vom Einzelfall losgelöste Betrachtung, woraus allgemeiner gültige Schlußfolgerungen zu gewinnen sind. Solche für ein größeres Krankengut gültige allgemeine Einsichten sind nur mit Hilfe einer statistischen Aufarbeitung der vorhandenen Einzeldaten möglich. Die Statistik hat deshalb in den folgenden Ausführungen einen wichtigen Platz erhalten. Wir sind uns aber völlig bewußt, daß das therapeutische Geschehen und speziell der psychotherapeutische Prozeß und seine Bedeutung für den jeweiligen Kranken sich nicht in einer Statistik einfangen läßt. Die Statistik nivelliert, läßt persönliche Wahrheiten unbeachtet und läuft gelegentlich Gefahr, Banalitäten in wissenschaftlichem Gewande darzustellen. Wir nehmen diese Nachteile aber in Kauf, weil wir der Überzeugung sind, daß nur die Distanz der statistischen Verarbeitung allgemeiner gültige Schlüsse zuläßt.

Der wichtigste allgemeine Eindruck, der bei der Katamnese vor aller statistischen Auswertung des Materials auf Grund des Urteils des Probanden entstand, war wohl jener der relativen Bedeutungslosigkeit der seinerzeitigen stationären Behandlung für das weitere Schicksal des Kranken. Beim Vergleich mit der Krankengeschichte zeigte sich aber, daß unerwartet viele Probanden eine offensichtlich negativ verfälschte Erinnerung an die seinerzeitigen ärztlichen Bemühungen hatten. Auch in Fällen, bei welchen aus den Aufzeichnungen der Therapeuten zu vermuten war, daß der Kranke wesentliche neue Einsichten gewonnen und eine reifere Haltung zu seinen Lebensproblemen eingenommen hatte, waren die Auffassungen des Probanden 10 Jahre später darüber auffallend blaß oder unter Umständen gar gegenteilig. Man kann sich fragen, wie diese Schilderungen der Probanden ausgefallen wären, wenn die Katamnese von den damals behandelnden Ärzten durchgeführt worden wäre.

Es ist sehr zu vermuten, daß ein anderer Aspekt entstanden wäre. Umgekehrt ist es möglich, daß der Therapeut bei der späteren Befragung in bezug auf die innere Entwicklung des Probanden mehr erfährt, weil er sachkundiger fragen kann und die Widerstände bei intimen Problemen geringer sind. KAUFMANN hat vor einiger Zeit auf diese Schwierigkeit der Katamnesenerhebung hingewiesen.

Wir kamen rasch zur Überzeugung, daß sich die Bedeutung der stationären psychotherapeutischen Behandlung nicht adäquat an der subjektiven Einschätzung der Probanden nach einem Intervall von zehn Jahren beurteilen lasse. Hätten wir allein darauf abgestellt, so hätte sich der Schluß aufgedrängt, die stationäre Behandlung habe nur Berechtigung für die Lösung akuter Krisen und Konflikte, die eine Milieuänderung unumgänglich machten, führe aber nicht zu einer Änderung im langen Verlauf des neurotischen Leidens. Anderseits zeigte sich aber auch, daß bei einer nicht unbeträchtlichen Anzahl von Kranken die am Ende der Hospitalisierung eingetretene Besserung stabil blieb, ja noch weiter fortschritt. Es mußten also Faktoren im Spiele sein, die dem bewußten Erleben des einzelnen Kranken nicht ohne weiteres zugänglich waren und aus der Betrachtung des Einzelschicksales nicht ersichtlich wurden. Solche Faktoren glaubten wir nur durch den Vergleich ganzer Gruppen von Probanden namhaft machen zu können. Umgekehrt haben wir in unserer Darstellung die Gestaltung des individuellen Krankheits- und Lebensschicksals bewußt vernachlässigt. Vor allem fällt die seinerzeitige unmittelbar segensreiche Wirkung der Hospitalisierung für zahlreiche Kranke und ihre Familien in unserer Statistik weitgehend unter den Tisch. Oft war die Hospitalisierung für chronisch Leidende ein Hoffnungsschimmer auf eine bessere Zukunft, da sie mit neuartigen, bisher nie versuchten Mitteln behandelt werden sollten. Anderen Kranken ersparte die Aufnahme auf unsere Station den Eintritt in eine psychiatrische Klinik und wieder andere glaubten sich hier zum ersten Mal in ihrem Leiden wirklich ernst genommen und adäquat behandelt. Es hat uns bei der Katamnese beeindruckt, wie sehr diese aktuelle Not aus der Distanz der Jahre verblaßt war und wie sehr die Erinnerung an diese Zeit aus affektiven Gründen verfälscht wurde. Diese Einsicht war mitbestimmend für die Wahl einer vorwiegend statistischen Bearbeitung unseres bei der Katamnese gesammelten Materials. Dazu kommt, daß ein wesentlicher Teil unseres Krankengutes bereits in der vorausgegangenen Arbeit von MARGRIT ROTACH-FUCHS auch kasuistisch dargestellt worden ist. Es schien uns auch speziell der Mühe wert, die seinerzeitigen ärztlichen Erwägungen, die zum Entscheid für diese oder jene therapeutische Methode geführt hatten, auf ihre Fundierung in allgemeineren Gesetzmäßigkeiten hin zu prüfen. Der Psychotherapeut ist häufig der Meinung, nur von den Bedürfnissen und Möglichkeiten des Einzelfalles her seine therapeutischen Indikationen zu stellen. Er übersieht leicht, daß er von der großen Zahl her gesehen in einem nicht unbeträchtlichen Maß durch allgemeine und überindividuelle Gegebenheiten der Persönlichkeitsgestaltung seiner Kranken geleitet wird. Freilich wurde darauf von anderer Seite auch schon hingewiesen. Wie die Literaturübersicht von K. ERNST aber zeigt, ist an langfristigen katamnestischen Untersuchungen an einem unausgelesenen Krankengut noch kein Überfluß, so daß unsere Arbeit als Beitrag zur Beantwortung noch offener Fragen ihre Berechtigung hat.

Die zur Anwendung gelangten Methoden der Behandlung

Die Mehrzahl der Kranken wurde über die ambulante Sprechstunde der Poliklinik aufgenommen. Die Schwere des Zustandsbildes, das ungünstige Milieu, die eine ambulante Behandlung stark behindernde große Entfernung oder der Wunsch nach eingehenderer Abklärung hatten jeweils den Entscheid zur Aufnahme der Kranken nahegelegt. Nur sekundär spielten jene Kriterien, welche für die Indikation zur intensiven Psychotherapie allgemein maßgebend sind, eine Rolle. Unser Krankengut wurde also nicht nach primär psychotherapeutischen Gesichtspunkten ausgelesen. Erst im Verlaufe der Jahre sind diese Faktoren bei der Auswahl stärker berücksichtigt worden. Dieser Umstand hat es mit sich gebracht, daß keine einheitliche Behandlungsmethode angewendet werden konnte, etwa vorwiegend psychoanalytisch orientierte Verfahren, wie sie dem Erfahrungsbericht von DE BOOR u. KÜNZLER aus der psychosomatischen Universitätsklinik Heidelberg zugrunde liegen. Ferner spielte die Kombination von Psychotherapie und medikamentöser Behandlung eine wichtige Rolle. Bei vielen Kranken wurde die stationäre Behandlung mit einer Kur mit Psychopharmaka eingeleitet, sei es weil die Symptome so quälend waren, daß eine rasche Erleichterung geboten war, sei es daß der suggestive Effekt einer nachhaltigen Entspannung und Beruhigung als Einleitung für die psychotherapeutische Behandlung gesucht wurde. An dieser Stelle sei auch bemerkt, daß bei der Mehrzahl der Patienten eine Krankenkasse für die Kosten des Aufenthaltes und der Behandlung aufkam. Vor der Hospitalisierung erwerbstätige Patienten bezogen auch meist während des Krankheitsurlaubes den Lohn oder doch ein Taggeld der Krankenkasse. Die finanzielle Belastung war deshalb in der Regel eher gering.

Die durchgeführten, je nach den einzelnen Kranken individuell etwas verschiedenen Kuren lassen sich zwanglos in die folgenden 6 Gruppen einteilen:

1. Analytisch orientierte, intensive Psychotherapie mit 2—6 Sitzungen wöchentlich, seltener nach den Regeln der Psychoanalyse im engeren Sinn, häufiger als sogenannte Fokal- oder Kurztherapie, wobei die Bearbeitung des für die jeweilige Symptomatik wesentlich scheinenden Hauptkonfliktes angestrebt wurde. Freilich geschah dies nicht in einer expliziten und systematischen Weise, wie seither beispielsweise von MALAN, DE BOOR u. KÜNZLER, LOCH und anderen ausgeführt.

Diese intensive Psychotherapie war in Gruppe 1 zeitweise mit der Verordnung von Schlafmitteln für die Nacht, etwa einem Tranquilizer tagsüber, aber ohne kurmäßige Anwendung, oder einem Roborans kombiniert.

Diese Gruppe umfaßt in unserem Krankengut 13 Kranke.

2. Analytisch orientierte, intensive Psychotherapie wie in Gruppe 1, aber zeitweise kombiniert mit Psychopharmaka in kurmäßiger Anwendung. Am häufigsten wurde in den ersten Wochen des stationären Aufenthaltes eine Kur mit Chlorpromazin oder Reserpin durchgeführt, wobei der Kranke die ersten Tage im Bett verbrachte. Die intensive Psychotherapie schloß sich meist an diese Kur an, gelegentlich wurde die medikamentöse Kur auch erst später eingeschaltet, wenn die Psychotherapie auf zu große Widerstände stieß oder eine Exacerbation der Symptome nicht anders beherrscht werden konnte.

Diese Gruppe umfaßt 16 Kranke.

3. Psychotherapie in einem beratenden und stützenden Sinne, ohne feste Regel, aber mit regelmäßigen, meist mehrfachen Sitzungen pro Woche. Diese Psychotherapie war wie in Gruppe 1 zeitweise mit der Verordnung von Schlafmitteln für die Nacht, etwa einem Tranquilizer tagsüber, aber ohne kurmäßige Anwendung, oder einem Roborans kombiniert.

Diese Gruppe umfaßt 9 Kranke.

4. Psychotherapie in einem beratenden und stützenden Sinne, kombiniert mit der kurmäßigen Anwendung von Neuroleptica oder Tranquilizer, am häufigsten Chlorpromazin

und Reserpin. Die psychotherapeutische und die medikamentöse Behandlung waren in dieser Gruppe von etwa gleicher Bedeutung für den Kranken, während in den ersten 3 Gruppen das Schwergewicht immer auf der Psychotherapie lag.

Diese Gruppe ist am größten und umfaßt 41 Kranke.

5. Medikamentöse Kuren mit Neuroleptica und Tranquilizer beherrschten die Therapie während des stationären Aufenthaltes. Psychotherapie über eine vertiefte Exploration hinaus kam nicht zur Anwendung.

Die Gruppe umfaßt 11 Kranke.

6. Hypnose oder Narkohypnose in regelmäßigen Sitzungen. Es wurden nur 2 Kranke mit dieser Methode behandelt.

In einer 7. Gruppe haben wir jene Kranken zusammengefaßt, die weniger als eine Woche hospitalisiert waren. Bei ihnen wurde in mehreren Fällen eine Behandlung zwar eingeleitet, nach wenigen Tagen aber abgebrochen. Bei einzelnen war auch gar keine spezielle Behandlung begonnen worden, sei es weil zum vornherein nur eine Abklärung geplant war, sei es weil sich der Widerstand des Kranken nach Eintritt so versteifte, daß er nach kurzer Zeit wieder austrat. Der Behandlungswunsch dieser Kranken erwies sich als zu gering und war nur unter dem Druck der Angehörigen oder anderer Umgebungspersonen geäußert worden.

Zu Gruppe 7 gehören 8 Kranke.

Die Behandlungsverfahren 1—3, bei welchen das Schwergewicht auf der Psychotherapie lag, wurden bei 38% aller Probanden angewendet. Am häufigsten wurde aber nach unserer Methode 4 (stützende und beratende Psychotherapie, kombiniert mit Psychopharmaka in kurmäßiger Anwendung) behandelt, nämlich bei 41% aller Probanden. Die übrigen Verfahren treten zahlenmäßig ganz zurück. Tabelle 1 zeigt die Verteilung des Krankengutes nach Syndromen gegliedert auf die verschiedenen Behandlungsverfahren.

Welche Behandlungsmethode im Einzelfall gewählt wurde, ergab sich bei jenen Kranken, die nicht bereits aus der ambulanten Sprechstunde hinreichend bekannt waren, aus der vertieften Exploration nach dem Eintritt auf die Station. Die diagnostische Zuordnung spielte dabei eine geringere Rolle als die Fähigkeit des Kranken sich im Gespräch mitzuteilen, die Bereitschaft, eine seelische Konfliktlage anzuerkennen, sie zur Diskussion zu stellen, und persönliche Hilfe vom Dialog überhaupt zu erwarten. Je besser diese Kriterien erfüllt waren, umso ausschließlicher kamen psychoanalytisch-psychotherapeutische Verfahren zur Anwendung, je weniger Bereitschaft der Kranke zum Gespräch erkennen ließ, und je mehr er auf direkt im körperlichen Bereich angreifende Methoden tendierte, umso größere Bedeutung erhielten die Medikamente. Es sind also durchaus verschiedene Probandenkategorien, die während ihres Aufenthaltes vorwiegend psychotherapeutisch bzw. vorwiegend medikamentös behandelt wurden. Dieser Umstand muß im Auge behalten werden, wenn die Resultate der verschiedenen Behandlungsverfahren miteinander verglichen werden. Wahrscheinlich ist es in der Psychotherapie grundsätzlich gar nicht möglich, homogene Vergleichsgruppen für verschiedene Behandlungsmethoden zu gewinnen, da der Kranke selbst an der Wahl des Verfahrens beteiligt ist. Das gleiche gilt für das Problem der Kontrollgruppen. CREMERIUS hat diese Fragen ausführlich diskutiert, so daß wir auf ihn verweisen können.

Wir untersuchen nun zunächst, welche Beziehungen die Wahl des speziellen Behandlungsverfahrens zu bestimmten Persönlichkeitsfaktoren der Probanden hat, wobei wir Alter, Schulbildung und Beruf, soziale Herkunft, Symptomdauer und Arbeitsunfähigkeit vor der Hospitalisierung berücksichtigen.

Tabelle 1. *Behandlungsart in Beziehung*

++ = geheilt + = gebessert und arbeitsfähig (+) = einzelne Symptome gebessert, nicht arbeitsfähig 0 = unverändert	depressives Syndrom				Angstsyndrom				Krankhafte Entwicklungen mit körperlichem Ausdruck				hyster. Syndrom			
	++	+	(+)	0	++	+	(+)	0	++	+	(+)	0	++	+	(+)	0
1 intensive Psychotherapie, analytisch orientiert, ohne kurmäßige Medikation	0	1	1	0	0	3	0	1	0	2	0	0	0	2	0	0
2 intensive Psychotherapie, analytisch orientiert, mit kurmäßiger Anwendung von Medikamenten	0	4	1	1	0	2	1	0	0	1	0	1	0	2	0	0
3 Aussprachen, Beratungen, ohne kurmäßige Medikation	0	1	0	0	0	2	0	0	0	1	0	1	0	2	0	0
4 Kuren mit Psychopharmaka, beratende und stützende Psychotherapie	0	6	2	3	0	1	0	0	0	4	2	2	0	4	1	0
5 Medikamente als wichtigste Behandlungsmaßnahme	0	2	0	3	0	1	0	0	0	0	0	0	0	0	0	0
6 Hypnose und Narkohypnose	0	0	0	0	0	0	0	0	0	1	0	1	0	0	0	0
7 Keine Behandlung bzw. Aufenthalt von weniger als 1 Woche	0	2	0	0	0	0	0	0	0	1	0	0	1	0	0	3
Total der Probanden	0	16	4	7	0	9	1	1	0	10	2	5	1	10	1	3
	27				11				17				15			
Besserungsquotient pro diagnostisches Syndrom	16 : 11				9 : 2				11 : 14				11 : 4			

Persönlichkeits- und andere Faktoren der Probanden in ihren Beziehungen zur Behandlungsmethode

a) Lebensalter

Der Altersaufbau unserer Probandenserie ist in der Arbeit von M. ROTACH-FUCHS (in Tab. 3, S. 113) beschrieben. Uns interessiert an dieser Stelle vor allem, ob jene Probanden, die vorwiegend psychotherapeutisch behandelt wurden, also nach den Behandlungsmethoden 1—3, sich altersmäßig vom ganzen Kollektiv unterscheiden.

Tabelle 2

	A Behandlungsgruppen 1—3	B Behandlungsgruppen 4—6	C alle Probanden
10—19jähr.	2	0	3
20—29jähr.	11	13	26
30—39jähr.	15	21	40
40—49jähr.	7	13	21
50—56jähr.	3	7	10
total	38	54 [a]	100

[a] Die Differenz zwischen der Summe der Kolonnen A+B und C von 8 Probanden entspricht der Behandlungsgruppe 7 (s. S. 141), welche nicht in diese Auswertung einbezogen wurde. Das gleiche gilt für die Tabellen 3—6.

zu Diagnose und Zustand bei Austritt

hypochondr. Syndrom				neurasthen. Syndrom				Zwangs-syndrom				total Probanden	ganzes Krankengut Anteil der Männer in Klammern)				Besserungsquotient ++, + : (+), 0	
++	+	(+)	0	++	+	(+)	0	++	+	(+)	0		++	+	(+)	0		
0	0	0	0	0	3	0	0	0	0	0	0	(5) 13	(0) 0	(4) 11	(1) 1	(0) 1	11 : 2	29 : 9
0	0	0	0	0	2	0	0	0	0	1	0	(3) 16	(0) 0	(2) 11	(0) 3	(1) 2	11 : 5	
0	0	0	1	0	1	0	0	0	0	0	0	(1) 9	(0) 0	(1) 7	0 0	(0) 2	7 : 2	
0	4	0	0	0	9	1	1	0	0	0	1	(12) 41	(0) 0	(8) 28	(2) 6	(2) 7	28 : 13	37 : 17
0	0	0	0	0	5	0	0	0	0	0	0	(4) 11	(0) 0	(4) 8	(0) 0	(0) 3	8 : 3	
0	0	0	0	0	0	0	0	0	0	0	0	(2) 2	(0) 0	(1) 1	(0) 0	(1) 1	1 : 1	
0	0	0	0	0	0	0	1	0	0	0	0	(3) 8	(0) 1	(2) 3	(0) 0	(1) 4	4 : 4	
0	4	0	1	0	20	1	2	0	0	1	1	(30) 100	(0) 1	(22) 69	(3) 10	(5) 20	(22) : (8) 70 : 30	
5				23				2										
4 : 1				20 : 3				0 : 2										

Vergleichen wir an Hand der Kolonnen A, B und C in Tab. 2 den prozentualen Anteil der weniger als vierzig Jahre alten Probanden, so macht dieser Wert für die vorwiegend psychotherapeutisch behandelten (Gruppen 1—3) 73,6% aus, für die übrigen Behandlungsverfahren (Gruppen 4—6) 62,9% und für die ganze Probandenserie 69% aus. Ein wesentlicher Unterschied besteht also nicht, aber doch eine gewisse Tendenz, jüngere Probanden etwas häufiger vorwiegend psychotherapeutisch zu behandeln, was für die psychoanalytischen Verfahren einer weit verbreiteten Regel entspricht.

b) Schul- und Berufsbildung

Wir haben unsere Probanden auf Grund ihrer Schul- und Berufsbildung in 6 verschiedene Schichten eingeteilt, wobei wir die folgenden Kriterien verwendeten:

1. Schicht (8 Probanden): Volksschule (8 Jahre) unvollständig oder mit Repetition von einer oder mehreren Klassen; ungelernter oder angelernter Beruf, z. B. Hilfsarbeiter, Bauhandlanger, Magaziner, Hausangestellte u. a.

2. Schicht (24 Probanden): Volksschule (8 Jahre) vollständig, ohne Repetition; keine Berufslehre, ev. angelernter Beruf.

3. Schicht (20 Probanden): Volksschule (8 Jahre) vollständig, reguläre Berufslehre, ev. nur Fortbildungsschule.

4. Schicht (35 Probanden): Sekundar- und Realschule, auch wenn nicht abgeschlossen, Reguläre Berufsausbildung, auch wenn unvollständig.

5. Schicht (9 Probanden): Höhere Fachschule nach Sekundar- oder Realschule, z. B. Technikum, Handelsschule u. a., abgeschlossen oder nicht.

6. Schicht (4 Probanden): Mittelschulbildung, Lehrerseminar u. a., abgeschlossen oder nicht; entsprechende Berufsausbildung, auch wenn nicht abgeschlossen.

Wie zum vornherein zu vermuten ist, zeigt Tab. 3, daß sich die Behandlungsmethoden nicht gleichmäßig auf die verschiedenen Schul- und Berufsbildungsschichten verteilen. Bei den in erster Linie psychoanalytisch behandelten Probanden (Behandlungsgruppen 1 und 2) haben 21 von 29 = 72,3% mehr als nur Volksschulbildung, bei den Probanden der Behandlungsgruppen 4—6, die also nicht überwiegend psychotherapeutisch behandelt wurden, sind es hingegen nur 18 von 54 = 33,3% ($\chi^2 = 11{,}567$ $P < 0{,}001$).

Tabelle 3

Schul- und Berufsbildung	Behandlungs-gruppen 1—3	Behandlungs-gruppen 4—6	alle Probanden
1. Schicht	1	7	8
2. Schicht	8	15	24
3. Schicht	5	14	20
4. Schicht	16	15	35
5. Schicht	5	3	9
6. Schicht	3	0	4
Total	38	54 [a]	100

[a] Siehe Tab. 2, S. 142.

Die Wahl der Behandlungsmethode ist in unserem Untersuchungsgut also deutlich vom Bildungs- und Berufsniveau des Probanden beeinflußt worden. Dies gilt ganz besonders für die Wahl der psychoanalytischen Methode.

c) Die soziale Herkunft

Analog der Schul- und Berufsbildung haben wir auch die soziale Herkunft unserer Probanden in 6 Schichten eingeteilt.

Dafür waren die folgenden Kriterien maßgebend:

1. Schicht (23 Probanden): ungelernte Berufe, Hilfsarbeiter, karge wirtschaftliche Verhältnisse.

2. Schicht (26 Probanden): gelernte Arbeiter und gelernte untere Angestellte.

3. Schicht (14 Probanden): Landwirtschaft.

4. Schicht (28 Probanden): selbständige Handwerker, Gewerbetreibende, untere Beamte, Vertreter.

5. Schicht (3 Probanden): höhere Beamte, Kaufleute, Techniker.

6. Schicht (6 Probanden): akademische und freie Berufe.

Die Berufe beziehen sich in der Regel auf den Vater des Probanden, gelegentlich auf die Mutter, wenn die Familie vaterlos war oder eventuell auf den Pflegevater. Es soll damit in grober Annäherung das soziale Milieu gekennzeichnet werden, in welchem der Proband aufgewachsen ist. Tabelle 4 gibt die Wahl der Behandlungsmethode in Beziehung zur sozialen Herkunft der Probanden wieder.

Die unterste Schicht der sozialen Herkunft macht bei den vorwiegend psychotherapeutisch behandelten Probanden nur 7,8% aus gegenüber 23% im ganzen Krankengut. Umgekehrt wurden 6 der 9 Probanden der beiden obersten sozialen Schichten psychoanalytisch behandelt. Wie die Schul- und Berufsbildung, so hat auch die soziale Herkunft der Probanden die Wahl der Behandlungsmethode beeinflußt. Es gilt diese Tatsache im Auge zu behalten, wenn die Erfolge der einzelnen Behandlungsverfahren diskutiert werden. Wir werden nämlich sehen, daß höhere Schul- und Berufsbildung und höhere soziale Herkunft mit einem etwas günstigeren Verlauf des neurotischen Syndroms korreliert sind.

Tabelle 4

soziale Herkunft	A Behandlungs-gruppen 1—3	B Behandlungs-gruppen 4—6	C alle Probanden
1. Schicht	3	17	23
2. Schicht	13	11	26
3. Schicht	5	9	14
4. Schicht	11	15	28
5. Schicht	2	0	3
6. Schicht	4	2	6
total	38	54 [a]	100

[a] Siehe Tab. 2., S. 142.

d) Symptomdauer vor der Hospitalisierung

Tabelle 5 zeigt, wie lange die Probanden, die mit einem bestimmten Verfahren (Behandlungsgruppen 1—6) behandelt wurden, vor Beginn der stationären Therapie an ihren Symptomen gelitten hatten. 27% aller Probanden hatten eine Symptomdauer bis zu 6 Monaten, 44% bis zu zwei Jahren. Diese Zeitangaben beziehen sich in der Regel auf das schließlich zur stationären Therapie führende Leitsyndrom oder -symptom, also beispielsweise die Depression, das jeweilige hysterische Symptom, die Angst usw. In Tabelle 5 stellen wir wieder die Symptomdauer bei den vorwiegend psychotherapeutisch behandelten Probanden (Behandlungsgruppen 1—3) jener der mit den übrigen Methoden (Behandlungsgruppen 4—6) behandelten Probanden und dem gesamten Kollektiv gegenüber.

Tabelle 5

Symptomdauer	A Behandlungs-gruppen 1—3	B Behandlungs-gruppen 4—6	C alle Probanden
$<$ 6 Monate	10	16	27
6—12 Monate	2	8	10
1— 2 Jahre	3	4	7
2— 4 Jahre	7	12	24
4— 6 Jahre	10	8	19
6—10 Jahre	3	5	8
$>$ 10 Jahre	3	1	5
total	38	54 [a]	100

[a] Siehe Tab. 2., S. 142.

Die Verteilung der Probanden in den Kolonnen A, B und C auf die verschiedenen Klassen der Symptomdauer weicht nicht signifikant voneinander ab. Der prozentuale Anteil der Probanden mit einer Symptomdauer bis zu 2 Jahren beträgt für die vorwiegend psychotherapeutisch Behandelten (Kolonne A) 39,4%, für die Probanden mit den andern Behandlungsverfahren (Kolonne B) 51,8% und für das ganze Kollektiv 44%. Für die Entscheidung Psychotherapie oder andere therapeutische Methode spielte die Symptomdauer also im allgemeinen keine Rolle. Die Vermutung, daß die chronischen Fälle eher medikamentös behandelt worden wären, trifft nicht zu.

e) Dauer der Arbeitsunfähigkeit vor der Hospitalisierung

Die große Mehrzahl aller Probanden hatte nur verhältnismäßig kurze Zeit die Arbeit krankheitshalber ausgesetzt, bis sie sich zum Eintritt auf unsere Behandlungsstation entschloß.

Freilich läßt sich diese Zeitspanne bei vielen Frauen, die keiner Erwerbsarbeit nachgingen, sondern als Hausfrauen tätig waren, nicht so genau eruieren. Viele hatten trotz störenden Symptomen die dringendsten Haushaltpflichten noch einigermaßen erfüllt. 32% aller Probanden waren deshalb weniger als eine Woche lang vor der Hospitalisierung arbeitsunfähig und bei 82% betrug die Arbeitsunfähigkeit höchstens 3 Monate. Es ist beizufügen, daß unsere Unterlagen, d. h. die bei der Hospitalisierung angelegten Krankengeschichten bei 11% aller Probanden nicht mit genügender Sicherheit gestatten, die Dauer der Arbeitsunfähigkeit zu bestimmen, während die Symptomdauer in allen Fällen leicht zu eruieren war. Dies weist auch darauf hin, daß die Dauer der Arbeitsunfähigkeit kein Kriterium für die Wahl der Behandlungsmethode war. Aber auch für die Indikation zur Hospitalisierung an sich war die Arbeitsunfähigkeit nur ein Faktor unter andern, dem allein kein entscheidendes Gewicht zukam, oder dann nur in dem Sinne, daß der Entschluß zur raschen Hospitalisierung nahe gelegt wurde, wenn die Verschlimmerung der Symptome akut zur Arbeitsunfähigkeit geführt hatte.

f) Aufenthaltsdauer in der Klinik

Es liegt nahe, daß die Aufenthaltsdauer bei den psychoanalytisch behandelten Probanden am längsten ist. Wir geben in Tabelle 6 die Verhältnisse wieder.

Tabelle 6

Aufenthaltsdauer	A Behandlungsgruppen 1—3	B Behandlungsgruppen 4—6	C alle Probanden
1— 7 Tage	0	0	8
8—14 Tage	3	4	7
15—30 Tage	11	24	35
31—60 Tage	8	23	31
61—90 Tage	4	2	6
mehr als 90 Tage	12	1	13
total	38	54 [a]	100

[a] Siehe Tab. 2, S. 142.

Während im gesamten Krankengut nur 19% der Probanden eine Aufenthaltsdauer von mehr als 60 Tagen haben, sind es unter den psychoanalytisch Behandelten (Behandlungsgruppe 1 und 2) 55%. Unabhängig vom Behandlungsresultat darf man daraus schließen, daß die Gruppe der psychoanalytisch behandelten Probanden eine größere Bereitschaft zur kontinuierlichen Zusammenarbeit mit dem Arzt aufbringt als die mit andern Methoden behandelten Probanden.

Der unmittelbare Behandlungserfolg am Ende der Hospitalisierung

Aus Platzgründen haben wir in Tabelle 1, welche die Aufgliederung der verschiedenen Behandlungsmethoden auf die diagnostischen Syndrome zeigt, auch gleich den unmittelbaren Behandlungserfolg in Beziehung zur Methode aufgezeichnet. Geheilt, ++, bedeutet, daß die Symptome, welche Anlaß zur Hospitalisierung gaben, verschwunden sind, daß der Kranke fähig ist, seinen Platz, den er prämorbid in Familie und Beruf inne hatte, wieder zu übernehmen, und daß er in seiner Genußfähigkeit nicht mehr erkennbar beeinträchtigt ist. Einen bloßen Syndromwandel haben wir also nicht als Heilung betrachtet, auch wenn die ursprüngliche Symptomatik verschwunden ist. Entsprechend diesen umfassenden Kriterien haben wir nur in einem einzigen Fall beim Austritt aus der stationären Behandlungsabteilung eine Heilung angenommen. Dieser Fall betrifft zudem eine Kranke, die nur drei Tage hospitalisiert war.

Die damals 16½jährige Haustochter (Journal-Nr. 44/1955) hatte im Alter von 14 Jahren bei einem Sturz eine schwere Commotio erlitten. Im Anschluß daran traten wiederholt Ohnmachtsanfälle auf, die als fragliche Epilepsie gedeutet wurden. Nach Differenzen zu Hause und mit dem Pfarrer häuften sich diese Anfälle ungefähr einen Monat vor der Hospitalisierung täglich. Es kam zu typischen Arc de cercle-Krämpfen, langdauernden wilden Zuckungen, so daß sie während Stunden im Bett festgehalten werden mußte. Schließlich wurde die Kranke aus dem abgelegenen Bergdorf in die Neurochirurgische Klinik nach Zürich gebracht Ein neurologischer Befund konnte nicht erhoben werden und auch das EEG war im Bereich der Norm, während 2 Jahre früher nach dem Trauma epilepsieverdächtige Potentiale vorgekommen waren. Am folgenden Tag wurde die Kranke unter der Diagnose von hysterischen Anfällen auf die stationäre Behandlungsabteilung der psychiatrischen Poliklinik verlegt. Vom Beginn der Hospitalisierung ab traten weder Anfälle noch Zuckungen auf. Das Mädchen war zwar körperlich noch etwas reduziert, verhielt sich aber völlig unauffällig. Die Eltern drängten aus finanziellen Gründen auf rasche Entlassung, so daß eine vertiefte Exploration gar nicht möglich war. Es wurde arrangiert, daß das Mädchen bei Verwandten im Flachland Aufnahme fand, wo sie später eine Lehre machen konnte. Irgendwelche Anfälle sind nie mehr aufgetreten und die katamnestische Untersuchung zeigte, daß die Kranke eine durchaus günstige Entwicklung genommen hat. Es wurde nachträglich klar, daß die hysterischen Anfälle dem Zweck gedient hatten, aus dem als belastend erlebten elterlichen Milieu wegzukommen.

Wesentliche Besserung mit Arbeitsfähigkeit, +, war bei mehr als zwei Dritteln aller Kranken am Ende der Hospitalisierung erreicht. Meistens handelt es sich um eine mehr oder weniger deutliche Heilung im sozialen Sinne, indem zwar noch Symptome bestanden, die Kranken aber in ihren sozialen Funktionen nicht mehr sichtbar behindert waren. Eine bloße Besserung einzelner Symptome, (+), ohne Erreichung der Arbeitsfähigkeit wurde bei 10% aller Kranken gefunden und bei weiteren 20% blieb der Zustand im großen ganzen unverändert. Der Quotient der Geheilten und Gebesserten zu den nur Symptomgebesserten und Unveränderten, ++ und + : (+) und 0, beträgt bei Abschluß der stationären Behandlung 70 : 30. Er entspricht also durchaus der allgemeinen Regel, daß Neurosekranke mit irgendwelchen Behandlungsmethoden in rund zwei Dritteln der Fälle wesentlich gebessert oder geheilt werden können (siehe Cremerius, p. 34). Vergleichen wir die Resultate der verschiedenen Behandlungsmethoden, dann zeigt sich, daß die vorwiegend psychotherapeutischen Verfahren zahlenmäßig ein etwas besseres, statistisch aber nicht gesichertes Resultat ergeben haben als die übrigen Methoden, ja daß die ausschließlich psychoanalytisch behandelten Kranken scheinbar am besten reagierten. Der Besserungsquotient beträgt bei ihnen 11 : 2 (= 84,6% geheilte und gebesserte). Fassen wir die Kranken der Behandlungsgruppen 1—3, also die vorwiegend psychotherapeutisch behandelten zusammen, so ergibt sich ein Besserungs- und Heilungsquotient von 29 : 9 (= 76,3% geheilte und gebesserte) gegenüber 37 : 17 (= 68,5% geheilte und gebesserte) bei den Behandlungsgruppen 4—6, bei welchen Medikamente eine wesentliche Rolle spielten.

Männliche und weibliche Kranke sind in bezug auf den unmittelbaren Behandlungserfolg nicht deutlich verschieden. Der Anteil der Männer, die vorwiegend psychotherapeutisch behandelt wurden (Behandlungsgruppen 1—3), ist etwas kleiner als jener der Frauen, nämlich nur 9 von 30 Probanden, während es bei den Frauen 29 von 70 sind. Der Besserungsquotient der Männer im ganzen Krankengut ist 22 : 8, was jenem der Frauen mit 47 : 22 ungefähr entspricht.

Das globale Behandlungsergebnis am Ende der Hospitalisierung wird in unserm Krankengut also nicht wesentlich vom Resultat der vorwiegend psychotherapeutischen Methoden bestimmt. Auch die übrigen Methoden haben positiv dazu beigetragen, was auf der Linie der schon vorher erwähnten, ursprünglich wohl von EYSENCK zuerst hervorgehobenen Regel liegt, wonach bei Neurosekranken unabhängig von der speziellen Methode immer ungefähr derselbe Erfolg erzielt werde.

Wir haben ferner geprüft, ob die *Aufenthaltsdauer* an sich, unabhängig von der Behandlungsmethode eine positive Beziehung zum Erfolg beim Austritt habe. Diese Vermutung trifft für das ganze Krankengut nicht zu. Der Besserungsquotient [++ und + : (+) und 0] beträgt für die 50 Probanden mit einer Aufenthaltsdauer bis zu 30 Tagen 35 : 15, für die 37 Probanden mit einer Aufenthaltsdauer von 31 bis 90 Tagen 27 : 10 und für die 13 Probanden mit Aufenthaltsdauer von mehr als 90 Tagen 8 : 5. Die Prognose wird also mit steigender Dauer der Hospitalisierung eher schlechter. Dieses Ergebnis war zu vermuten, weil eben bei den ungünstigen Fällen Arzt und Patient eine Zeitlang immer noch hoffen, durch die Verlängerung der Behandlung das Resultat zu verbessern, bis schließlich der eine oder andere doch resigniert. Es ist also nicht die Dauer des Milieuwechsels, welche für den Neurotiker an sich schon hilfreich wäre.

Bei den total 38 Probanden, die vorwiegend psychotherapeutisch behandelt worden sind (Behandlungsgruppen 1—3), haben wir geprüft, in welcher Weise der Erfolg bei Abschluß der stationären Behandlung mit der *Gesamtstundenzahl der Psychotherapie* korreliert ist. Wie bei der Aufenthaltsdauer für alle Probanden zeigt sich auch in dieser Beziehung kein signifikanter Unterschied. Eine größere Zahl psychotherapeutischer Sitzungen ist nicht positiv mit einem besseren Behandungserfolg korreliert. Tabelle 7 gibt diese Verhältnisse wieder.

Tabelle 7

Gesamtzahl der psychotherapeutischen Sitzungen	Probanden der Behandlungsgruppen 1—3	Zustand beim Austritt ++	+	(+)	0
1—10	10	—	7	1	2
11—30	14	—	11	1	2
31—60	7	—	6	—	1
61—90	5	—	3	2	—
mehr als 90	2	—	2	—	—
	38	—	29	4	5

Auch die *Frequenz der psychotherapeutischen Sitzungen* hat in unserem Krankengut keinen signifikanten Einfluß auf den unmittelbaren Behandlungserfolg. Die Hälfte der psychotherapeutisch behandelten Kranken (19 von 38) erhielten 3 bis 4 Sitzungen wöchentlich von üblicher Dauer, etwas mehr als ein Viertel (10 von 38) tägliche Sitzungen und das letzte knappe Viertel (9 von 38) nur zwei bzw. in einem einzigen Fall eine Sitzung wöchentlich. Unser Krankengut ist aber zu klein, als daß sich statistische Unterschiede eindeutig manifestieren könnten.

Die Gründe, die zum Abbruch der stationären Behandlung im Einzelfall führten, lassen sich zwanglos in 5 große Gruppen aufteilen (siehe auch Tabelle 9):

a) Der Entschluß zum Austritt wurde vom Kranken vorgebracht, weil er mit dem erreichten Erfolg zufrieden war, wobei der Therapeut zustimmte. Diese Gruppe umfaßte 30 Probanden. P +.

b) Der Entschluß zum Abbruch der stationären Behandlung wurde vom Therapeuten nahegelegt, weil er der Auffassung war, das bestmögliche Resultat sei erreicht und der Aufwand einer längeren Hospitalisierung stehe nicht mehr in einem angemessenen Verhältnis zur möglichen Verbesserung des Erfolges. Diese Gruppe umfaßte 31 Probanden. A +.

c) Der Kranke verließ die Station, weil ein eigentlicher Behandlungswunsch nicht oder nicht mehr vorhanden war, die Behandlung nicht seinen Erwartungen entsprach oder er mit dem bis dahin erreichten Resultat unzufrieden war. Es gehörten 12 Probanden dieser Gruppe an. P —.

d) Dem Kranken mußte von den Ärzten der Station der Austritt empfohlen werden, weil er für die vorhandenen therapeutischen Methoden ungeeignet schien, seine Widerstände gegen die Behandlung zu groß waren oder weil er sich, was wiederholt vorkam, so undiszipliniert verhielt, daß mit Rücksicht auf die Gemeinschaft ein längeres Verweilen nicht anging. Aus diesen Gründen mußten im ganzen 22 Probanden entlassen werden. A —.

e) 5 Probanden verließen die Station vorzeitig aus Gründen, die von der bewußten Absicht des Kranken mehr oder weniger unabhängig waren. Zu diesen Gründen gehörten interkurrente körperliche Erkrankungen, beispielsweise ein Ileus und eine Apoplexie, welche die Verlegung in eine andere Klinik notwendig machten. Ferner waren es bei Jugendlichen die Angehörigen, welche den vorzeitigen Abbruch erzwangen und bei in anderen Kantonen wohnhaften Kranken die hohen Kosten des Aufenthaltes, die nicht weiter übernommen werden konnten. P =.

Es ist selbstverständlich, daß die Gruppen a) und b) in allererster Linie jene Kranken umfaßt, die beim Austritt als geheilt oder wesentlich gebessert beurteilt werden konnten. Die entsprechenden Zahlen sagen deshalb nichts Neues aus, ebensowenig ergibt die Aufgliederung der diagnostischen Gruppen auf die verschiedenen Umstände des Behandlungsabbruches signifikante Unterschiede. Interessanter ist die Beziehung der Umstände des Behandlungsabbruches zum Resultat am Ende der Beobachtungszeit, auf welche wir weiter hinten eingehen werden.

Der Zustand am Ende der Beobachtungszeit und seine Beziehung zur ursprünglichen Diagnose, Therapieform und anderen Faktoren

Von den 100 Probanden unserer Serie wurden 93 im Laufe des Jahres 1966 persönlich nachuntersucht. Vier Probanden sind nicht mehr am Leben und bei den übrigen drei kam eine persönliche Untersuchung z. T. aus äußeren Gründen nicht zustande, jedoch sind wir in allen Fällen durch Krankengeschichten, anderweitige ärztliche Auskünfte und Befragungen von Angehörigen oder schriftlichen Angaben der Probanden selbst genügend über den Verlauf und das Zustandsbild am Ende unserer Beobachtungszeit orientiert. Einzelheiten über die Nachuntersuchung finden sich in der Arbeit von M. Rotach-Fuchs.

Analog dem unmittelbaren Behandlungserfolg haben wir den Zustand am Ende der Beobachtungszeit in große Gruppen klassiert. Geheilt, ++, bedeutet, daß die Symptome, die seinerzeit Anlaß zur Hospitalisierung gaben, nicht mehr vorhanden sind, daß auch kein bloßer Syndromwandel stattgefunden hat und daß die ehemals Kranken ihren Platz in Familie und Beruf ohne erkennbare Beeinträchtigung ausfüllen. Freilich ist eine solche Heilung auf ganz verschiedenem Niveau möglich. Cremerius hat dieses Problem ausführlich diskutiert, weshalb wir erneut auf ihn verweisen. Es gibt sogenannte Scheinheilungen, d. h. den Wechsel zur Symptomlosigkeit infolge einer Einengung der Gesamtpersönlichkeit und es gibt die Heilungen mit

Hilfe einer „Prothese", z. B. der engen Abhängigkeit von bestimmten Beziehungspersonen oder religiösen und weltanschaulichen Gruppierungen und Sekten. Wenn die Gesamtpersönlichkeit nach allgemeinen psychiatrischen Kriterien als „unauffällig" taxiert werden konnte, haben wir auch in solchen Fällen eine Heilung angenommen, da unsere Unterlagen keine Beurteilung der Persönlichkeitsstruktur und ihrer Veränderungen nach einheitlichen Kriterien erlaubt haben. Nur eine solche differenzierte Erfassung der Gesamtpersönlichkeit würde aber eine bessere Umschreibung des Begriffes der Heilung ermöglichen. Als gebessert, +, haben wir jene Probanden bezeichnet, die entweder in bezug auf die Symptome oder in bezug auf deren Auswirkungen auf Arbeitsfähigkeit und Lebensgestaltung eine deutliche Besserung erkennen lassen. Als gebessert haben wir also auch einen Probanden bezeichnet, der zwar immer noch über dieselben Beschwerden klagt, sich aber mit ihnen abgefunden hat, voll arbeitsfähig ist und auch in seinen mitmenschlichen Beziehungen nicht mehr schwer gestört ist. Es hat in diesen Fällen eine Art Isolierung der krankhaften Erscheinungen stattgefunden, was im sozialen Bereich zu einer Verbesserung der Gesamtsituation geführt hat. Unproblematisch sind die Gruppen der Unveränderten, 0, und der Verschlechterten, —, die sich ohne Schwierigkeiten abgrenzen lassen. Bezugspunkt ist der Zustand der Probanden in der Zeit vor der Hospitalisierung.

Tabelle 8 gibt an, wie sich die Wahl des Behandlungsverfahrens zur Zeit der Hospitalisierung zum Zustand am Ende der Beobachtungszeit nach diagnostischen

Tabelle 8. *Behandlungsart in Beziehung zu*

++ = geheilt + = gebessert 0 = unverändert — = verschlechtert	depressives Syndrom				Angstsyndrom				Krankhafte Entwicklungen mit körperlichem Ausdruck				hyster. Syndrom			
	++	+	0	—	++	+	0	—	++	+	0	—	++	+	0	—
1 intensive Psychotherapie, analytisch orientiert, ohne kurmäßige Medikation	1	1	0	0	0	3	0	1	0	2	0	0	2	0	0	0
2 intensive Psychotherapie, analytisch orientiert, mit kurmäßiger Medikation	4	1	1	0	1	1	0	1	0	0	2	0	1	1	0	0
3 Aussprachen, Beratungen, ohne kurmäßige Medikation	1	0	0	0	0	2	0	0	2	0	0	0	1	0	0	1
4 Kuren mit Psychopharmaka, beratende, stützende Psychotherapie	5	3	2	1	1	0	0	0	0	1	5	2	4	1	0	0
5 Medikamente als wichtigste Behandlungsmaßnahme	1	3	1	0	0	1	0	0	0	0	0	0	0	0	0	0
6 Hypnose und Narkohypnose	0	0	0	0	0	0	0	0	0	1	0	1	0	0	0	0
7 Keine Behandlung bzw. Aufenthalt von weniger als 1 Woche	11	0	0	1	0	0	0	0	0	0	0	1	1	1	2	0
Total der Probanden	13	8	4	2	2	7	0	2	2	4	7	4	9	3	2	1
	27				11				17				15			
Besserungsquotient pro diagnostisches Syndrom	21 : 6				9 : 2				6 : 11				12 : 3			

Syndromen aufgegliedert verhält. Es zeigen sich hier einige interessante Ergebnisse. Das Befinden aller Probanden gemessen an unserem Besserungsquotienten, ++ und + : 0 und — hat sich im Laufe der rund 10 Jahre seit Abschluß der stationären Behandlung gegenüber dem Befinden unmittelbar nach Abschluß nicht wesentlich verändert. Der Besserungsquotient beträgt heute 65 : 35 gegenüber 70 : 30 bei Abschluß der Behandlung. Die Gefahr eines Rückfalles ist in unserem Krankengut also nicht groß, wenn einmal eine deutliche Besserung eingetreten ist. Im Gegenteil, die Qualität der Besserung ist erheblich gestiegen. Konnte als unmittelbarer Behandlungserfolg nur in einem Fall von einer Heilung gesprochen werden, so sind es am Ende der Beobachtungszeit 30 Probanden, die als geheilt bezeichnet werden dürfen. Umgekehrt hat sich aber auch bei 17 Probanden der Zustand gegenüber der Zeit unmittelbar vor der Hospitalisierung verschlechtert. Es sind neue Symptome aufgetreten oder die Auswirkungen des früheren Leidens sind sozial viel gravierender geworden.

Auffallenderweise stellen die Männer das Hauptkontingent der Verschlechterten. Von den 17 Probanden, deren Zustand am Ende der Beobachtungszeit schlechter ist als vor der Hospitalisierung, sind 11 Männer. Überhaupt haben die Männer eine etwas ungünstigere Prognose im Lauf der Beobachtungszeit. Das gilt sowohl für die vorwiegend psychotherapeutisch Behandelten, wie für die übrigen Behandlungsmethoden. Umgekehrt verbessert sich das Ergebnis bei den Frauen am Ende der Beobachtungszeit gegenüber dem unmittelbaren Behandlungserfolg bei den psycho-

Diagnose und Zustand am Ende der Beobachtungszeit

hypochondr. Syndrom				neurasthen. Syndrom				Zwangssyndrom				total Probanden	ganzes Krankengut (Anteil der Männer in Klammern)				Besserungsquotient ++, +, : 0, —	
++	+	0	—	++	+	0	—	++	+	0	—		++	+	0	—		
0	0	0	0	0	1	1	1	0	0	0	0	(5) 13	(1) 3	(2) 7	(0) 1	(2) 2	10 : 3	29 : 9
0	0	0	0	1	1	0	0	0	0	0	1	(3) 16	(1) 7	(0) 4	(1) 3	(1) 2	11 : 5	
0	1	0	0	1	0	0	0	0	0	0	0	(1) 9	(0) 5	(1) 3	(0) 0	(0) 1	8 : 1	
0	2	0	2	1	5	4	1	0	0	0	1	(12) 41	(3) 11	(4) 12	(2) 11	(3) 7	23 : 18	32 : 22
0	0	0	0	1	2	0	2	0	0	0	0	(4) 11	(0) 2	(2) 6	(0) 1	(2) 2	8 : 3	
0	0	0	0	0	0	0	0	0	0	0	0	(2) 2	(0) 0	(1) 1	(0) 0	(1) 1	1 : 1	
0	0	0	0	0	1	0	0	0	0	0	0	(3) 8	(0) 2	(1) 2	(0) 2	(2) 2	4 : 4	
0	3	0	2	4	10	5	4	0	0	0	2	(30) 100	(5) 30	(11) 35	(3) 18	(11) 17	(16) : (14) 65 : 35	
5				23				2										
3 : 2				14 : 9				0 : 2										

Tabelle 9. *Gründe für Abbruch der stationären Behandlung in*

Gründe für Abbruch der stationären Behandlung	depressives Syndrom				Angstsyndrom				krankhafte Entwicklung mit körperlichem Ausdruck				hysterisches Syndrom			
	++	+	0	—	++	+	0	—	++	+	0	—	++	+	0	—
P+: Patient zufrieden mit Resultat	4	3	1	1	2	2	0	1	1	0	0	2	2	1	0	0
P—: fehlender Behandlungswunsch, Patient enttäuscht, mit Resultat unzufrieden	1	0	0	1	0	0	0	0	1	0	1	1	1	0	1	1
P=: vom Patienten mehr oder weniger unabhängige äußere Gründe, z. B. Finanzierung, Angehörige, körperliche Erkrankung	0	1	0	0	0	1	0	0	0	0	0	0	1	1	1	0
A+: durch Arzt, weil scheinbar bestmögliches Resultat erreicht	6	2	0	0	0	0	0	0	0	2	4	0	4	0	0	0
A—: durch Arzt, weil Patient ungeeignet, Widerstände zu groß, undiszipliniertes Verhalten auf Station	2	2	3	0	0	4	0	1	0	2	2	1	1	1	0	0
total der Probanden	13	8	4	2	2	7	0	2	2	4	7	4	9	3	2	1

therapeutisch Behandelten (Gruppen 1—3), bei denen der Besserungsquotient von 22 : 7 auf 24 : 5 ansteigt, während er bei den übrigen Behandlungsmethoden (Gruppen 4—6) von 24 : 12 auf 22 : 14 leicht abnimmt, aber etwas weniger als bei den Männern derselben Behandlungsgruppen, wo er von 13 : 5 am Ende der Hospitalisierung im Laufe der Beobachtungszeit auf 10 : 8 sinkt. Die Unterschiede sind statistisch nicht gesichert. Auf diese schlechtere Prognose der Männer wurde bereits in der Arbeit von M. ROTACH-FUCHS aufmerksam gemacht. Dort hat sich auch gezeigt, daß die Männer in unserem Untersuchungsgut im Durchschnitt schwerer krank sind als die Frauen. Dies hängt weniger mit der etwas verschiedenen Verteilung auf die diagnostischen Syndrome und die Behandlungsmethoden zusammen als mit der Tatsache, daß ein neurosekranker Mann tiefgreifender beeinträchtigt sein muß, bis er sich seines Leidens wegen hospitalisieren läßt. Im ambulanten Krankengut unserer Poliklinik haben die Männer nämlich dieselbe Prognose wie die Frauen, wie die Untersuchung von ERNST (1959) erwiesen hat.

Bemerkenswert ist die Beobachtung, daß die beim Austritt erreichte Besserung in der Gruppe der vorwiegend psychotherapeutisch behandelten Probanden zahlenmäßig stabiler geblieben ist als jene in den übrigen Behandlungsgruppen. Am Ende der Beobachtungszeit beträgt der Besserungsquotient ++ und + : 0 und — bei den Behandlungsgruppen 1—3 immer noch 29 : 9 wie am Ende der Hospitalisierung. Bei den übrigen Behandlungsgruppen 4—6, bei welchen also nicht die Psychotherapie son-

Beziehung zu Diagnose und Zustand am Ende der Beobachtungszeit

hypochondr. Syndrom				neurasthen. Syndrom				Zwangs-syndrom				total Probanden	ganzes Krankengut				Besserungs-quotient
++	+	0	—	++	+	0	—	++	+	0	—		++	+	0	—	
0	0	0	1	2	4	3	0	0	0	0	0	30	11	10	4	5	21 : 9
0	1	0	0	1	1	0	0	0	0	0	1	12	4	2	2	4	6 : 6
0	0	0	0	0	0	0	0	0	0	0	0	5	1	3	1	0	4 : 1
0	1	0	1	1	5	1	4	0	0	0	0	31	11	10	5	5	21 : 10
0	1	0	0	0	0	1	0	0	0	0	1	22	3	10	6	3	13 : 9
0	3	0	2	4	10	5	4	0	0	0	2	100	30	35	18	17	65 : 35

dern die Medikamente maßgebend waren, stellt sich der Besserungsquotient auf 32 : 22 gegenüber 37 : 17 am Ende der Hospitalisierung. Freilich haben sich auch unter den psychotherapeutisch behandelten Probanden im Laufe der Beobachtungszeit einige gegenüber dem Zustand vor der Hospitalisierung verschlechtert und auch unter den Probanden der Behandlungsgruppen 4—6 gibt es solche, deren Besserung Fortschritte gemacht hat. Der Tendenz nach war die Prognose der psychotherapeutisch Behandelten in der Beobachtungszeit etwas besser, aber ohne daß sich die Unterschiede statistisch hätten sichern lassen.

Wir haben auf S. 149 die Gründe erwähnt, welche seinerzeit zum Abbruch der stationären Behandlung geführt haben. Vergleichen wir nun diese Gründe mit dem Zustand am Ende der Beobachtungszeit, dann zeigt sich, daß jene Probanden, die ihre Therapie unabhängig von der Methode erfolgreich abgeschlossen haben (Gruppen P+ und A+ in Tabelle 9) gesamthaft einen etwas günstigeren Besserungsquotienten am Ende der Beobachtungszeit haben (42 : 19) als jene Probanden, welche die Behandlung aus Unzufriedenheit, wegen mangelnder Eignung oder undiszipliniertem Verhalten beendeten oder entlassen werden mußten (Gruppen P— und A—). Der Besserungsquotient betrug bei ihnen nur 19 : 15. Der Unterschied ist nicht signifikant.

Wir haben ferner den Zustand am Ende der Beobachtungszeit in Beziehung gesetzt zur ursprünglichen Diagnose. Die bereits von M. Rotach-Fuchs beschriebenen

Verlaufstendenzen der verschiedenen diagnostischen Syndrome kommen auch zur Darstellung, wenn der Besserungsquotient am Ende der Hospitalisierung mit jenem am Ende der Beobachtungszeit für die diagnostischen Syndrome aufgegliedert verglichen wird. Eine Gegenüberstellung von Tabelle 1 und 8 erlaubt diesen Vergleich. Es bestätigt sich die allgemeine psychiatrische Erfahrung, daß die Prognose des depressiven Syndroms im ganzen gesehen günstig ist, steigt doch der Besserungsquotient von 16 : 11 auf 21 : 6 im Verlauf der zehnjährigen Beobachtungszeit. Umgekehrt ist die Prognose der krankhaften Entwicklungen mit körperlichem Ausdruck ungünstig, indem der Besserungsquotient von 10 : 7 am Ende der Hospitalisierung auf 6 : 11 am Ende der Beobachtungszeit fällt. Ebenfalls ungünstig ist der Verlauf des neurasthenischen Syndroms, während der Besserungsquotient beim Angstsyndrom relativ stabil bleibt.

Wir haben ebenfalls geprüft, ob die Behandlungsmethode auf die Prognose des einzelnen diagnostischen Syndroms einen erkennbaren Einfluß hat. Leider sind unsere Probandenzahlen zu klein, um eindeutige Schlüsse zu erlauben. Immerhin fällt auf, daß bei den krankhaften Entwicklungen mit körperlichem Ausdruck die Besserung bei den vorwiegend psychotherapeutisch behandelten Probanden (Gruppen 1 bis 3) im Laufe der Beobachtungszeit stabil geblieben ist, während er bei den übrigen Behandlungsmethoden deutlich abgesunken ist. Beim neurasthenischen Syndrom hingegen hat sich der Besserungsquotient auch bei den vorwiegend psychotherapeutisch Behandelten verschlechtert und zwar etwa im selben Ausmaß wie bei den übrigen Behandlungsmethoden. Ein generell günstiger Einfluß bestimmter Behandlungsverfahren unabhängig von der diagnostischen Klassierung der Neurose läßt sich deshalb nicht erkennen. Oder umgekehrt, der weitere Verlauf nach Abschluß der Behandlung wird nicht deutlich durch die Wahl des Behandlungsverfahrens bestimmt, wohl aber durch die Persönlichkeit des Probanden und die Qualität der Arzt-Patientenbeziehung, wobei die Wahl der Behandlungsmethode eine Funktion der beiden anderen Faktorengruppen ist.

Es wurde bereits darauf hingewiesen, daß eine höhere Schul- und Berufsbildung sowie eine höhere soziale Herkunft mit einem etwas günstigeren Verlauf korreliert sind. Freilich zeigt sich auch darin nur eine Tendenz, und die Unterschiede sind statistisch nicht gesichert. Für die unterste soziale Schicht beträgt der Besserungsquotient 14 : 9, für die beiden obersten sozialen Schichten hingegen 8 : 1. Fassen wir die Schul- und Berufsbildungsschichten 1—3, welche zusammen rund die Hälfte aller Probanden ausmachen, zusammen und stellen sie den oberen Schichten 4—6 gegenüber, so beträgt der Besserungsquotient für die unteren drei Schichten 32 : 20 und für die oberen 33 : 15. Diese Unterschiede liegen auf der Linie unserer bisherigen Erkenntnis, daß es Faktoren der allgemeinen Persönlichkeitsgestaltung sind, welche sowohl die Wahl des Behandlungsverfahrens als auch den Verlauf des neurotischen Syndroms beeinflussen.

Die Bedeutung der psychiatrischen und psychotherapeutischen Nachbehandlung im Laufe der Beobachtungszeit

Nach der Hospitalisierung begaben sich noch 57 unserer total 100 Probanden insgesamt in psychotherapeutische oder psychiatrische Behandlung bzw. psychologische

Beratung (Tabelle 10). Der Besserungsquotient dieser nachbehandelten Probanden beträgt 39 : 18 und ist etwas größer als bei jenen, die nicht in eine psychotherapeutische, psychiatrische oder psychologische Nachbehandlung gingen. Bei diesen 43 Probanden erreicht er 26 : 17. Dieser Unterschied ist aber nicht signifikant. Von den vorwiegend psychotherapeutisch behandelten Probanden der Behandlungsgruppen 1—3 begaben sich 25 von 38 in Nachbehandlung, von den Probanden der Behandlungsgruppen 4—6 nur 28 von 54. Aber auch dieser Unterschied ist statistisch nicht signifikant.

Wir haben nun verglichen, wieviele Probanden schon vor der Hospitalisierung auf unserer stationären Behandlungsabteilung in psychotherapeutischer, psychiatrischer oder psychologischer Behandlung standen ohne zwischen ambulanten oder stationären Therapien zu unterscheiden. Als Vergleichszeit wählten wir die 10 Jahre, die der Hospitalisierung auf unserer Station unmittelbar vorausgingen. Wir fanden 42 Probanden (Tabelle 10), die schon vor dem Aufenthalt in unserer Station psychiatrische und psychotherapeutische Hilfe gesucht hatten. Die stationäre Behandlung hat also einen Teil der Probanden so weit beeinflußt, daß sie nach der Entlassung früher oder später weiterhin psychiatrische oder psychotherapeutische Hilfe akzeptierten. Wir haben dabei bewußt jede Form der psychiatrischen Behandlung mitgezählt, also auch die Hospitalisierungen in geschlossenen psychiatrischen Spitälern, die anfänglich gegen den Willen des Probanden erfolgten. Für die Prognose schien uns nämlich einfach der Umstand wesentlich, ob ein Neurosekranker sozusagen auf das psychiatrische Geleise gerät oder nicht. Ein besonderes Augenmerk haben wir deshalb auf jene Probanden gerichtet, die nach der stationären Behandlung auf unserer Abteilung im Laufe der Beobachtungszeit noch weiterhin in psychiatrische, psychotherapeutische oder psychologische Behandlung gingen, dies in den 10 vergleichbaren Jahren vor der Hospitalisierung aber nicht getan hatten. Bei dieser Gruppe handelt es sich um 32 Probanden (Tabelle 10), 8 Männer und 24 Frauen, von denen während der Hospitalisierung in unserer Station 14 vorwiegend psychotherapeutisch (Behandlungsgruppen 1—3) und 16 anderweitig (Gruppen 4—6) behandelt worden waren.

Tabelle 10

	Anzahl Probanden	Psychiatr. u. psychotherapeut. Behandlung		
		vor Hosp.	insgesamt nach Hosp.	erstmals nach Hosp.
Depressives Syndrom	27	14	19	9
Angstsyndrom	11	7	8	4
Krankhafte Entwicklung mit körperl. Ausdruck	17	6	5	2
Hysterisches Syndrom	15	3	8	7
Hypochondr. Syndrom	5	1	2	2
Neurasthen. Syndrom	23	9	13	8
Zwangssyndrom	2	2	2	0
ganzes Krankengut	100	42	57	32

Zwei Probanden waren weniger als eine Woche hospitalisiert gewesen und gehörten deshalb der Behandlungsgruppe 7 an. Diese 32 Probanden, die durch den Aufenthalt so weit beeinflußt wurden, daß sie im Gegensatz zur Zeit vor der Hospitalisierung auch weiterhin psychiatrische und psychotherapeutische Hilfe suchten, haben eine wesentlich günstigere Prognose als die 68 übrigen Probanden. Ihr Besserungsquotient beträgt 26 : 6 gegenüber 39 : 29 bei jenen, die entweder nicht oder dann auch früher schon in psychiatrischer und psychotherapeutischer Behandlung waren. Dieser Unterschied ist schwach signifikant (χ^2 5,462; $P < 0{,}05$). Dabei sind in dieser Gruppe der 32 Probanden, die erst nach der Hospitalisierung noch psychiatrisch behandelt wurden, auch 3 Probanden eingeschlossen, die im Laufe der Beobachtungszeit schizophren wurden, wodurch der Anteil der Ungebesserten belastet wird. Würde man diese schizophren gewordenen Probanden weglassen, weil sie nicht mehr den Verlauf rein neurotischer Syndrome zeigen, so wäre der Unterschied noch viel deutlicher. Wir sind also wohl berechtigt zu sagen, daß für eine Gruppe von Kranken während der Hospitalisierung eine Art Weichenstellung erfolgt. Es wird ihnen dazu verholfen, eine bessere Einsicht in die Natur ihres Leidens zu gewinnen, wodurch sie in den Stand versetzt werden, in Zukunft adäquatere Hilfe zu suchen oder doch zu akzeptieren. Dieser Umstand wirkt sich auf die Prognose ihres Leidens günstig aus. Es ist nicht etwa so, daß einfach jene Neurosen, die von vornherein ihrer Symptomatik wegen zum Psychiater gehen, wie etwa die Zwangskranken oder viele Depressive einen günstigeren Verlauf hätten als das Gros aller neurotischen Syndrome. Das zeigt sich in unserem Krankengut daran, daß die 42 Probanden, die schon vor der Hospitalisierung auf unserer stationären Behandlungsabteilung beim Psychiater oder Psychotherapeuten waren, keine günstigere Prognose haben als die übrigen, die nur von andern Ärzten behandelt wurden. Ihr Besserungsquotient beträgt 25 : 17 gegenüber 40 : 18 bei der Gruppe von 58 Probanden, die vor der Hospitalisierung nicht in psychiatrischen bzw. psychotherapeutischen Händen waren. Der Unterschied ist nicht signifikant (χ^2 0,952; $P > 0{,}3$).

Werden die 32 Probanden, die im Laufe der Beobachtungszeit erstmals in psychiatrische oder psychotherapeutische Behandlung sich begaben, auf die diagnostischen Syndrome aufgegliedert, so zeigen sich eindrückliche Differenzen.

Von den angstkranken Probanden waren schon beinahe zwei Drittel vor der Hospitalisierung beim Psychiater oder Psychotherapeuten, ein weiteres Drittel entschloß sich im Laufe der Beobachtungszeit neu dazu, so daß alle Probanden mit Angstsyndrom auch abgesehen von der Hospitalisierung auf unserer Station psychiatrische oder psychotherapeutische Hilfe suchten. Dieser Befund entspricht der günstigen Langstreckenprognose des Angstsyndroms, wobei die Kranken lernen, mit der Angst zu leben. Umgekehrt war von den krankhaften reaktiven Entwicklungen mit vorwiegend körperlichem Ausdruck nur knapp ein Drittel schon vor dem Aufenthalt auf unserer Station in psychiatrischer oder psychotherapeutischer Behandlung und nach der Entlassung entschlossen sich nur noch 2 im Laufe der Beobachtungszeit erstmals dazu. Diese Neuroseformen haben in unserem Krankengut auch eine ungünstige Prognose auf lange Sicht. Die übrigen Syndrome halten sich in der Mitte zwischen diesen beiden Extremen. Eine Sonderstellung nehmen die beiden Zwangskranken ein, die sowohl vor wie nach der Hospitalisierung in psychiatrischer Behandlung waren, aber einen durchaus ungünstigen Verlauf nehmen.

Das nachträgliche Urteil der Probanden bei der Katamnese über die seinerzeitige stationäre Behandlung und deren Bedeutung für den weiteren Verlauf

In diesem Kapitel befassen wir uns mit der Frage, welche Vorstellungen unsere Probanden am Ende der Beobachtungszeit über die seinerzeitige Therapie während der Hospitalisierung haben. Die Angaben der Probanden bei der katamnestischen Untersuchung wurden mit dem in der Krankengeschichte niedergelegten Befund verglichen. Für diese Untersuchung konnten nur die 93 Probanden berücksichtigt werden, die bei der Katamnese persönlich untersucht werden konnten, ferner ein weiterer Proband, der ausführliche schriftliche Angaben machte. Die 4 Verstorbenen und die 2 nicht persönlich befragten Probanden fallen weg. Die heutige Vorstellung dieser im ganzen 94 Probanden über die Art der Therapie während der Hospitalisierung wurde nach den Kriterien „adäquat", „positiv verfälscht" und „negativ verfälscht" aufgegliedert. Eine adäquate Vorstellung wurde angenommen, wenn sich die Erinnerung des Probanden einigermaßen mit den Angaben der Krankengeschichte deckte. Eine Verfälschung im positiven Sinn sahen wir in einer auffälligen Überwertung der damaligen Psychotherapie, die nachträglich als eine Art Lebensrettung aufgefaßt wird. Eine Verfälschung in negativem Sinn liegt dann vor, wenn überhaupt keine Erinnerung an die Behandlung mehr vorhanden ist oder wenn nur die Verabreichung von Medikamenten als Behandlung erlebt wurde. Von den berücksichtigten 94 Probanden haben heute 44 eine adäquate Vorstellung von der seinerzeitigen Therapie, 4 eine positiv verfälschte und 46 eine negativ verfälschte.

Setzen wir nun die *heutigen Vorstellungen der Probanden über die seinerzeitige Therapie* mit den zur Anwendung gelangten Behandlungsmethoden in Beziehung, so zeigt sich, daß bei den nach psychoanalytischen Gesichtspunkten behandelten Probanden die große Mehrzahl eine adäquate oder gelegentlich positiv verfälschte Vorstellung von der seinerzeitigen Therapie hat. Schon bei den mit beratender und stützender Psychotherapie behandelten Probanden der Gruppe 3 haben mehr Kranke eine negativ verfälschte Vorstellung als eine adäquate und bei Behandlungsgruppe 4, wo neben Medikamenten eine beratende und stützende Psychotherapie durchgeführt wurde, haben doppelt so viele eine negativ verfälschte Vorstellung als eine adäquate, d. h. sie erinnern sich nachträglich nur an die medikamentöse Behandlung und haben den psychotherapeutischen Einsatz des Arztes vergessen. In der Mehrzahl sind die negativen Verfälschungen in der heutigen Vorstellung über die seinerzeitige Therapie bei den Kranken mit Symptomen vorwiegend im körperlichen Bereich, d. h. bei den Organneurosen und psychosomatischen Leiden und dem neurasthenischen Syndrom. Beim depressiven und beim Angstsyndrom hingegen hat die Mehrzahl der Probanden heute eine adäquate Vorstellung von der seinerzeitigen Therapie. Jedoch hat diese heutige Vorstellung keine Beziehung zum Zustand am Ende der Beobachtungszeit. Auch unter den heute Geheilten hat etwas mehr als die Hälfte (16 von 30) eine negativ verfälschte Erinnerung an die seinerzeitige Behandlung, bei den heute Verschlechterten sind es aber gar zwei Drittel der Probanden (8 von 12). Eine adäquate Vorstellung über die durchgeführte Therapie ist also kein Faktor, der für den günstigen Verlauf der Neurose wesentlich wäre.

Wir haben bei der Katamnese aber nicht nur die heutige Vorstellung der Probanden über die seinerzeitige Therapie erfragt, sondern auch die *heutigen Ansichten der Probanden über den seinerzeitigen Behandlungserfolg.* Zwei Drittel der befragten Probanden (60 von 94) haben heute eine adäquate Vorstellung über den seinerzeitigen unmittelbaren Behandlungserfolg. Besonders zahlreich sind richtige Ansichten unter den psychoanalytisch Behandelten (Gruppen 1 und 2), nämlich bei 20 von 28 Probanden, während eine ungünstigere Einschätzung des seinerzeitigen Behandlungserfolges als der Wirklichkeit entsprach, in der Behandlungsgruppe 4 relativ am häufigsten war, nämlich bei 16 von 39. Auch in Gruppe 3 haben 4 von 9 Probanden eine negativ verfälschte Vorstellung des seinerzeitigen Behandlungserfolges, während in Gruppe 5, die nur medikamentös behandelt wurde, 8 von 9 Probanden eine adäquate Vorstellung haben. Es ergibt sich also die eigenartige Tatsache, daß jene Probanden, denen seinerzeit durch eine beratende und stützende Psychotherapie, sei es in Kombination mit Psychopharmaka oder allein, zu helfen versucht wurde, nachträglich zu einer negativen Verfälschung der Art der Therapie wie des Behandlungserfolges neigen. Besonders zahlreich ist die negative Einschätzung des seinerzeitigen Behandlungserfolges bei den Organneurosen und psychosomatischen Leiden, während bei allen andern Syndromen die adäquate Einschätzung überwiegt, am stärksten beim neurasthenischen Syndrom.

Schließlich haben wir noch das *heutige Urteil der Probanden auf die Frage, ob sie seinerzeit während der Hospitalisierung in irgendeiner Form eine Hilfe erfahren haben,* zu den Entlassungsgründen in Beziehung gesetzt. Nur 48 der befragten 94 Probanden sind heute der Ansicht, die Hospitalisierung habe ihnen in der einen oder andern Form genützt, sei es durch die Tatsache der Milieuänderung, durch die medikamentöse Behandlung oder die Psychotherapie. Die große Mehrzahl dieser Probanden gehört zu den Entlassungsgruppen P+ und A+ (siehe Tabelle 9). Kein Proband, der schon beim Austritt aus der stationären Behandlungsabteilung unserer Poliklinik enttäuscht und unbefriedigt war, hat nachträglich seine Meinung über den Wert der Behandlung geändert. Hingegen haben 4 Probanden, die aus disziplinarischen Gründen, oder weil sie sich nach Ansicht der Ärzte nicht eigneten, entlassen werden mußten (Entlassungsgruppe A—), trotzdem die Überzeugung, der Aufenthalt habe ihnen etwas geholfen.

Die übrigen 46 Probanden fanden bei der katamnestischen Befragung unabhängig von ihrem jetzigen Zustand, der Aufenthalt in der stationären Behandlungsabteilung habe ihnen nur vielleicht gerade im Moment etwas genützt, schon bei der Entlassung aber nicht mehr, oder der Aufenthalt sei sinnlos gewesen, ja er habe ihnen gar geschadet für das weitere Leben. Zu diesen Probanden gehören natürlich überwiegend jene, die schon beim Austritt enttäuscht waren oder vom Arzt entlassen werden mußten (Entlassungsgruppe P— und A—, siehe Tabelle 9), aber auch eine Anzahl Probanden, die bei der Entlassung noch ganz positiv eingestellt war und die Station verließ, weil sie mit dem Behandlungsresultat zufrieden war. Die Tendenz zur negativen Verfälschung und Bagatellisierung der seinerzeit erhaltenen Hilfe ist unter unsern Probanden recht deutlich. Freilich ist sie keine Besonderheit der Neurosekranken, sondern eher eine allgemein menschliche Erscheinung.

Schlußfolgerungen

Nachdem in den vorhergehenden Kapiteln unsere Untersuchungsergebnisse mitgeteilt worden sind, sollen jetzt an Hand dieser Resultate die in der Einleitung formulierten Fragen beantwortet werden.

1. Welchen Einfluß hat eine stationäre psychiatrisch-psychotherapeutische Behandlung auf den Verlauf neurotischer Syndrome?

Eine Hospitalisierung führt ganz selbstverständlich zu einem Milieuwechsel für den Kranken und bedeutet deshalb momentan eine einschneidende Veränderung in seinem Leben. Dieser Milieuwechsel besonderer Art bewirkt unabhängig von seiner Dauer bei der Mehrzahl der Kranken eine Symptombesserung. Der Anteil der durch die Hospitalisierung wesentlich gebesserten Kranken beträgt in unserem Untersuchungsgut 70%. Diese Zahl entspricht in der Größenordnung dem Ergebnis vieler anderer Untersuchungen über Behandlungserfolge bei Neurosekranken [Literatur bei CREMERIUS, ERNST (1968)], gleichgültig, ob es sich um stationäre oder ambulante Therapien gehandelt hat.

Im Verlauf einer zehnjährigen Beobachtungszeit bleibt der unmittelbare Behandlungserfolg nach dem Klinikaufenthalt für das ganze Untersuchungsgut bemerkenswert konstant. Der Anteil der Geheilten und Gebesserten beträgt zu diesem Zeitpunkt im Vergleich zur Zeit vor der Hospitalisierung immer noch 65%. Unsere Ergebnisse korrespondieren also gut mit andern Untersuchungsserien, beispielsweise jenen von RENNIE oder MILES u. Mitarb., die einen Anteil von 68,8% bzw. 58% Geheilten und Gebesserten nach rund zwanzigjähriger Beobachtungszeit feststellten (zit. nach CREMERIUS). Demgegenüber fand ERNST (1959) am ambulanten Krankengut unserer Poliklinik nach im Mittel 24jähriger Beobachtungszeit einen Anteil von 77% Geheilten und Gebesserten, ohne daß bei der Mehrzahl eine systematische Behandlung stattgefunden hätte. Unser stationär behandeltes Krankengut ist aber sicher schwerer krank als die ambulanten Neurosenfälle unserer Poliklinik, was die Verlaufsuntersuchungen von M. ROTACH-FUCHS gezeigt haben.

Betrachten wir den Zustand am Ende der Beobachtungszeit für die verschiedenen diagnostischen Syndrome gesondert, so läßt unser stationär behandeltes Untersuchungsgut keinen signifikant anderen Verlauf erkennen als andere nicht oder ambulant behandelte Untersuchungsserien. Die von ERNST (1959) am ambulanten, unbehandelten Krankengut formulierten Regeln für den Verlauf neurotischer Erkrankungen gelten auch in unserem Krankengut. Die stationäre Behandlung an sich vermag also die allgemeine Verlaufstendenz neurotischer Erkrankungen nicht entscheidend zu beeinflussen. Sie ist insofern der ambulanten Behandlung nicht generell überlegen und ihr Wert zeigt sich nicht im unmittelbaren Behandlungserfolg. Ihre Bedeutung liegt langfristig gesehen auf einer anderen Ebene, worauf wir gleich zu sprechen kommen werden.

2. Welche Faktoren der Behandlung (Methode, Dauer, Intensität u. a.) sind prognostisch günstig?

Die Aufgliederung unseres Untersuchungsgutes nach den verschiedenen angewandten Behandlungsverfahren (analytisch orientierte Psychotherapie, beratende und stützende Psychotherapie, Kombination von Psychopharmaka und Psychotherapie, vorwiegend medikamentöse Behandlung, Hypnose) hat gezeigt, daß das unmittelbare Behandlungsresultat und das Spätergebnis am Ende der Beobachtungszeit von der Wahl der Behandlungsmethode abhängig sind. Wir erinnern an dieser Stelle aber daran, daß die Wahl des Behandlungsverfahrens ihrerseits deutlich von Persönlichkeitsfaktoren der Probanden beeinflußt ist. Die vorwiegend psychotherapeutisch behandelten Probanden (Behandlungsgruppen 1—3) haben sowohl bei Behandlungsabschluß wie bei der katamnestischen Untersuchung einen etwas größeren Prozentsatz an Geheilten und Gebesserten (beide Male 76%) als die vorwiegend medikamentös behandelten Probanden (Behandlungsgruppen 4—6). Bei letzteren beträgt der unmittelbare Behandlungserfolg 68% Geheilte und Gebesserte, wobei dieser Anteil am Ende der Beobachtungszeit auf 59% absinkt. Vor allem erweist sich die Besserung bei den psychotherapeutisch Behandelten als stabiler. Dieser Befund gilt aber nur für das ganze Krankengut und nicht für alle diagnostischen Syndrome. Immerhin ist bemerkenswert, daß bei den krankhaften Entwicklungen mit vorwiegend körperlichem Ausdruck, also bei den Organneurosen und psychosomatischen Leiden, die im allgemeinen eine ungünstige Verlaufsprognose haben, die Besserung und Heilung bei den vorwiegend psychotherapeutisch behandelten Kranken mit 66% stabil geblieben ist, während sie bei den übrigen Behandlungsmethoden von 50% auf 25% absinkt. Die absoluten Zahlen sind aber zu klein, als daß aus diesen Resultaten gesicherte Schlüsse gezogen werden könnten. Dieses Ergebnis deckt sich aber auch mit den Beobachtungen von Cremerius, der mit einer psychoanalytischen Behandlung bei Organneurosen ein signifikant besseres Spätresultat erzielte als mit andern Behandlungsverfahren.

Das Ergebnis der psychotherapeutischen Behandlungen wird in unserem Untersuchungsgut weder von der Gesamtzahl der Sitzungen noch deren Frequenz beeinflußt. Dieser Befund steht im Gegensatz zu den Beobachtungen von De Boor und Künzler, erklärt sich aber aus der ganz anderen Auswahl unserer Probanden, die nicht nach psychoanalytischen Gesichtspunkten ausgelesen wurden.

Unsere Untersuchung hat uns zur statistisch freilich nicht genügend gesicherten Überzeugung geführt, daß eine stationäre psychotherapeutische Behandlung einen prognostisch günstigen Faktor für den weiteren Verlauf der neurotischen Erkrankung darstellt. Wir lassen dabei vorläufig die Frage offen, auf welchem Wege die Psychotherapie diesen günstigen Einfluß ausübt und wenden uns dem Problem zu, welche Faktoren die Wahl des Behandlungsverfahrens beeinflussen. In dieser Hinsicht hat unsere Untersuchung klar gezeigt, daß es allgemeine Faktoren der Persönlichkeitsgestaltung der Probanden sein müssen, welche diese Wahl entscheidend beeinflussen. Es sind häufiger die jüngeren, aus einem gehobeneren sozialen Milieu stammenden, schulisch und beruflich besser gebildeten Probanden, die vorwiegend psychotherapeutisch behandelt werden. Hingegen haben die Chronizität und Schwere des Leidens gemessen an Symptomdauer und Dauer der Arbeitsunfähigkeit keinen Einfluß auf die Wahl der Behandlungsmethode. Auch die Syndromdiagnose spielt eine geringe Rolle. Im ganzen Krankengut wurden 38% vorwiegend psychotherapeutisch behandelt. Ein ungefähr gleicher Anteil psychotherapeutisch Behandelter findet sich beim depressiven und hysterischen Syndrom sowie bei den krankhaften Entwicklungen mit vorwiegend körperlichem Ausdruck. Einzig beim Angstsyndrom war der Anteil der Psychotherapie wesentlich höher und beim neurasthenischen und hypochondrischen Syndrom deutlich niedriger.

Die Wahl der Behandlungsverfahren wird also nicht nach objektiven, allein in der Natur des Leidens liegenden Kriterien oder gar vom Therapeuten allein bestimmt, sondern nach psychologischen Faktoren, die in der Persönlichkeit des Kranken begründet sind. Wer sich über das Wesen psychotherapeutischer Behandlung im klaren ist, wird diese Einsicht selbstverständlich finden. Die Tatsache scheint uns an Hand unseres Untersuchungsgutes aber doch der ausdrücklichen Feststellung wert, da gegenwärtig an manchen Orten versucht wird, verschiedene psychiatrische Behandlungsverfahren gegeneinander auszuspielen, lerntheoretische gegen psychoanalytische, psychotherapeutische gegen medikamentöse u. a.

3. Welche weiteren ärztlichen Maßnahmen haben in der Beobachtungszeit Einfluß auf die Prognose?

Die Mehrzahl unserer Probanden (57 von 100) begab sich nach der Beendigung der stationären Behandlung im Laufe der Beobachtungszeit noch weiterhin in psychiatrische oder psychotherapeutische Behandlung. Diese Behandlung erfolgte nicht immer als Fortsetzung der stationären Therapie, sondern wurde nicht selten nach einem kürzeren oder längeren Intervall bei andern Therapeuten aufgenommen. Nach der stationären Behandlung suchen deutlich mehr Probanden psychiatrische oder psychotherapeutische Hilfe als in einer vergleichbaren Zeitspanne vor der Hospitalisierung. In dieser Tatsache sehen wir eine wichtige Funktion der Hospitalisierung, weil die psychiatrische oder psychotherapeutische Nachbehandlung einen prognostisch günstigen Faktor bildet. Dabei kommt es unseres Erachtens nicht auf die spezielle Methode dieser Nachbehandlung an, sondern auf die innere Wandlung beim Neurosekranken, die sich darin manifestiert, daß er sein Leiden jetzt als ein im wesentlichen seelisches Problem anerkennt, was er mit dem Gang zum Psychiater und Psychotherapeuten offen demonstriert. Die wichtigste Hilfe, die dem Kranken während der Hospitalisierung gegeben werden kann, besteht also darin, ihn zu einer veränderten, das heißt adäquateren Auffassung von der Natur seines Leidens zu veranlassen. Selbstverständlich kann bei weniger schwer Kranken auch eine ambulante Psychotherapie die gleiche Wirkung erzielen. Die Hospitalisierung ist dafür keine Bedingung. Für diese Hilfe ist aber die Art der Arzt-Patienten-Beziehung entscheidend. Wo es nicht gelingt, eine vertrauensvolle Beziehung zu schaffen, die es dem Kranken ermöglicht, Abwehrhaltungen aufzugeben und innere Umstellungen vorzunehmen, sondern wo er sich nur mißverstanden fühlt, wird er seinerseits die Therapie und den Zweck der Hospitalisierung nachträglich verzerrt erleben und weniger bereit sein, weiterhin psychiatrische Hilfe zu suchen. Ob er zu dieser inneren Wandlung aber fähig ist, hängt in hohem Maße von der Struktur seiner Persönlichkeit ab. Wer für eine nach psychoanalytischen Gesichtspunkten geführte Psychotherapie fähig ist, besitzt auch in der Regel die Fähigkeit zu dieser begrenzten inneren Wandlung, begibt sich deshalb auch nach der Hospitalisierung weiterhin sehr oft noch in eine psychotherapeutische Nachbehandlung und hat eine günstige Prognose. Freilich gibt es nicht seltene Ausnahmen von dieser Regel und für den Einzelfall läßt sich keine sichere Vorhersage treffen. Probanden, die schon während der Hospitalisierung nur für eine beratende und stützende Psychotherapie, sei es allein oder in Kombination mit Psychopharmaka, geeignet gehalten werden, bringen auch diese innere Umstellung bezüglich der Natur ihres Leidens weniger oft zustande, begeben sich deshalb seltener in eine psychiatrische und psychotherapeutische Nachbehandlung und haben eine etwas weniger günstige Prognose. Die bloße Beratung in aktuellen Lebenskonflikten und die Stützung in chronischen Belastungen bringt zwar eine momentane Erleichterung und einen unmittelbaren Behandlungserfolg, der sich durchaus sehen lassen darf, aber sie genügen seltener für die notwendige innere Umstellung, welche die Prognose entscheidend verbessern würde.

Der besonders ungünstige Verlauf von krankhaften psychoreaktiven Entwicklungen mit vorwiegend körperlichem Ausdruck (Organneurosen und psychosomatische Leiden) zeigt sich auch daran, daß diese Probanden die für den günstigen Verlauf notwendige innere Wandlung in bezug auf das eigene Verständnis ihres Leidens besonders selten aufbringen. Diese Kranken gehen nachträglich selten in psychiatrische oder psychotherapeutische Behandlung, weil sie an der angeblich körperlichen Natur ihres Leidens festhalten. Bei jenen aber, welche zu dieser inneren Umstellung fähig sind, ist die Prognose etwas besser als bei den übrigen.

4. Welche Bedeutung hat die stationäre Behandlung im nachträglichen Urteil der Kranken?

Nicht gerade überraschend aber doch eindrücklich ist die Erfahrung, wie häufig nach einem längeren Intervall die negative Verfälschung der Erinnerung in bezug auf erhaltene Hilfe bei unseren Probanden ist. Allerdings sehen wir darin keine Besonderheit unseres Krankengutes, sondern eine allgemeine Erscheinung. Offenbar bedeutet es sehr häufig eine Beeinträchtigung des Selbstgefühls, zugeben zu müssen, daß man psychiatrische und psychotherapeutische Hilfe nötig hatte. Nur wo eine starke positive Übertragung zustande kam, wie bei den psychoanalytischen Behandlungsverfahren, wird diese Kränkung hingenommen und durch den Gewinn der Behandlung kompensiert. Von den übrigen Kranken wird oft geradezu betont, sie hätten sich schließlich selbst geholfen und die ärztlichen Bemühungen seien nur ganz vorübergehend wirksam, wenn nicht gar hinderlich gewesen.

Man wird sich auf Grund dieser Erfahrung also hüten müssen, den Wert einer psychotherapeutischen Behandlung allein nach den katamnestischen Angaben der Kranken beurteilen zu wollen. Nur die Beobachtung des längeren Verlaufs und die Berücksichtigung aller irgendwie möglichen Auskunftsquellen wird vor Fehlschlüssen bewahren. Auf Grund unserer Erfahrungen ist es möglich, daß durch eine psychotherapeutische Behandlung bei einem Neurosekranken eine für den späteren Verlauf seines Leidens entscheidende Weichenstellung erfolgt, ohne daß der Kranke das zuzugeben braucht oder gar die erhaltene Hilfe ausdrücklich als solche anerkennt.

5. Welche Einsichten ergeben sich auf Grund der Katamnese für die Indikation zur stationären Behandlung?

Leider ergibt gerade in dieser praktisch wichtigen Frage unsere Katamnese kaum etwas Neues. Immerhin sind aber einige Hinweise möglich: Die Chronizität einer Neurose an sich sollte kein Hinderungsgrund für einen Versuch intensiver Behandlung sein. Chronischer Verlauf in Verbindung mit bestimmten Diagnosen, beispielsweise krankhaften Entwicklungen mit vorwiegend körperlichem Ausdruck oder Zwangssyndromen, und in Kombination mit ungünstigen Persönlichkeitsfaktoren rechtfertigen den Aufwand einer stationären Behandlung nur aus den Erfordernissen der unmittelbaren Situation, d. h. bei einer akuten Notlage, nicht aber im Hinblick auf die Möglichkeit einer langfristigen Beeinflussung. Ohne den Zwang eines akuten Zustandes, der nur stationär behandelt werden kann, sollten nur Kranke für diese Form der Hospitalisierung und intensiven Therapie in Aussicht genommen werden, die bei der Voruntersuchung Grund zur Annahme geben, sie seien in ihren inneren Haltungen ihrem Leiden gegenüber nicht ganz fixiert. Diese Annahme ist umso begründeter, je mehr günstige Persönlichkeitsfaktoren im Sinne unserer Untersuchung sich mit dem positiven Ergebnis der Voruntersuchung kombinieren. Man wird freilich oft zugestehen, einen Kranken probatorisch aufzunehmen, wenn er selbst es eindeutig wünscht. Man sollte sich aber mit gutem Gewissen nach einiger Zeit auch zur Entlassung entschließen, wenn keine Anzeichen einer Wandlung in der Einstellung des Kranken zu seinem Leiden zu erkennen sind. Unsere Untersuchung hat klar gezeigt, daß die Aufenthaltsdauer in unserm Krankengut und bei unseren therapeutischen Methoden keine Beziehung zum Behandlungsresultat hat. Besonders wenn nur wenige Betten zur Verfügung stehen, wird diese Einsicht zu beherzigen sein.

Zusammenfassung

An 100 Neurosekranken, welche in den Jahren 1954 bis 1956 in der stationären Behandlungsabteilung der psychiatrischen Universitätspoliklinik Zürich hospitalisiert waren, wurde der Einfluß einer stationären psychotherapeutischen und medikamentösen Behandlung auf den Verlauf der Neurose an Hand einer zehnjährigen Katamnese untersucht. Über die Zusammensetzung des Krankengutes, die Untersuchungsmethode und die allgemeine Verlaufstendenz der verschiedenen neurotischen Syndrome wurde in der vorhergehenden Arbeit von M. ROTACH-FUCHS bereits ausführlich berichtet.

Etwas mehr als ein Drittel der Kranken wurde vorwiegend psychotherapeutisch behandelt, sei es nach psychoanalytischen Gesichtspunkten, sei es in beratendem und stützendem Sinne. Bei den übrigen knapp zwei Dritteln spielten Psychopharmaka eine sehr wichtige Rolle, bei einigen wenigen Probanden kam Hypnose zur Anwendung.

Bei der Entlassung waren 70 von 100 Probanden wesentlich gebessert und arbeitsfähig, die übrigen nur symptomgebessert oder unverändert. Dieser unmittelbare Behandlungserfolg ist für die vorwiegend psychotherapeutisch behandelten etwas größer als für die übrigen Probanden.

Am Ende der Beobachtungszeit, rund 10 Jahre später, sind immer noch 65 von 100 Probanden geheilt oder wesentlich gebessert. 30 Probanden können jetzt als geheilt bezeichnet werden, gegenüber nur einem am Ende der Hospitalisierung. Umgekehrt hat sich bei 17 Probanden der Zustand am Ende der Beobachtungszeit gegenüber der Zeit vor der Hospitalisierung verschlechtert. Die männlichen Probanden sind im Durchschnitt schwerer krank und ihr Anteil an den Verschlechterten ist unverhältnismäßig hoch.

Bei den vorwiegend psychotherapeutisch behandelten Probanden erweist sich die im Laufe der Hospitalisierung erreichte Besserung als deutlich stabiler als bei den kombiniert oder vorwiegend medikamentös behandelten Probanden. Die Wahl des Behandlungsverfahrens stellt deshalb einen wichtigen prognostischen Faktor dar, ist aber natürlich keineswegs unabhängig von der Persönlichkeit des Probanden. Es sind die jüngeren, schulisch und beruflich höher stehenden, aus etwas gehobenerem sozialem Milieu stammenden Probanden, die vorwiegend psychotherapeutisch behandelt werden. Hingegen hat die Chronizität und Schwere des Leidens, letztere gemessen an der Dauer der neurosebedingten Arbeitsunfähigkeit vor der Hospitalisierung, keinen Einfluß auf die Wahl des Behandlungsverfahrens. Wie bereits erwähnt, hat zwar die Wahl eines psychotherapeutischen Behandlungsverfahrens, nicht aber die Dauer der Hospitalisierung oder die absolute Zahl und Frequenz der psychotherapeutischen Sitzungen in unserem Krankengut einen Einfluß auf den weiteren Verlauf der Neurose.

Das wichtigste Ziel der stationären Behandlung sehen wir darin, dem Neurosekranken zu einer begrenzten inneren Wandlung zu verhelfen, die es ihm ermöglicht, sein Leiden als seelisch bedingt anzuerkennen und in Beziehung mit seiner Person zu bringen. Das Zustandekommen dieser inneren Wandlung manifestiert sich unseres Erachtens unter anderem in der Tatsache, daß nach der Hospitalisierung mehr Probanden als in einem vergleichbaren früheren Zeitabschnitt weiterhin eine psychiatrische oder psychotherapeutische Hilfe aufsuchen. Diese Form der Nachbehandlung erweist sich als prognostisch günstiger Faktor.

Auffallend viele Probanden erinnern nachträglich die während der Hospitalisierung erhaltene ärztliche Hilfe negativ verfälscht. Der Einfluß einer Psychotherapie auf den Verlauf einer Neurose läßt sich bei katamnestischen Untersuchungen nicht allein auf Grund der Erinnerung der Kranken beurteilen. Nur die Berücksichtigung des gesamten Verlaufs und möglichst vieler Auskunftsquellen erlaubten ein adäquates Urteil.

Literatur

CREMERIUS, J.: Die Beurteilung des Behandlungserfolges in der Psychotherapie. Monographien aus dem Gesamtgebiet der Neurologie und Psychiatrie, Heft 99. Berlin-Göttingen-Heidelberg: Springer 1962.

DE BOOR, CL., u. E. KÜNZLER: Die psychosomatische Klinik und ihre Patienten. Erfahrungsbericht der Psychosomatischen Universitätsklinik Heidelberg. Bern und Stuttgart: H. Huber und E. Klett 1963.

ERNST, K.: Die Prognose der Neurosen. Monographien aus dem Gesamtgebiet der Neurologie und Psychiatrie, Heft 85. Berlin-Göttingen-Heidelberg: Springer 1959.

— Ergebnisse der Verlaufsforschung bei Neurosen. Eine vergleichende Literaturübersicht. Monographien aus dem Gesamtgebiet der Neurologie und Psychiatrie, Heft 125. Berlin-Heidelberg-New York: Springer 1968.

KAUFMANN, L.: Zum Problem der Katamnesen nach psychotherapeutischen Behandlungen. Nervenarzt **35**, 436—443 (1964).

ROTACH-FUCHS, MARGRIT: Hundert zehnjährige Katamnesen von stationär behandelten Neurosekranken. Monographien aus dem Gesamtgebiet der Neurologie und Psychiatrie, Heft 125. Berlin-Heidelberg-New York: Springer 1968.

Herstellung: Konrad Triltsch, Graphischer Betrieb, Würzburg

Batch number: 10844827

Printed by Printforce, the Netherlands